康复护理健康教育指导

主　审　罗　杰
主　编　李龙倜　余可斐　方　敏
副主编　赵　峰　兰　鸿　徐　航　周贝柠
编　委（按姓名汉语拼音排序）
边　竞　陈　芳　崔　琳　柯　娟　李久虎
李松琳　刘　飞　罗秀玲　莫足娥　彭　潇
彭丹丹　齐艳萍　阮　玥　王成秀　王文杰
熊紫君　徐　婷　徐源溢　许明军　杨　慧
杨凤翔　尤　照　余新华　张　琼　张启飞
郑雪松　周　蕾　邹　瑞　邹旭丹　左金梅

北京大学医学出版社

KANGFU HULI JIANKANG JIAOYU ZHIDAO

图书在版编目（CIP）数据

康复护理健康教育指导/李龙倜

余可斐，方敏主编．—北京：北京大学医学出版社，2020.5

ISBN 978-7-5659-1951-0

Ⅰ．①康…　Ⅱ．①李…②余…③方…　Ⅲ．①康复护理—健康教育—指导　Ⅳ．①　．

中国版本图书馆 CIP 数据核字（2018）第 303364 号

康复护理健康教育指导

主　　编：李龙倜　余可斐　方　敏

出版发行：北京大学医学出版社

地　　址：北京市海淀区学院路 38 号　北京大学医学部院内

电　　话：发行部 010-82802230；图书邮购 010-82802495

网　　址：http://www.pumpress.com.cn

E - mail：booksale@bjmu.edu.cn

印　　刷：北京瑞达方舟印务有限公司

经　　销：新华书店

责任编辑：法振鹏　**责任校对**：靳新强　**责任印制**：李　啸

开　　本：889 mm×1194 mm　1/16　**印张**：18.25　**字数**：457 千字

版　　次：2020 年 5 月第 1 版　2020 年 5 月第 1 次印刷

书　　号：ISBN 978-7-5659-1951-0

定　　价：75.00 元

序

随着经济社会转型，居民生活环境与生活方式快速变化，人民群众对健康和生命质量的关注程度越来越高，对美好生活的追求激发了多层次、多样化的健康需求，这为康复专科的发展带来了前所未有的机遇与挑战，需要我们因势而谋、应势而动、顺势而为。

中共中央、国务院在2016年发布的《"健康中国2030"规划纲要》，是中华人民共和国成立以来首次从国家层面提出的健康领域中长期战略规划，确立了"以促进健康为中心"的目标。

践之有为，为之有道。经济社会的快速发展和人口老龄化的加剧，我国失能、失智和患病老年人的医疗、康复和护理照料，是患者、家属乃至社会不得不面对的突出问题。然而针对这些服务对象和人群，系统、专业而全面的健康教育书籍却为之甚少。很欣喜的看到，由康复医生、康复治疗师和康复护士共同参与，查阅大量文献资料，从服务对象的角度和需求出发，编写的《康复护理健康教育指导》，内容实用科学，语言通俗易懂，图文并茂，让人耳目一新。

本书内容涉及康复医学、康复治疗学、康复护理学，将多学科知识进行整合、汇总，从专业的角度为患者提供康复护理健康教育，通过视频演示、图片指导、文字说明，指导患者规范系统、循序渐进地练习，让患者真正成为康复主体，对患者功能的康复起到锦上添花的效果，它是一本指导康复患者衣、食、住、行的百科全书，同时本书在指导临床康复护士开展健康教育工作，提高康复护理专业化、规范化方面有着积极的推动作用。衷心希望本书能为各级医院临床康复护士提供有益借鉴和参考，并在推动康复护理专业化发展的进程中发挥积极作用，深受读者的喜爱。

罗　杰

前　言

现代医学包括预防、治疗、保健和康复四个领域，康复医学是现代医学的重要组成部分之一。研究表明，在疾病早期开展康复治疗，可以有效避免残疾发生或减轻残疾程度，改善或提高患者生活质量，减轻家庭和社会的经济负担。国务院印发《“十三五”卫生与健康规划》，多次提出要充分发挥康复等急需领域的服务能力，以提高医疗资源整体利用效率和效益。因此，在国家政策背景的引领下，各家医院重视康复服务质量和水平的提升，实现以治病为中心向以健康为中心转变，奋力推进健康中国建设，康复医学得以飞速发展。

康复护理学是随着康复医学而发展起来的一门独立专业，强调以康复对象为中心，充分调动患者在康复治疗时的主观能动性，引导患者及家属积极参与，并重视其社会心理因素的作用，通过康复健康教育、康复心理护理，帮助患者进行系统的康复治疗及训练，力求使患者身心功能得到科学、系统、有效的补偿、改善、重建，以及最大限度地恢复，减少和防止残疾的发生，增强他们参与社会生活的能力。因此，康复护理不仅是康复医学的重要组成部分，在现代护理工作中的重要性也越来越突显。

近年来，十堰市太和医院大力推行磁性护理，并将这一理念在康复护理领域进行实践，形成了有独具特色的康复护理模式，也总结出一套行之有效的康复护理经验，已经在区域内进行了广泛的推广和应用，更是形成了系统的康复护理健康教育方法。鉴于当前缺少可供康复护士、患者及家属使用的，较为专业、科学、全面，兼具通俗易懂的康复护理健康指导图书。我院特邀请有多年临床经验的康复医疗专家、康复护理专家共同编写了本书。

本书共设有九章，第一章系统介绍了康复护理的基本特点及康复患者的疾病特点；第二章从护理的角度介绍常用的康复护理评估内容和评估工具；第三章介绍了康复治疗常用检查的检查原理和方法、适用范围，以及检查中的健康教育；第四章介绍了康复治疗常用技术的治疗方法、注意事项及健康教育；第五章详细介绍了常见疾病康复的护理知识，分别阐述了腰腿与肩颈疾病、骨折康复、神经病损疾病、儿童疾病、免疫系统疾病、失眠症、抑郁症等常见疾病康复护理知识、居家指导要点及锻炼方法；第六章介绍了康复过程中常见并发症的护理知识，列举了压疮、深静脉血栓、关节挛缩、泌尿系感染等七大常见并发症的临床表现及护理措施；第七章介绍了中医康复护理知识；第八章介绍了常用康复护理技术及规范的操作方法；第九章介绍了康复护理保健操。

在编写过程中，我们遵循“以现代康复为指导，突出康复护理学的特点与特色，并注重内容的科学性、系统性和实用性”原则，同时参阅了大量的国内外康复护理学领域的文献，吸收了其中的新信息、新理念和新技术。因此，本书具有以下特点：一是较全面地阐述了康复护理的基本特点、护理理论及发展现状，重点突出临床康复护理。二是较系统地介绍了临床常见疾病的康复护理、常用的康复护理技术和训练方法以及心理康复护理等，内容详实，并配有大量插图，图文并茂，通俗易懂，便于读者学习、掌握。三是具有科学性和新颖性，书中记录了近年来国内外康复护理的新理念、新技术和新知识，反映了近年来康复护理学领域的发展。四是具有较强的实践性和指导性，能帮助护士全面、细致地为患者提供健康指导和康复训练，也能帮助患者或家属快速理解和应用常用的康复护理知识。

所以，本书不但是康复护士必读，也是适用于康复护理工作者、患者及家属阅读的参考书、工具书。但是，在编写的过程中，我们也深深感受到了康复护理的专业性和实践性，并衷心期待各位读者对本书的内容提出宝贵意见，以使我们不断改进和修订，为广大人民群众的健康发挥着绵薄之力。

李龙倜

目　录

第一章　康复护理概述

第一节　康复护理的发展概况

一、概　念

（一）康复的定义

世界卫生组织认为：康复是综合地、协调地应用医学、社会、教育、职业等措施对残障者进行训练和再训练，减轻致残因素造成的后果，从而改善其活动功能，提高其生活自理能力，使其重新参加社会活动。

（二）康复护理的定义

康复护理是护理学和康复医学结合所产生的一门专科护理技术，是在康复计划的实施过程中，由护士与康复医师和治疗师等其他康复专业人员，对康复对象进行基础护理和实施各种康复护理技术，以预防继发性残疾，减轻残疾的影响，达到最大限度地功能改善和重返社会的目的。

二、康复护理的发展

（一）临床医学与康复医学

1. *康复医学源于临床医学*　康复医学是一门新兴的学科，它是临床医学的一个重要分支，是以消除和减轻人的功能障碍、弥补和重建人的功能缺失、设法改善和提高人各方面功能的医学学科。体育医疗、运动训练是现代康复医学的重要内容和手段。随着临床医学诊疗技术的不断提高，各类新技术新业务的临床应用成功，新医疗器械的问世，各类疾病的早期救治能力不断加强，患病死亡率明显下降，生命得以延续，但患病后致残率逐渐上升，遗留有功能障碍的人数、残疾人口在迅速增加，为了解决病、伤、残人群功能障碍，康复医学应时而生，同时，临床医学的发展促进了康复医学的发展。

2. *康复医学是临床医学的延续*　20 世纪 80 年代，我国引进现代康复医学的理论和方法，并和我国传统康复医学结合，促进了我国康复医学事业蓬勃发展。1983 年“中国康复医学研究会”成立。同年，原卫生部发出文件要求有条件的医学院校要开设康复医学课程。1987 年 10 月，国家原科委批准“中国康复医学研究会”更名为“中国康复医学会”。各地相继建设起一批康复中心、康复医院、康复医学门诊，向残疾者、慢性病者和老年病者提供康复医疗服务。康复医学是在患者保存生命的基础上针对残障、老年慢性病人群提供延续的医学治疗，改善功能，提高其生活自理能力及生存质量，促进患者回归社会。而临床医学主要是救命治病，控制病情。由此可见，康复医学是临床医学治疗的继续，把临床医学治疗效果进一步巩固和提高。

（二）康复医学与康复护理

1. 康复护理是康复医学的重要组成部分　康复护理在我国只有二十余年的历史，对其学科研究范畴尚无统一认识。国内专业人士已逐渐认识到，康复护理是为了适应康复治疗的需要，从基础护理中发展起来的一门专科护理。随着康复医学的发展，它要求有一个专业的康复团队，包括医生、治疗师、康复护士运用专业的康复技能、治疗技术、康复器械，共同协作、分工合作、各尽其责，共同努力实现患者的康复。

2. 康复护理需要专业的康复护理团队　康复护理是护理的一个分支，它要求护士具备专业的康复护理技能，掌握康复护理技术。康复护理技术包括基础护理技术和专科护理技术，其中专科护理技术又包括体位摆放、呼吸与排痰、转移训练、吞咽训练、肠道训练、关节活动度训练等。它需要一批专科护士从事康复工作，而不是普通护士兼顾进行康复护理。

（三）护理事业发展与康复护理

1. 现代医学模式的发展　《中国护理事业发展规划纲要》提出：现代医学模式和新的健康观念对护理理念产生了深刻影响，随着医学科学的进步和高新技术在诊疗工作中的运用，临床护理专业技术水平的提高，护理在急危重症、疑难症患者的救治方面发挥着重要作用。护理工作要贴近患者、贴近临床、贴近社会、提高质量、体现人文关怀。为满足人民群众的健康服务需求，护理工作领域进一步拓展，不断向家庭、社区延伸，发展家庭护理、临终关怀、老年护理、康复护理等多样化的社区护理服务。护理教育体系的多层次（专科护理岗位、护理管理岗位），为提高护士队伍素质奠定了坚实的基础。

2. 康复护理的发展沿革

（1）康复护理学术团体的成立：1987 年 6 月 11—15 日，在北京召开了“康复护理研究会”成立大会，大会进行了康复护理方面的学术交流。该研究会旨在致力康复护理研究，是全国康复护理工作者的学术团体。这标志着中国康复护理学术团体的正式成立。

（2）康复护理内容编入教材：1997 年 4 月《新编护理学》增加了康复护理的内容，对康复护理的主要任务和基本工作内容进行了详细阐述。2010 年 1 月 1 日，中国中医药出版社正式出版《康复护理学》。短短几年时间，康复护理得到了飞速的发展。康复护理知识的推广、探索、创新从大学生开始抓起，被社会开始重视，这标志着康复护理的发展进入一个新的格局。21 世纪的康复医疗服务范围扩大到包括精神心理卫生、职业性康复、儿科康复、老年病康复、亚健康人群康复等领域，这也是 21 世纪康复护理的新领域，对康复护理人才的培养需求提升到了新的高度。

（3）康复护理人才队伍的培养：为了适应康复医学迅速发展（康复医学的团队工作模式）的需要，康复护理必需不断提高我国专科护理水平、康复护理专科水平，提高康复护理质量，加速护理专业化发展，促进护理专业学科发展。护理人才队伍的培养从护理专业学生开始抓起，规范培养，形成体系。针对护理专业的特点和对护士知识、技术和能力的要求进行改革和发展。

（4）康复专科护士的培养：为了给康复患者提供专业化的护理，在从事康复护理的在职护士中选拔若干名优秀护士，送往全国知名且具有康复特色的医院进修、学习。学习先进的康复护理模式、康复护理技术、病房管理等知识。2013 年中国康复医学会康复护理专业委员会举办了“第一期康复专科护士培训”，接下来的几年分批对全国各地选送的康复护士进行专科培训。到目前为止，已举办了六期培训班，培训后的专科护士从康复理念、知识、技能、病患管理等各方面有了明显的变化。“贴近患者、专业康复、温馨管理”得到患者的称赞和认可。目前，具有国家级康复专科护士培训资质的医院有：江苏省人民医院、湖北省同济医院、四川省人民医院、浙江省嘉兴市第二医院、广东省工伤康复医院。这五家医院承担着对康复专科护士的同质化培训，“同一标准、同一内容、同一考核模式”，让我国的康复护理事业朝着更加标准、更加专业的方向健康发展。

（余可斐　齐艳萍）

第二节　康复护理的基本特点

一、康复护理的理念

康复护理工作源于临床护理，但又属于护理专业的一个新领域。康复护理是护理人员从护理角度帮助康复对象，使其从被动接受他人护理转为自我护理的动态过程。同时，康复护理人员要和其他康复专业人员通力合作，使康复对象在躯体、精神、情绪、社会和就业等方面，复原到可能达到的最大限度，最终使他们在生活中尽可能地独立起来。

康复护理的观点

1. 整体论观点　康复护士从“人和社会”方面整体地看待护理对象的康复，为了更好的使患者达到康复的目的，在患者住院的整个过程中，康复护士既要护理康复对象的躯体创伤，又要做好心理护理，设身处地地为康复对象日后回归家庭、回归社会等一系列问题着想。

2. 自理观点　在患者住院过程中，康复护士通过完全代偿、部分代偿、支持和教育等方法，帮助患者克服自理方面的缺陷，使患者从被动地依赖他人转变为力争独立。

3. 最佳健康状态观点　康复护士根据患者在某一极端的最佳健康状况，制订出切合实际的康复护理目标，使患者了解康复目标，并调动其积极性，共同向着可能达到的目标努力。

二、康复护理的目的

（一）治疗疾病，减轻病痛

针对疾病时期，通过给药、处置、观察、急救等护理手段来实施护理方案，达到减轻病痛，缩短疗程的目的。

（二）促进康复，重返家庭，回归社会

康复护理更重要的目的是通过实施各种康复护理技术和护理过程，使康复对象最终尽可能地提高和改善生活自理的能力，尽可能早地回归家庭、回归社会，提高生活质量，恢复健全人的权利和地位。

三、康复护理的方法

（一）护理援助

在住院期间，康复患者有阶段性影响其生活自理能力的情况，康复护士根据康复对象的可能和需要，给予必要的护理援助；同时，康复护士协助患者按照康复治疗计划，积极配合医生、治疗师的各项治疗，以有利于康复目标的实现。

（二）教会患者自我护理（演示与指导）

康复对象无论是哪种功能障碍，都会存在不同程度的长期影响生活自理的问题，甚至有的影响终身生活自理能力。康复护理是指导康复对象学会并掌握在功能障碍状态下，进行自己护理并自理，也就是“自我护理”。依据日常生活活动（activities of daily living，ADL）能力的评定结果，运用各种康复护理技术对康复患者自理缺陷项进行反复演示、动作分解，在患者训练过程给予指导，最大限度地恢复患者的残存功能，以满足其日常生活需要。

（三）康复工程

对于各种原因导致的肢体残缺、身体不完整的患者，即使进行自理能力训练，仍不能使患者自理缺陷的问题得到解决，康复护士需要借助康复工程促进患者康复。康复工程包括常见的假肢矫形器、助行器等的使用，康复护士要灵活运用康复工程对患者进行训练，让患者逐步回归家庭、回归社会，提高患者的生存质量，减轻社会负担。

四、康复护士的职能

（一）病情观察者

临床护士服务于患者，护士在实施操作、各项沟通中与患者、家属接触机会最多，时间最长，在接触过程中能及时观察患者病情、心理、精神、社会支持各方面情况的变化。康复护士发现问题及时与医生、治疗师进行沟通，协商解决患者现存的各种问题，确保治疗效果。

（二）康复治疗实施者

医生根据患者病情开具康复治疗单后，康复护士负责计划的落实，安排患者的治疗项目、治疗时间、治疗周期，指导患者进行自主锻炼。康复护士是整个康复计划得以实现的核心。

（三）治疗组协调者

康复护士在患者、医生、治疗师之间进行各种沟通协调，充当着桥梁作用，把各方面遇到的问题汇总、协商、解决，让患者满意、医生放心，确保康复治疗团队工作顺利开展，患者康复计划有条不紊进行。

（四）病房管理者

护士在病房管理中承担管理者的角色，病房管理靠大家，每一名护士都要承担主人翁的角色。维持病房工作有序开展，保持病房环境安全整洁，满足患者日常生活、行动的需要，保证护理质量，协调各方面的关系。

（五）健康教育实施者

健康教育在康复患者中尤为重要，而康复护士需要担当起健康教育者这个重要角色。因为康复群体的特殊性，康复对象多为肢体残缺、功能障碍的人群，生活最基本的吃、穿、行、排泄都存在问题，康复护士要像教婴幼儿吃饭、穿衣、大小便、走路一样教会患者，甚至比这个难度更高。当患者合并神经病损时，这些功能的恢复需要更长的周期，有的终身不能恢复，护士在每一个细小的环节中都需要循循诱导，按需施教，将健康教育渗透到患者康复过程的边边角角。

（六）护理延伸服务执行者

护理延伸服务实质上是健康管理。它是指患者出院后在康复阶段实施的护理措施，用护理人员的专业知识解决患者在康复过程中遇到的问题，对患者的不良生活习惯进行及时纠正及指导，提高患者的遵医行为，帮助患者早日康复，回归社会。因康复疾病的疗程长，在这类患者中延伸护理显得更为重要。患者住院康复时间受家庭支持、经费等各种因素的影响，住院时间长短不一，疾病康复程度不一，大部分患者回归家庭后遗留大小便失禁、皮肤压疮、鼻饲等问题，这些专业技术需要专科护士深入家庭，进行定期的居家护理。康复护士熟练掌握了康复护理技术，可以开展护理延伸服务，进行居家护理指导，从而提高患者康复质量。此举不仅减轻患者家庭经济压力，还可以通过对患者居住环境的观察，提出有针对性的环境改造意见和功能锻炼处方，便于患者居家继续功能康复，提高患者及家庭的生活质量，使康复可以在身边唾手可及，而不是离开医院遥不可及，让康复深入到家庭、渗透到社会，促进全民康复。

（余可斐　齐艳萍）

第三节　康复患者的疾病特点

一、康复疾病的范畴

（一）骨科疾病

1. 各种颈肩腰腿痛　肩周炎、网球肘、腱鞘炎、骨关节炎、颈椎病、腰椎间盘突出、脊柱侧弯、腰椎滑脱、退行性骨关节病、骨质疏松症等。

2. 各种运动功能障碍　手外伤、运动损伤（肌肉、肌腱、韧带和关节软骨损伤）、扭挫伤、上下肢及关节骨折后运动功能障碍、关节脱位后及人工关节置换术后肢体功能障碍、截肢、截瘫等。

（二）神经病损

1. 脑出血性疾病及其后遗症　脑出血、脑栓塞、脑梗死、蛛网膜下腔出血、颅脑外伤后、脑瘤术后的偏瘫、失语、认知功能障碍、平衡功能障碍、吞咽功能障碍等。

2. 神经损伤疾病　周围性面瘫、臂丛神经损伤、周围神经损伤、各种神经痛及神经炎、自主神经功能紊乱、神经症、脊髓炎、多发性神经根炎（格林巴利综合征）、多发性硬化症、小儿脑瘫、失眠、抑郁症等。

（三）内科疾病

1. 免疫风湿性疾病　强直性脊柱炎、风湿性关节炎、系统性红斑狼疮、肌炎、皮肌炎。

2. 内科慢性病　肺炎、糖尿病、高血压、冠心病、慢性支气管炎、肺气肿、哮喘、肥胖症等。

（四）外科疾病

1. 各种感染、慢性炎症　如甲沟炎、丹毒、疖肿、皮肤伤口感染等。

2. 烧伤后及术后瘢痕和功能受限　外科术后刀口愈合不良、瘢痕粘连、肠粘连等。

3. 其他　乳腺良性增生、乳腺炎、注射后硬结、下肢静脉曲张。

（五）其他疾病

1. 泌尿外科　前列腺炎、膀胱炎。

2. 妇产科　盆腔炎。

3. 口腔科　颞额关节功能紊乱等。

4. 耳鼻喉科　耳、鼻、喉部各种急慢性炎症，面颈部淋巴结炎、耳软骨膜炎、鼻窦炎、咽炎、扁桃体炎等。

5. 皮肤科　玫瑰糠疹、带状疱疹、皮肤感染及溃疡、瘢痕等。

6. 眼科　麦粒肿、眼肌麻痹等。

7. 肿瘤科　配合放疗和化疗进行加温治癌，以各种浅表肿瘤为主。化疗药渗漏后的组织坏死。

8. 其他　一氧化碳中毒后遗症、各种原因引起的昏迷、言语功能障碍、吞咽功能障碍、认知功能障碍、步态不稳、平衡困难等。

9. 老年人群、亚健康人群类疾病。

二、康复疾病的转归

康复疾病的转归同疾病转归。疾病转归是指疾病过程的发展趋向和结局，它主要取决于致病因素作用于机体后发生的损伤与抗损伤反应的力量对比和正确及时有效的治疗。疾病的转归有完全康复、不完全康复和死亡三种形式。

（一）完全康复

完全康复或痊愈（complete recovery）是指病因去除后，患病机体抗损伤反应完全消失，机体功能和代谢障碍完全恢复正常，形态结构损害完全修复，临床症状和体征完全消退，总之，这是机体的自稳调节恢复到正常状态的结果。临床上，大多数疾病都可完全康复，有的传染病痊愈后还使机体获得特异的免疫力。

（二）不完全康复

不完全康复（incomplete recovery）简单的说是指疾病发病期的主要症状和体征已经基本消失，但功能、代谢和结构仍未恢复正常。

不完全康复的后果，一方面为疾病的复发留下隐患，当机体免疫力下降或外界环境的剧烈变化使机体抗损伤反应减弱时，可引起疾病的重新发生；另一方面则留下某种不可修复的病变或后遗症，如脊髓损伤后遗留的排泄功能障碍、感觉障碍、瘫痪等；烧伤愈合留下的瘢痕，瘢痕挛缩导致的活动能力减弱；骨折愈合后遗留的肢体长短不一、运动障碍、生活自理能力缺陷等。

当不完全康复所表现出的功能障碍影响日常工作、生活，甚至失去自我照护能力，无法回归社会时，这类人群应作为患者对待，给予适当的保护和照顾、全面康复。

（三）死亡

死亡（death）是生命活动的终止，也是生命的必然规律，作为疾病的转归则是疾病发生发展的最不幸的结局。

医学上一般将死亡分为生理性死亡和病理性死亡两种。生理性死亡由于机体各器官的自然老化所致，又称老死。但实际上人的生理性死亡是很少见的，绝大多数属于病理性死亡，也就是广义上的死亡。病理性死亡中通常又把 24 小时内因非暴力意外的突然死亡称为猝死（sudden death）。

医学死亡是个过程，包括濒死期、临床死亡期和生物学死亡期。心搏呼吸停止 4～6 分钟即发生临床死亡，生命不可逆转。生物学死亡指出现尸斑、尸僵、尸腐等改变。脑死亡是临床死亡的一种，是指包括大脑、小脑、脑干在内的全脑功能不可逆地完全停止。脑死亡者已经死亡，原则上没有抢救的意义。

需要注意的是，脑死亡和植物人（vegetative state）是两个不同的概念。植物人脑干的功能是正常的，昏迷是由于大脑皮质受到严重损害或处于突然抑制状态，因此，患者可以有自主呼吸、心搏和脑干反应。植物人是与植物生存状态相似的特殊的人体状态。对待植物人，是用昂贵的费用提供各种营养以维持这种状态，还是放弃对其生命的维持，尚有争议。脑死亡时，全脑呈现永久而不可逆性的器质性损伤，无自主呼吸，脑干反应消失，脑电波是一条又平又直的线，经颅多普勒 B 超显示脑死亡，脑死亡没有医学治疗的意义。

三、康复患者角色

（一）患者角色

患者角色又称患者身份，是指被医师和社会确认的患病者应具有的心理活动和行为模式，当一个人患病后，会受到不同的对待，人们期待他有与患者身份相应的心理和行为。从临床医学和护理的角度看，只有那些有求医行为，并被接受医疗诊断的人才能称为患者。

在整个疾病病程中，可能出现一些与患者角色不相符的行为，称为患者角色异常，表现为以下几种：

1. *角色行为缺如* 即未能进入角色，不愿意承认自己是患者，即使医生诊断明确。患者否认自身有病或者认为自身病情程度较轻，遵医行为差，不能正确履行患者的权利和义务。

2. *患者角色冲突* 患者角色与其他角色发生心理冲突。同一个体常常承担着多种社会角色。当患病并需要从其他角色转化为患者角色时，患者一时难以适应这一角色。通常表现出工作、家庭、疾病间不平衡的状态，出现顾此失彼、烦躁、焦虑、挣扎、痛苦的状态。

3. *患者角色消退* 指一个人已适应患者角色，但由于某些原因又重新承担社会中的其他角色，不顾病情而从事力所不及的活动，表现出对病、伤的考虑不充分或不够重视，甚至忘记自己是个患者，而影响疾病的治疗。

4. 患者角色行为强化　指患者经治疗、护理后，已逐渐恢复社会生活能力，应继续承担原有的社会角色中部分或全部责任，但患者对自己没有信心，依赖性增加，安于患者角色，对承担其他角色感到不安。由于依赖性加强和自信心减弱，患者对自己的能力表示怀疑，对承担原来的社会角色恐慌不安，安心于已适应的患者角色，或者自觉病情严重程度超过实际情况，小病大养。

5. 患者角色行为异常　患者受病痛折磨感到悲观、失望等不良心境的影响，导致行为异常，如对医务人员的攻击性言行，病态固执、抑郁、厌世，以至自杀等。通常见于恶性肿瘤、免疫系统疾病、瘫痪、截瘫患者，患者常承受着异于常人的精神心理压力。

（二）患者角色特征

1. 免除或部分免除社会责任　可以免除在健康状态时所担任的角色责任。如公民自觉身体不适时有休息康复的权利；精神病患者在没有自知力的情况下犯法，可免除刑事责任；企事业单位凭据医院开具的病情证明，应准许员工休病假。

2. 不必对疾病负责　享有相应的医疗和护理；有权了解对自己的诊断、处方、治疗、愈后内容和结果。

3. 寻求帮助，求医行为并被医护人员接受诊治　包括向同事、家人、医护人员寻求帮助。向同事寻求帮助，暂时解除或减少社会角色所承担的义务，减轻工作压力；向家人寻求帮助，协助日常生活照护，给予经济支持，得到情感支持；向医护人员寻求帮助，给予适合自己的治疗方案、康复计划，尽医护所能使患者恢复到最佳状态。

4. 恢复健康的义务　患者应积极配合医疗护理活动，主动配合康复计划的实施，促进疾病早日康复。在治疗过程中存有疑问或治疗效果不满意时，主动与医护沟通，而不是通过抱怨、消极怠慢、言语冲突甚至过激行为来发泄不满，导致康复计划中断或停滞不前，达不到预期的康复效果。当治疗取得一定疗效，在现有的医疗条件下取得较好的康复效果时可以出院，通过改变自己生活、行为习惯来预防疾病复发时，患者也需配合医护人员办理出院手续，行居家康复，定期复诊。让有限的医疗资源发挥到最大利益，服务更多有需要的人群，自觉节约医疗资源。

四、患者的心理特点

（一）认知活动特点

1. 感知

（1）感觉迟钝：味觉、嗅觉、痛觉、温觉等，兴趣减退。

（2）过度敏感：某些刺激，疾病本身、内脏、身体。

（3）关注健康。

（4）知觉变化：在临床上，不同的患者对同一事物的不同知觉及其引发的不同行为，是以患者各自的知识、经验、社会背景为转移的。

2. 思维　包括思维受损、分析判断力下降，无法做决定，定向障碍，他人正常的说笑引起患者的误解、愤怒、记忆力下降、时空障碍。

3. 期待　康复对象可能存在期待心理。追求未来健康，希望被同情和支持，期望高的患者把家属和医生的鼓励视为病情减轻甚至痊愈的征兆——这是积极的心理状态。

（二）情绪变化特点

1. 情绪活动特点的变化

（1）强度：对消极情绪的刺激反应大于正常人；少数情绪反应减弱，无动于衷，严重心理障碍。

（2）稳定性：易激惹，情绪脆弱易受到伤害；为微不足道的小事激动不已、气愤、争吵、哭泣。

（3）持续时间：消极情绪体验时间较长；积极情绪体验一闪而过。

（4）主导心境：常常比健康时差，病前快乐积极的人可在病中紧张不安或抑郁寡欢。

2. 常见的情绪反应

（1）焦虑：对自己疾病的预后和个人前途命运过度担心，包括着急、担心、紧张、不安和害怕等。

（2）恐惧：由自认为对自己有威胁或危险的刺激引起，原因有害怕疾病的影响，疼痛使病后生活和工作能力受影响。

（3）抑郁："反应性抑郁"，闷闷不乐、忧郁、压抑、悲观、失去兴趣，反应迟钝，甚至轻生。

（4）愤怒：多见于治疗受挫时。

（三）行为反应特点

1. 依赖　表现为不敢自己站立行走、洗漱、穿衣等，生活自理能力下降，必须依赖他人的协助，甚至包办。

2. 不遵医行为　不锻炼、不打针、不吃药等。

3. 攻击行为　攻击医护人员、家人，甚至自残。

（四）人格变化特点

1. 倾向性的变化　性格内向的变为外向，性格外向的变为内向。

2. 心理过程的变化　易激惹，过分要求或要求过多。

3. 年龄特征的变化　幼稚、滑稽可笑。

4. 自我评价的变化　自我价值下降，自主感、自尊下降。

（五）心理反应过程

焦虑期→否认期→抑郁期→接纳期

注意：每个阶段的时间因人而异；不是所有人都经历每个阶段。

1. 焦虑期　患者对自身健康或客观事物做出过于严重的估计，常为疾病不见好转或病情恶化、康复无望时的一种复杂情绪反应。其主要特征是恐惧和担心。也可因担心家庭、工作、经济、学习、婚姻问题等社会因素而焦虑烦恼、坐立不安。患者焦虑的表现为肌肉紧张、出汗、搓手顿足、紧握拳头、面色苍白、脉搏加快、血压上升等，也可出现失眠、头痛。

2. 否认期　患者对疾病有一定了解，但是心理上不愿意接受疾病所带来的一系列变化，心理矛盾，不承认的状态。通常是对疾病转归、治疗效果极度不满意，超出自己的接受范围，疾病现实状态与患者期望出现严重冲突时患者表现出的心理状态。患者多表现为抗拒治疗，与医护言语不和，否定医院等。

3. 抑郁期　因患病丧失了劳动能力或疾病导致形象变化，患者情绪变得异常悲观、少言寡语、对外界事物不感兴趣、哭泣不语或叫苦连天，有的患者自暴自弃、放弃治疗，甚至出现轻生的念头。情感脆弱、易激动、发怒。患者心烦意乱，常为小事而发火、情绪易波动、易哭泣、莫名的愤怒、怨恨命运、自责、作践自己。

4. 接纳期　患者接受疾病现状、治疗方案、预后，心理平和，情绪稳定，配合治疗，争取早日康复并康复到最好的生理状态。患者表现为主动求医，积极与医护沟通，能与患有相同疾病的患者交流，分享治疗经验，是住院患者中典型的现身说法，对医疗促进、患者康复起到积极推动的作用。

五、康复患者的心理需要

1. 治疗疾病，减轻病痛的需要　因为疾病对患者造成工作、生活困扰，严重影响患者生活质量，所以患者就医的首要目的是尽快减轻躯体上的疼痛及功能障碍，降低精神焦虑的程度，改善患者生存状态，增加个人幸福指数，尽快恢复健康状态。

2. 被尊重和隐私保密的需要　无论患者是何种身份、所患何种疾病，即使是传染性疾病，也要求医护人员一视同仁地实施治疗和护理，不能区别对待。享有同等的权利，履行相应的义务，并保护患者隐私，不得影响患者社会名誉。

3. 被接纳和关心的需要　被病友、家人、同事、医护人员接纳和关心，也就是享有爱与被爱的需要。家人、朋友能接受患者现有疾病状态及社会功能，理解患者因疾病所致的社会角色缺如，如不能从事原有岗位工作可能是暂时的，也可能是永久的，不能承担家庭经济支柱，甚至生活不能自理，需要有人协助等。患者不能被嘲笑、被否认、被指责，需要得到理解与关爱，尽量减轻患病后的自责心理，使患者全身心投入到治疗疾病当中，尽量恢复到疾病康复的最佳状态。

4. 获得信息与参与过程的需要　患者享有知情同意，知晓疾病的治疗方案、康复计划、治疗风险、疾病转归等权利。患者可以多渠道获取社会保障制度、医院治疗实力，权衡选择就诊医院信息的需要。

5. 安全与康复的需要　卫健委出台的《患者安全十大目标》要求：提高医护人员意识，健全规章制度和措施，落实医患沟通及查对制度，改进医院管理模式等，并制定一系列保障措施，从而规避医疗事故、差错的发生，保障患者就医安全。

（李龙倜　齐艳萍）

第二章　康复护理评估

康复护理评估是护士通过收集康复护理对象的功能形态、能力和社会环境等资料，确定患者功能障碍的原因、部位、性质和程度，为康复护理计划的制订与落实提供依据。

本章着重从护理角度总结康复护理首次评估内容与评估方法，对康复护士工作有一定的指导作用，对患者了解自身康复及预后情况也有一定意义的帮助。

第一节　康复护理评估内容

康复护理评估是护士结合康复服务对象的功能状况，从护理的角度进行包括运动能力、感觉功能、吞咽功能、平衡功能、睡眠情况、营养风险筛查、交流能力、心理状态等方面的护理评估。

一、运动能力

护士应重点评估康复护理对象的肌力、关节活动度和步态。

（一）肌力

1. 定义　肌力是肌肉收缩时产生的力量。

2. 评估目的　通过徒手的方法评定受检肌肉及肌群的功能，按照动作的活动范围及抗重力的情况将肌肉进行分级，了解患者功能障碍及日常生活受限程度，判断康复治疗效果。

3. 评估肌群　上肢肌力以肩关节前屈肌群为例，下肢肌力以屈髋肌群为例。

（二）关节活动度

1. 定义　关节活动度是指关节的运动弧度或关节的远端向近端运动，远端骨所达到的最终位置与开始位置的夹角，即远端骨所移动的度数。分为主动关节活动度和被动关节活动度。

2. 评估目的　通过关节活动度的评定评估关节活动障碍的程度，评定治疗效果；判断患者日常生活能力受限的程度，制订护理计划和护理措施。

3. 评估范围　以评估身体大关节为主，包括肩关节、肘关节、腕关节、髋关节、膝关节和踝关节。护士通过两侧关节对比或参照关节正常参考值，评估各关节是否在活动范围，可不进行关节活动度的测量。

（三）步态

1. 定义　步态是指人体行走时的姿态。步态分析是利用力学的概念和已掌握的人体解剖学、生理学知识对人体行走功能状态进行对比分析的一种生物力学研究方法。

2. 评估目的　护士通过评估因疾病或外伤导致的行走障碍或步态异常，结合步行时间和是否借助工具行走，来分析步行的能力情况；评估患者生活自理能力，是否存在跌倒等安全隐患。

二、感觉功能

1. 定义　感觉器官中的感觉细胞受到某种刺激而产生神经冲动，经传入神经传至各级中枢，指导大脑皮质的相应区域产生的某种感觉。分为躯体感觉和内脏感觉，其中躯体感觉是康复评定中最重要的部分。躯体感觉又分为浅感觉、深感觉和复合感觉。

2. 评估目的　护士重点评估患者的浅感觉，包括皮肤及黏膜的触觉、痛觉、温度觉及压觉，判断患者有无继发性损伤的危险，如压疮、烫伤、冻伤等。

三、吞咽功能

1. 定义　吞咽是指食物由口腔到胃的移动过程。吞咽障碍是指食物从口腔输送到胃的过程发生障碍。包括在准备吞咽时的所有行为、感觉和主要动作反应。这些反应包含了患者是否能够意识到自己即将要进食，能否以视觉辨认食物，以及对食物气味与食物本身产生的一切生理反应，如唾液的增加。

2. 评估目的　通过护士对患者吞咽功能的评定，明确患者有无吞咽障碍以及严重程度，从而指导患者摄食的途径、进食的方法和食物的种类。

四、平衡功能

1. 定义　平衡功能是指身体所处的一种姿势状态，或是指在运动或受到外力作用时自动调整并维持姿势稳定性的一种能力。

2. 评估目的　护士通过对患者平衡功能评定，包括静态和动态平衡，判断患者有无跌倒的危险。

3. 评估内容　包括坐位平衡和站位平衡。

五、睡眠情况

1. 定义　睡眠是保证机体正常活动、维持身心健康的前提和基础，是生命活动中不可缺少的重要生理功能。

2. 评估目的　通过评估患者的睡眠情况，明确患者有无睡眠障碍及对机体的影响，从而指导患者改变错误认知，建立科学的睡眠习惯。

六、营养风险筛查

1. 定义　营养指人体消化、吸收、利用食物或营养物质的过程，也是人类从外界获取食物满足自身生理需要的过程，包括摄取、消化、吸收和体内利用等。

2. 评估目的　通过对患者营养风险筛查，判断患者有无营养不良的风险，提醒护士对患者的营养状况进行动态关注。

3. 评估方法　通过测量患者的身高、体重，计算出体质指数，再询问患者或家属筛选项目的其他三项内容，如果有，再进行营养状况受损和疾病的严重程度评分，查看患者年龄，年龄≥70 岁者加 1 分，反之不加分，从而得出营养风险筛查的分值。

七、交流能力

1. *定义*　交流是信息互换的过程，就是将别人想知道的和不了解的地方告诉对方，并回答对方不解的地方，相互沟通。

2. *评估目的*　通过与患者进行交流，明确是否出现交流障碍，从而指导护士在进行健康教育时选择患者能接受的方法。

3. *评估方法*　通过与患者交流，观察是否交流通畅。

八、心理状态

1. *定义*　心理状态评估是指利用心理测验所得材料，连同测验以外的方法，如观察、调查、描述和评定等取得的信息做出综合判断，对人的各种心理特征进行量化概括和推断，为康复治疗提供依据。

2. *评估目的*　通过了解患者心理损害的程度和范围，明确心理异常的程度和对其机体的影响；针对其心理反应判断康复的潜力和预后，为制订个体化的康复治疗及护理计划提供依据。

3. *评估内容*　包括焦虑评估和抑郁评估。

第二节　康复护理评估工具及方法

一、运动能力

(一) 肌力

1. *常用工具（Lovett 肌力分级法）和标准*　见表 2-1。

表 2-1　Lovett 肌力分级法

级别	标准
0	无可测知的肌肉收缩
1	有轻微收缩，但不能引起关节活动
2	在减重状态下能做关节全范围运动
3	能抗重力做关节全范围运动，但不能抗阻力
4	能抗重力、抗一定阻力运动
5	能抗重力、抗充分阻力运动

2. *评估方法*　肌力评估分徒手肌力检查和器械肌力测定。本节采用徒手肌力检查（表 2-2），即检查者用双手凭借自身技能和判断力，按照一定标准观察肢体主动运动的范围及感觉肌肉收缩的力量，判断是否正常及等级的一种检查方法。它只表明肌力的大小，而不表明肌肉的耐力。

表 2-2　徒手肌力检查方法

评估项目	关节动作	操作方法及结果判定
上肢肌力	肩关节 90°前屈	患者取仰卧位，完成肩关节屈曲动作的同时，护士触诊上肢近端 1/3 处三角肌及喙肱肌 **0 级**：无肌肉收缩 **1 级**：有肌肉收缩 **2 级**：协助患者侧卧，护士托住患者上侧上肢，上肢可在同一水平面上前后移动 注意：护士只需轻轻托住患者上肢即可，不能给予任何附加力量 **3 级**：患者取坐位，肩内旋，掌心向下，可克服重力屈肩 **4 级**：坐位，肩内旋，掌心向下，阻力加于上臂远端，能抗中等阻力屈肩 **5 级**：坐位，肩内旋，掌心向下，阻力加于上臂远端，能抗较大阻力屈肩
下肢肌力	髋关节屈曲	患者取仰卧位，用力屈髋关节，护士于腹股沟上缘触诊肌活动 **0 级**：无肌肉收缩 **1 级**：有肌肉收缩 **2 级**：患者取仰卧位，被检下肢位于上方并伸直，位于下方的下肢呈屈曲位，护士站在患者背后托起被检下肢，能完成下肢屈髋屈膝动作 **3 级**：取坐位，小腿悬于床缘外，能完成髋关节屈曲动作 **4 级**：取仰卧位，小腿悬于床缘外，屈髋，护士施加阻力于股骨远端前面，能抗中等阻力 **5 级**：取仰卧位，小腿悬于床缘外，屈髋，护士施加阻力于股骨远端前面，能抗较大阻力

3. 注意事项

（1）先向受试者说明检查的目的、步骤和方法等，消除其紧张心理，取得充分理解和合作。

（2）采取正确的测试姿势，近端肢体固定于适当体位，防止出现动作。

（3）每次测试都要左右对比，检查时应先测试健侧同名肌。两侧差异大于 10％才有临床意义。

（4）评估所加阻力必须连续施加可保持在 5 s 以上，并保持与运动方向相反，同时，阻力应施加在被评估关节肢体的远端，两侧阻力应保持统一强度，给予的阻力大小以健侧为参照，并视被评估者的个体情况而定。较大阻力与中等阻力的区别均以健侧为参照而定。

（5）局部炎症、关节腔积液、关节不稳、急性扭伤者；局部严重的疼痛；严重的高血压或心脏病患者禁止评估；中枢神经系统疾病致痉挛性瘫痪的患者不适宜用此方法评估。

（二）关节活动度

1. 评估方法　见表 2-3。

表 2-3　关节活动检查方法

关节	体位	运动方向	正常参考值
肩关节	患者取坐或立位，手臂置于体侧，肘伸直	屈、伸	屈：0～180° 伸：0～50°
	患者取坐或站位，手臂置于体侧，肘伸直	外展	0～180°
	患者取仰卧位，肩外展 90°，肘屈 90°	内、外旋	各 0～90°
肘关节	患者取仰卧或坐或立位，手臂取解剖位	屈、伸	0～150°
腕关节	患者取坐或站位，前臂完全旋前	屈、伸	屈：0～90° 伸：0～70°
	患者取坐位，屈肘，前臂旋前	桡偏、尺偏	桡偏：0～25° 尺偏：0～55°
髋关节	患者取仰卧或侧卧位，对侧下肢伸直	前屈	屈曲：0～125°
	患者取侧卧位，被测下肢在上	后伸	后伸：0～15°
	患者取仰卧位	内收、外展	各 0～45°
	患者取仰卧位，两小腿于床缘外下垂	内旋、外旋	各 0～45°
膝关节	患者取俯卧位，侧卧位或坐在椅子边缘	屈、伸	屈：0～150° 伸：0
踝关节	患者取仰卧位，踝处于中立位	背屈、跖屈	背屈：0～20° 跖屈：0～45°
	患者取俯卧位，足位于床缘外	内翻、外翻	内翻：0～35° 外翻：0～25°

2. 注意事项

(1) 关节活动障碍时，主动关节活动度和被动关节活动度均测量，分别记录，以分析关节活动受限的原因。

(2) 关节脱位或骨折未愈合，刚经历肌腱、韧带、肌肉手术后，骨化性肌炎禁忌做关节评估。

(三) 步态

1. 常用工具（Hoffer 步行能力分级） 见表 2-4。

表 2-4　Hoffer 步行能力分级

级别	标准
Ⅰ不能步行	完全不能步行
Ⅱ非功能性步行	借助（膝、踝、足）矫形器、杖能在室内行走，又称治疗性步行
Ⅲ家庭性步行	借助（踝、足）矫行器、手杖可在室内行走自如，但在室外不能长时间行走
Ⅳ社区性步行	借助（踝、足）矫行器、手杖或独立可在室外和社区内行走、散步、去公园、去诊所、购物等活动，但时间不能持久，如需要离开社区长时间步行时仍需坐轮椅

2. 评估方法　步态分析常用步长、跨步长、步频和步速作为分析参数。其方法多用观察法和测量法进行。

（1）观察法：是一种定性分析的方法。让患者按习惯的方式来回行走，可做变速行走，包括慢速、快速、随意放松步行，分别观察有无异常。在步行中，可以让患者停下，转身行走、上下楼梯或斜坡、绕过障碍物，坐下和站起，原地踏步或原地站立，闭目站立等，用助行器行走的患者只要有可能，分别使用或不使用助行器行走。

（2）测量法：是一种定量的方法。可以测定时间参数和距离参数，如步行距离测量和足印距离测量。

3. 常见异常步态　见表 2-5。

表 2-5　常见异常步态

异常步态	类型	表现形式	常见疾病
疼痛步态		当各种原因引起患腿负重时疼痛，患者尽量缩短患腿的支撑期，使对侧下肢跳跃式摆动前进，步长缩短，又称短促步	踝关节扭伤、膝关节炎等
偏瘫步态		行走时患腿在摆动向前迈步时下肢由外侧回旋向前，又称回旋步或画圈步，上肢常出现屈曲内收，停止摆动	脑损伤
慌张步态		行走时上肢缺乏摆动动作，步幅短小，并出现阵发性加速，不能随意停止或转向	帕金森病或基底节病变
截瘫步态		双下肢因肌张力高而始终保持伸直，行走时出现剪刀步	脊髓损伤
蹒跚步态		行走时摇晃不稳，不能走直线，状如醉汉，又称酩酊步态	小脑损伤导致的共济失调
短腿步态		如一侧下肢缩短超过 3 cm 时，患腿支撑期可见同侧骨盆及肩下沉，摆动期则有患足下垂	
肌病步态	臀大肌无力步态	行走时躯干用力后仰，形成仰胸凸肚的姿态	
	臀中肌无力步态	行走时上身向患侧弯曲，如果双侧臀中肌均无力，步行时上身左右摇摆，形如鸭子走步，又称鸭步	
	股四头肌无力步态	行走时患腿在支撑期不能保持伸膝稳定，上身前倾，膝被动伸直，如果同时合并伸髋肌无力，患者则需要俯身向前，用手按压大腿使膝伸直	
	胫前肌无力步态	踝背伸肌无力，患侧下肢在摆动期呈现足下垂，又称跨门槛步或跨栏步	

4. 注意事项

（1）双下肢肌力在三级及以下使用轮椅、平车等患者无法接受评估时，注明无法评估的原因。

（2）患者因各种原因使用平车、轮椅、拐杖、手杖等支具入院时可根据其病因做相应判断，如单纯踝关节扭伤患者使用轮椅入院时，可自动评估为疼痛步态。

（3）步态评估时，确保患者有陪护在旁，避免跌倒等意外事件的发生。

（4）严重心肺疾患、下肢骨折未愈合、检查不能配合者禁止做步态评估。

二、感觉功能

1. 评估方法　检查时，要遮蔽患者双眼，按照左右、近远端对比的原则进行，从感觉缺失区向正常部位逐步移行（表 2-6）。

表 2-6　浅感觉功能评定方法

项目	评定方法	反应	注意点
触觉	让患者闭目，用棉签或软毛笔轻触患者的皮肤	让患者回答有无一种轻痒的感觉或让患者数所触次数	注意两侧对称部位的比较，刺激动作要轻，刺激不应过频，每次给予的刺激强度应一致，但刺激的速度不能有一定规律。检查四肢时，刺激走向应与长轴平行；检查胸腹部的方向应与肋骨平行
痛觉	让患者闭目，以均匀的力量用针尖轻刺患者需要检查部位的皮肤	要求患者立即说出具体的感受（疼痛、疼痛减退/消失、感觉过敏）及部位	对痛觉减退的患者要从障碍部位向正常部位逐步移行，对感觉过敏的患者要从正常部位向障碍部位逐步移行。注意两侧对称部位的比较，记录时要记录障碍的类型、部位、范围
温度觉	让患者闭目，分别用盛有冷水或热水的试管两支，交替、随意地接触皮肤	让患者回答“热”“冷”	选用的试管直径要小，试管与皮肤的接触面积不要过大，接触时间为 2～3 s，注意两侧对称部位的比较
压觉	检查者用大拇指用压在皮肤表面	让患者回答是否感觉到压力	压力大小应足以使皮肤下陷，以刺激深感受器

2. 注意事项

（1）检查时，患者必须意识清晰，认知状况良好。

（2）检查应在安静、温度适宜的室内进行，患者保持放松、舒适的体位，检查部位充分暴露。

（3）以随机、无规律的间隔时间给予感觉刺激。

（4）皮肤增厚、瘢痕、老茧部位的感觉将有所下降，检查中应注意区别。

（5）患者在回答问题时，检查者忌用暗示性提问。

（6）检查中注意左、右侧和远、近部分的对比。

三、吞咽功能

根据病因吞咽障碍可分为结构性、神经源性和精神性吞咽障碍三种。由于肿瘤、脑卒中、脑外伤、中枢神经感染或脱髓鞘病等疾病导致吞咽功能异常或丧失，该类吞咽障碍患者可发生吸入性肺炎、窒息，甚至危及生命。

（一）常用评估工具

1. 进食评估问卷调查工具-10（eating assessment tool，EAT-10）　见表 2-7。

（1）评估方法：此量表共有 10 项问题，每个问题的等级为 0＝没有，1＝轻度，2＝中度，3＝重度，4＝非常严重，通过对患者进行沟通性评估，确定问题的等级分数，再将各题分数相加。

（2）判断标准：总分≥3 分（最高 40 分），说明患者在吞咽效率和安全性上存在问题，需进一步行洼田饮水试验或吞咽造影等检查。

表 2-7 EAT-10 吞咽筛查量表

条目	0 没有	1 轻度	2 中度	3 重度	4 非常严重
1. 我的吞咽问题已经使我体重减轻					
2. 我的吞咽问题影响我在外就餐					
3. 吞咽液体费力					
4. 吞咽固体食物费力					
5. 吞咽药丸费力					
6. 吞咽时有疼痛					
7. 我的吞咽问题影响我享用食物时的快感					
8. 我吞咽时有食物卡在喉咙里					
9. 我吃东西时会咳嗽					
10. 我感到吞咽有压力					

2. 洼田饮水试验评分表　见表 2-8。

评估方法：患者端坐，喝下 30 ml 温开水，观察患者饮水过程，记录所需时间和呛咳情况。

表 2-8　洼田饮水试验评分表

评分	内容
1 分	5 秒内饮完，无呛咳、停顿
2 分	1 次饮完，但超过 5 秒，或分 2 次饮完，无呛咳、停顿
3 分	能 1 次饮完，有呛咳
4 分	分 2 次以上饮完，有呛咳
5 分	呛咳多次发生，全部饮完有困难

3. 食物刺激测量方法　通过食物刺激观察吞咽情况。出现如下情况者视为吞咽异常：无法将食物喂入口腔，食物进入口腔内没有吞咽动作或食物不向前滑移，吞咽时会出现呛咳现象，吞咽后感觉食物在食管内并有疼痛感。

4. 口腔感知测量方法　①将食物送入口中时，增加汤匙下压舌头的力量。②给予酸性的食团。③给予冰冷的食团。④给予需要咀嚼的食团。⑤给予大量的食团（3 ml 或更多）。⑥温度触觉刺激（冰刺激前咽门弓 4～5 次）。

（二）注意事项

（1）评估时，护士给患者充足的时间回忆近一周吞咽食物和/或水的感觉，正常者无须进一步评估。

（2）实施洼田饮水试验时，如果刚刚吞咽患者就出现呛咳，表明异常，不必再做 3、4 级评估，以减轻患者痛苦，保证评估安全。

（3）洼田饮水试验必须在医院内进行，并做好抢救准备。

（4）有言语障碍、认知障碍、听力障碍等患者无法进行评定，视为禁忌。

四、平衡功能

1. *评估方法*　平衡功能评定方法有三种，最常用的是观察法。

（1）观察法：即通过观察受试者在不同条件下的平衡表现，进行平衡评定（表 2-9）。

表 2-9　平衡能力评估方法（观察法）

项目	方法	判断标准
坐位平衡	协助患者坐于床边，保证双足紧贴地面。观察患者无外力下能否保持平衡	Ⅰ级：能保持在 3 分钟以上，不能保持为无法评定（静态平衡）
	让患者自己进行各种自主运动或各种姿势转换，观察患者能否重新获得稳定状态的能力	Ⅱ级：保持并维持在 3 分钟以上（自动态平衡），不能保持或维持 3 分钟为Ⅰ级
	让患者处于坐位，护士从前后左右给予人体外力，观察患者能否恢复稳定状态	Ⅲ级：能恢复稳定的坐位平衡（他动态平衡），不能恢复稳定坐位平衡只能评为Ⅱ级
站位平衡	站位平衡方法让患者保持站立位，其他同上	

（2）量表法：即应用平衡量表测试受试者动作完成质量，以得分高低来判断平衡程度，评分越低，表示平衡功能障碍越严重。最常用的是 Berg 平衡量表。

（3）平衡仪测试法：利用仪器通过系统控制和分离各种感觉信息的输入，来评定躯体感受、视觉、前庭系统对于测试工具及姿势控制的作用与影响，其结果以数据及图的形式显示。

2. *注意事项*

（1）患者只有保持静态平衡，才能进行动态平衡评定；如果Ⅰ级平衡达不到者，无须进行Ⅱ级、Ⅲ级评定。

（2）在评估动态平衡时，先进行坐位平衡评估再进行站位平衡评估，并按Ⅰ、Ⅱ、Ⅲ级逐项评估。

（3）Ⅲ级坐位平衡不能或下肢肌力在Ⅲ级以下者可不评估站位平衡。

（4）如有严重心肺疾患、下肢骨折未愈合者，视为禁忌。评估时要有保护措施，消除患者的顾虑，保证患者安全，预防意外。

五、睡眠情况

1. *评估方法*　通过询问患者近期的睡眠时间、质量及有无异常情况判断患者的睡眠状况。

2. *常见类型*

（1）入睡困难：就寝半小时甚至 1～2 个小时仍难以入睡。

（2）多梦、易醒：每晚醒 3～4 次，醒后不易入睡。

（3）其他：如早醒型、嗜睡症、夜惊、睡行症、梦魇症等。

（4）睡眠呼吸暂停综合征：俗称打鼾，表现为睡眠时高调、不规则的鼾声，睡眠中反复憋醒，早起时有头晕、头痛，日间倦怠、注意力不集中，记忆力减退等症状。

3. *注意事项*　睡眠评估注意区分是习惯性、疾病性，还是临时性，同时要分析是否造成对身体的影响，做好对比性记录。

六、心理状态

心理状态评估方法包括个案史法、观察法、调查法、心理测验法等，一般主张多种方法结合评估会更好，但心理测验是心理评估中的主要方法，包括智力测验、情绪测验和人格测验。在康复护理中，情绪测验是常用的方法。

（一）焦虑评估

1. 常用工具　焦虑自评量表（self-rating anxiety scale，SAS）见表 2-10。

表 2-10　焦虑自评量表

	偶尔	有时	经常	持续
1. 我觉得比平常容易紧张或着急	1	2	3	4
2. 我无缘无故感到害怕	1	2	3	4
3. 我容易心里烦乱或觉得惊恐	1	2	3	4
4. 我觉得我可能将要发疯	1	2	3	4
*5. 我觉得一切都很好，也不会发生什么不幸	4	3	2	1
6. 我手脚发抖打颤	1	2	3	4
7. 我因为头痛、颈痛和背痛而苦恼	1	2	3	4
8. 我感觉容易衰弱和疲乏	1	2	3	4
*9. 我觉得心平气和，并且容易安静坐着	4	3	2	1
10. 我觉得心跳得快	1	2	3	4
11. 我因为一阵阵头晕而苦恼	1	2	3	4
12. 我有晕倒发作，或觉得要晕倒似的	1	2	3	4
*13. 我吸气呼气都感到容易	4	3	2	1
14. 我的手脚麻木和刺痛	1	2	3	4
15. 我因为胃痛和消化不良而苦恼	1	2	3	4
16. 我常常要小便	1	2	3	4
*17. 我的手脚常常是干燥温暖的	4	3	2	1
18. 我脸红发热	1	2	3	4
*19. 我容易入睡并且一夜睡得很好	4	3	2	1
20. 我做噩梦	1	2	3	4

2. 评分方法

（1）表中有 20 条文字，请仔细阅读每一条，把意思弄明白，然后根据您最近 1 周的实际感觉，在适当的位置画勾，每一条文字后有四个数字，1 分：没有或很少有（<1 天/周）；2 分：少部分时间有（1～2 天/周）；3 分：相当多时间有（3～4 天/周）；4 分：绝大部分或全部时间都有（5～7 天/周）。

（2）第 5、9、13、17、19 项为反向评分项目，评分与上述评分方法相反。各项分数相加得到粗分，用粗分乘以 1.25，取整数为标准分。标准分小于 46 分为正常，标准分越高，表明焦虑越明显。

3. 临床诊断标准　标准分<30 分，无焦虑，标准分在 30～45 分，为轻度焦虑，标准分 46～59 分，为中度焦虑，标准分 60～72 分，为重度焦虑，标准分在 73 分以上，为极重度焦虑。

（二）抑郁评估

1. 常用工具　抑郁自评量表（self-rating depression scale，SDS）见表 2-11。

表 2-11　抑郁自评量表

	偶尔	有时	经常	持续
1. 我感到情绪沮丧，郁闷	1	2	3	4
*2. 我感到早晨心情最好	4	3	2	1
3. 我要哭或想哭	1	2	3	4
4. 我夜间睡眠不好	1	2	3	4
*5. 我吃饭像平时一样多	4	3	2	1
*6. 我的性功能正常	4	3	2	1
7. 我感到体重减轻	1	2	3	4
8. 我为便秘而烦恼	1	2	3	4
9. 我的心跳比平时快	1	2	3	4
10. 我无故感到疲劳	1	2	3	4
*11. 我的头像往常一样清楚	4	3	2	1
*12. 我做事像平时一样不感到困难	4	3	2	1
13. 我坐卧不安，难以保持平静	1	2	3	4
*14. 我对未来感到有希望	4	3	2	1
15. 我比平时更容易激怒	1	2	3	4
*16. 我觉得决定什么事很容易	4	3	2	1
*17. 我感到自己是有用的和不可缺少的人	4	3	2	1
*18. 我的生活很有意义	4	3	2	1
19. 假若我死了别人会过的更好	1	2	3	4
*20. 我仍旧喜爱自己平时喜爱的东西	4	3	2	1

2. 评分方法

（1）表中有 20 条文字，请仔细阅读每一条，把意思弄明白，然后根据您最近 1 周的实际感觉，在适当的位置画勾，每一条文字后有四个数字，1 分：没有或很少有（<1 天/周）；2 分：少部分时间有（1～2 天/周）；3 分：相当多时间有（3～4 天/周）；4 分：绝大部分或全部时间都有（5～7 天/周）。

（2）第 2、5、6、11、12、14、16、17、18、20 项均为反向评分项目，评分与上述评分方法相反。各项分数相加得到粗分，用粗分乘以 1.25，取整数为标准分。标准分<50 分为无抑郁，50～59 分为轻度抑郁，60～69 分为中度抑郁，>70 分为重度抑郁。

3. 临床诊断标准　系数等于粗分除以 80，若系数<0.5 为无明显抑郁，系数在 0.5～0.59 为轻度抑

郁，系数在 0.60～0.69 为中度抑郁，系数在 0.70 以上为重度抑郁。

（三）注意事项

（1）对住院时间长，病情反复，接受大手术等患者，建议护士使用 SAS 及 SDS 量表为患者进行焦虑或抑郁评估，并根据评估结果做好应对处理。

（2）如患者文化程度低、老年人、视力下降等可进行询问的方式评定，儿童、认知障碍、老年痴呆无需评定。

（熊紫君　彭　潇）

第三章　康复治疗常用检查及健康教育

第一节　骨密度检查

一、骨密度检查的原理和方法

骨密度检查全称骨骼矿物质密度检查，是一种无创、无痛苦的检查项目。可早期预测受检者骨质疏松风险指数及骨折的危险性，评估骨量是否减少，判断骨质疏松的严重程度。监测患者由于相关疾病和药物治疗引起的骨骼变化情况，可针对性地制订最佳的治疗方案，防止骨折发生，检查结果为骨质疏松诊断和干预提供了依据。骨密度的测定方法有以下四种：

1. *单光子吸收测定法（SPA）*　是最早应用于骨质疏松诊断的定量分析方法。主要是以放射性核素为光源，测定人体四肢骨的骨矿含量。该方法只能测定四肢骨等软组织少的部位，不能用于髋骨及中轴骨（脊椎骨）的骨密度测定。测量部位一般选择桡骨和尺骨中远1/3交界处（前臂中下1/3）为测量点。活动以右手为主的人选择左前臂进行测量，左利手者则选择测量右前臂。该方法设备简单，价格低廉，适合于流行病学普查，在我国应用较多。

2. *双能X线吸收测定法（DEXA）*　其测定过程是X线球管经过一定的装置获得两种能量，即低能和高能光子峰。这种射线不仅能同时穿透骨头和软组织等，且不同的组织对两种能量X线的反应也不同，既能用于诊断骨质疏松的情况，又能测定全身成分，帮助了解骨骼、肌肉和脂肪之间的关系，这些指标对防治骨质疏松症、肥胖症等方面有重要的意义。用双能X射线得到的图像比放射性核素产生射线得到的图像更精确、清楚、准确，且能量又不及普通X线的大，几乎可忽略不计（不足以对人体引起辐射损害），因此，目前骨密度检测已作为45岁以上中老年人，特别是绝经期妇女的常规体检项目。

3. *定量CT（QCT）*　能直接测量骨松质内部的骨密度，其技术敏感性能高，在临床上常用作预测脊柱骨质疏松性骨折的测定方法。缺点是价格较贵，放射剂量高，准确性相对较低，而且重复性差，受骨内无机盐、水、脂肪含量的影响，患者受到的辐射剂量是光子吸收法的几十倍到几百倍。因此，其推广价值受到很大限制。

4. *超声波测定法*　利用声波传导速度和振幅衰减不但能测量骨密度，而且能反映骨强度和骨结构的情况。其重复性好，误差小，精度高，运用超声波技术操作方便且无放射性，可用于普查。

二、骨密度检查的适用范围

（一）骨密度仪检查的适应证

（1）在常规X线片上发现骨量减少，骨密度测量可以证实这种主观判断。

（2）身高下降 4 cm 以上。

（3）体重减少 5 千克以上。

（4）母亲曾有过骨折的病史。

（5）长期缺乏运动或卧床不起的患者。

（6）提前绝经或停经的患者。

（7）甲状腺功能亢进或接受甲状腺激素治疗的患者。

（8）肝疾病患者。

（9）肾功能障碍的患者，为了监测过量甲状旁腺功能亢进激素的效果。

（10）使用糖皮质激素治疗的患者或库欣综合征的患者。

（11）开始激素替代疗法（HRT）前的必要检查。

（12）原发性甲状旁腺功能亢进的患者手术前的必要检查。

（13）消化吸收不良综合征的患者。

（14）风湿性关节炎的患者。

（二）下列人员应进行骨密度检测

（1）发生骨折的患者。

（2）考虑接受骨质疏松治疗的患者。

（3）减肥的女性：时下许多年轻女性因节食减肥、多坐少动、饮食不均衡等原因，很容易发生骨质疏松。一部分骨质疏松患者的早期症状就是感觉腰背酸痛。

（4）抽烟、酗酒的男性：由于抽烟、酗酒，以及肥胖、糖尿病、高血压等代谢性疾病，中年男性骨量开始减少。

（5）绝经后的妇女。

（6）60 岁以上的老年人。

（7）怀孕妇女在孕期第 3～6 个月监测骨密度，了解钙流失对骨质的影响。

三、骨密度检查的禁忌证

（1）双腿有骨折或双腿做过关节置换，建议不检测骨密度。

（2）脚跟有皮肤溃烂者建议不检测骨密度。

（3）不建议 20 岁以下人员检测骨密度。

（4）待孕或受孕妇女。

四、骨密度检查的健康教育

1. 检查前的指导　检查前询问病史，排除该项检查的禁忌证患者。告知检查者摘掉身上佩戴的饰物。

2. 检查中的指导　帮助受检者选择非利侧手；充分暴露前臂，将手放入仪器检测位置并维持体位不变。

3. 检查后的指导

（1）报告解读：用通俗易懂的语言向受检者解读报告单，结合患者自身情况向其解释骨量减少、骨质疏松症程度及其意义，明确有无骨质疏松的危险及骨折的危险性。

（2）干预指导：根据报告给出健康指导建议，合理补充含钙食品，注意饮食习惯、调整生活方式，定期检测骨密度，观察骨矿含量变化。

（罗　杰　罗秀玲）

第二节　肌电图检查

一、肌电图检查的原理和方法

肌电图（electromyography，EMG）检查具有实用性、准确性及简明、可操作性强的特点。其目的是对肌细胞在各种功能状态下的生物电活动进行检测分析，判断神经肌肉接头、脊髓前角细胞、轴索、肌纤维的不同功能状态，还可以通过对视觉与听觉激发电位和躯体的感觉神经、运动神经激发电位的检查进行分析，了解运动和感觉神经纤维通路的完整性及判断病变部位，因此，能够对神经系统疾病的定位、定性作出诊断。

1. 神经传导检查

（1）运动神经传导速度测定：主要用于评估运动神经轴索、神经-肌肉接头以及肌肉的功能状态。明确周围神经损害部位，且可以鉴别病变性质（周围神经损害、神经肌肉接头损害、肌肉本身病变）。同时可以辨别出神经受损的性质是以脱髓鞘为主还是以轴索损害为主。

（2）感觉神经传导速度测定：反映了冲动在神经干上的传导过程，主要体现的是后根神经节及其后周围神经的功能状态。可发现一些只影响感觉不影响运动的神经疾病，如股外侧皮神经炎、桡浅神经并及纯感觉性多发神经性疾病；以及一些轻微的轴索损害或轻度的混合神经损害疾病，如腕管综合征早期。

（3）诱发电位：电、光、声等刺激作用于机体某一特定部位而产生的局部化的电位变化，即所谓的诱发电位。临床常用于躯体感觉诱发电位、运动诱发电位、视觉诱发电位、听觉诱发电位等。

（4）重复电刺激：主要用于评估神经肌肉接头之间的功能状态。

2. 针电极肌电图　是将针电极插入肌肉，记录肌肉在放松状态下及肌肉被激活时的电位变化的一种电生理检查。根据异常肌电信号，可评估病变性质、病程及严重程度。其与复合肌肉动作电位（CMAP）及感觉神经动作电位（SNAP）相结合来对周围神经、肌肉的病变进行评估。

二、肌电图检查的适应范围

1. 临床诊断　应用于疾病的诊断和鉴别诊断，判定损伤部位和程度，决定治疗方案，判断预后，提供客观指征，判定疗效。

（1）神经外科、骨科：确定神经损伤和神经压迫征的存在，判定损伤的程度和部位，判定神经再生以评估预后。

（2）神经内科、神经康复科：肌电检查主要应用于区别神经元性肌萎缩及肌源性肌萎缩，有助于各类神经肌肉疾患的鉴别诊断，以及为进行性肌营养不良症提供鉴别诊断。

（3）耳鼻喉科：诊断耳源性原因引起的周围面神经麻痹，评估损伤程度及恢复情况。

（4）眼科：区别神经元性受损或肌源性受损引起的麻痹性斜视，分析眼肌功能。

（5）口腔科：研究咀嚼肌的功能。

（6）泌尿科：可测膀胱括约肌功能。

（7）妇产科：有助于盆底肌功能的研究。

2. 科学研究　在针灸和针麻机制的研究中，为针灸、针麻、药物药理的研究工作提供有用的数据，在药物、药理的研究中提供有用的方法。

3. 运动医学　分析各科运动时肌肉的作用、力量、疲劳。

三、肌电图检查的禁忌证

无特殊禁忌证。有出血倾向、反复感染者慎用。

四、肌电图检查的健康教育

1. 检查前的指导

（1）了解患者的病史，对患者进行详细的体格检查，明确患者目前主要病情，确定检查方案。

（2）向患者解释检查目的及检查方法，消除患者的恐惧心理。

（3）检查前应避免空腹、疲劳、情绪紧张。

（4）进行检测前一天应洗头、洗澡，清除身体干燥皮屑，减少干扰。

（5）检查房间室温保持在28℃左右，确保环境安静。

2. 检查中的指导

（1）反复询问患者有无心悸、胸闷等不适；观察有无低血糖反应。

（2）如检查过程中出现晕针，应拔出针极去枕平卧半小时以上。

（3）评估患者对针刺、电流引起疼痛的耐受度，若不能耐受，应及时告之，暂停操作，避免突然改变体位而导致断针现象。

3. 检查后的指导　检查当日，嘱患者保持针刺部位干燥，预防感染。

（罗　杰　罗秀玲）

第三节　神经功能检查

一、运动系统检查

运动系统检查包括肌容积、肌张力、肌力、不自主运动、共济运动、姿势及步态等。

1. 肌容积　观察比较双侧对称部位肌肉体积和外形，有无萎缩、假性肥大及分布范围。肌萎缩主要见于下运动神经元损害及肌肉疾病，假性肥大常见于进行性肌营养不良症。

2. 肌张力　肌肉松弛状态下的紧张度及被动运动时检查者遇到的阻力。嘱患者肌肉放松，触摸肌肉硬度，被动屈伸肢体以感知阻力。

（1）肌张力减低：主要见于下运动神经元损害（如多发性周围神经病、脊髓前角灰质炎），小脑病变，肌源性病变等。

（2）肌张力增高：见于锥体系和椎体外系病变。锥体系病变时呈痉挛性肌张力增高，上肢屈肌及下肢伸肌明显，被动运动开始时阻力大，结束时阻力小，称“折刀样肌张力增高”；锥体外系病变时呈强直性肌张力增高，伸肌与屈肌的肌张力均增高，分为不伴震颤的“铅管样肌张力增高”和伴震颤的“齿轮样肌张力增高”。

3．*肌力*　指肌肉的收缩力。一般以关节为中心检查肌群的伸、屈、外展、内收、旋前、旋后等功能。

（1）上肢轻瘫试验：患者双上肢同时平举，手心朝上，轻瘫侧上肢渐下垂并旋前。

（2）下肢轻瘫试验：患者呈仰卧位，髋、膝关节均屈曲呈直角，轻瘫侧小腿渐下落。

（3）肌力6级记录法：0级（完全瘫），1级（肌肉可收缩但不能产生动作），2级（肢体能在床面上移动但不能抬起），3级（肢体能离开床面但不能抗阻力），4级（肢体能抗阻力但力弱），5级（正常肌力）。

4．*不自主运动*　注意观察患者是否有不能控制的异常运动，包括震颤（帕金森病：静止性震颤），肌束震颤，肌颤搐，肌阵挛，手足徐动，舞蹈样动作，各种肌张力障碍（书写痉挛、面肌痉挛、痉挛性斜颈）等。

5．*共济运动*　正常运动是在小脑、前庭、视觉、深感觉的调节下，依赖主动肌、协同肌、拮抗肌、固定肌的精确配合完成，协调功能障碍称为共济失调。检查方法：

（1）指鼻试验：患者用示指触及检查者示指后再触自己鼻尖。小脑半球病变者指鼻不准，感觉性共济失调者睁眼尚可，但闭眼不准。

（2）跟-膝-胫试验：患者仰卧抬腿，以足跟触及对侧膝并沿胫骨前缘下移。

（3）快速轮替试验：嘱患者前臂反复做快速旋前旋后动作，或以一侧手掌、手背连续交替快速拍打另一手掌。小脑共济失调者动作笨拙。

（4）闭目难立征：患者双足并拢站立，双手向前平伸并闭目。脊髓病变者睁眼能站稳而闭目不稳，小脑病变者睁眼闭眼均不稳，闭眼更明显。

6．*姿势及步态*　检查者从各个方向观察患者的姿势、步态、起步情况、步幅和速度等。要求患者快速从坐位站起，以较慢然后较快的速度正常行走，然后转身。锥体束病变时为痉挛性偏瘫或截瘫步态；锥体外系病变为慌张步态；小脑病变为共济失调步态；脊髓痨、脊髓亚急性联合变性及感觉性神经病者为感觉性共济失调步态（闭眼站立走路不稳）；腓总神经损伤、腓骨肌萎缩症等可呈足下垂及跨越步态；进行性肌营养不良症时因躯干及骨盆带无力，脊柱前凸，行走时臀部左右摇摆，状如鸭步。

二、感觉系统检查

1．*浅感觉*　检查方法见第二章康复护理评估。

2．*深感觉*

（1）运动觉：患者闭目，检者用手指轻夹患者手指或足趾上下移动5°左右，让患者辨别该指向上还是向下。

（2）位置觉：患者闭目，检者将其肢体摆成某一姿势，让其描述姿势。

（3）振动觉：将 C128 Hz 振动音叉柄置于患者某一骨突起处，问其有无振动感及其持续时间。

3. 复合（皮质）觉

（1）定位觉：嘱患者闭目，棉签轻触患者皮肤，让其指出受触部位。

（2）两点辨别觉：嘱患者闭目，用双脚规刺激皮肤，如感觉为两点，则缩小规距直至感觉为一点。正常值：指尖 2～4 mm，手背 2～3 cm，躯干 6～7 cm。

（3）图形觉：嘱患者闭目，检查者用钝针在其皮肤上画出简单图形或数字，让其辨出。

（4）实体觉：嘱患者闭目，检查者令其单手触摸常用物品（硬币、钥匙等），说出其形状和名称。

三、反射检查

1. 深反射

（1）肱二头肌反射：肱二头肌的反射中枢在 C5-6，通过肌皮神经传导。检者左拇指（坐位）或左中指（卧位）置于受检者肘部肱二头肌肌腱上，右手持叩诊锤叩击左指甲，可见屈肘（肱二头肌收缩）。

（2）肱三头肌反射：肱三头肌的反射中枢在 C6-7，通过桡神经传导。受试者上臂外展，肘部半屈，检者托持其上臂，用叩诊锤叩其鹰嘴上方的肱三头肌腱，可见前臂伸展（肱三头肌收缩）。

（3）桡反射：反射中枢为 C5-6，通过桡神经传导。受试者前臂半屈半旋前位，检者用叩诊锤叩其桡骨下端，可见屈肘及旋前（肱桡肌收缩）。

（4）膝反射：反射中枢在 L2-4，通过股神经传导。坐位垂小腿，或卧位时检者用左手托起双膝关节，右手用叩诊锤叩击膑骨下的股四头肌肌腱，可见小腿伸展。

（5）踝反射：反射中枢在 S1-2，通过胫神经传导。仰卧位屈膝并足背屈各 90°，叩击跟腱，可见足跖屈。

（6）阵挛：是腱反射高度亢进的表现。查髌阵挛时，仰卧腿伸直，检者用拇示两指捏住髌骨上缘，突然并持续向下方推动，髌骨连续节律性上下颤动为阳性；查踝阵挛时，检者用左手托其腘窝，右手握其足前部使之突然背屈，跟腱节律性收缩为阳性。

2. 浅反射　刺激皮肤、黏膜、角膜等引起肌肉快速收缩反应。

（1）腹壁反射：反射中枢在 T7-12，通过肋间神经传导。患者仰卧稍屈腿，检查者沿肋骨下缘（T7-8）、脐孔水平（T9-10）、腹股沟上（T11-12），由外向内轻划其腹壁皮肤，引起该侧腹肌收缩。

（2）提睾反射：反射中枢在 L1-2，由生殖股神经传导。检查者用钝针自上向下轻划患者大腿上部内侧皮肤，可见睾丸上提。

（3）跖反射：反射中枢在 S1-2，经胫神经传导。检查者用竹签轻划足底外侧（路线：足跟—小趾根部—拇趾根部），可见足趾跖屈。

（4）肛门反射：反射中枢在 S4-5，经肛尾神经传导。检查者用竹签轻划肛周皮肤，可见缩肛（肛门括约肌收缩）。

3. 病理反射　指锥体束病损时大脑失去了对脑干和脊髓的抑制作用而出现的反射。

（1）Babinski 征：检查者用竹签沿患者足底外侧缘，由后向前至小趾跟部并转向内侧。阳性反射特征为足拇趾背伸，余趾呈扇形展开。

（2）Oppenheim 征：检查者用拇指及示指沿被检者胫骨前缘用力由上向下滑压。阳性反射特征为足拇趾背伸，余趾呈扇形展开。

（3）Gordon 征：检查时用手以一定力量捏压被检者腓肠肌中部。阳性反射特征为足拇趾背伸，余趾呈扇形展开。

（4）Chaddock 征：检查者用竹签在被检查者外踝下方由后向前划至趾跖关节处为止。阳性反射特征为足拇趾背伸，余趾呈扇形展开。

（5）Schaffer 征：用拇、示指捏压被检查者跟腱，出现拇趾背屈为阳性。

（6）Hoffmann 征：用左手托住被检者一侧的腕部，并使腕关节略背屈，各手指轻度屈曲，检查者以右手示、中两指夹住被检者中指远侧指间关节，以拇指迅速向下弹刮其中指甲，正常时无反应，如被检者拇指内收，其余各指也呈屈曲动作即为阳性。

4. 脑膜刺激征　脑膜病变时脊髓膜受到刺激并影响脊神经根，当牵拉刺激时引起相应肌群反射性痉挛的一种病理反射。见于脑膜炎、蛛网膜下腔出血和颅内压增高等。

（1）颈强直：患者仰卧，检查者以一手托起患者枕部，另一只手置于胸前做屈颈动作，如这一被动屈颈检查时感觉到抵抗力增强，即为颈部阻力增高或颈强直。

（2）Kernig 征：患者仰卧，一侧下肢髋、膝关节屈曲呈直角，检查者将患者小腿抬高伸膝。正常人膝关节可伸达 135°以上，如伸膝受阻且伴疼痛与屈肌痉挛，则为阳性。

（3）Brudzinski 征：患者仰卧，下肢伸直，检查者一手托起患者枕部，另一手按于其胸前，当头部前屈时，双髋与膝关节同时屈曲则为阳性。

四、脑神经检查

检查内容包括以下内容：

Ⅰ：嗅觉。

Ⅱ：视力、视野。

Ⅲ、Ⅳ、Ⅵ：睑下垂、复视、眼球（位置、运动、震颤）、瞳孔（大小、形状、直接和间接对光反射、调节反射）。

Ⅴ：面部感觉、角膜反射、咀嚼肌。

Ⅶ：举额、蹙眉、闭目、鼓气、露齿、吹口哨、眼裂、鼻唇沟、口角。

Ⅷ：听力、Weber 试验、Rinne 试验。

Ⅸ、Ⅹ：发音、吞咽、咽反射。

Ⅺ：胸锁乳突肌、斜方肌。

Ⅻ：舌肌纤动、伸舌偏向等。

五、自主神经功能检查

1. 一般观察

（1）皮肤黏膜：颜色、质地、温度、水肿等。

（2）毛发指甲。

（3）出汗：全身或局部出汗过多、过少、无汗等。

2. 内脏及括约肌功能　胃肠（胃下垂、腹胀、便秘等）；排尿（困难、潴留、失禁等）。

3. 自主神经反射

（1）皮肤划痕试验：用钝竹签在两侧胸腹壁划一条线，数秒钟后出现白条纹，稍后变为红条纹，此为正常。若划线后白条纹持续较久，表示交感神经兴奋性增高；若红线条持续较久，且明显增宽或隆起，表示副交感神经兴奋性增高或交感神经麻痹。

（2）卧立位试验：由平卧起立后数1分钟脉搏，若增加10～12次，或由直立变为卧位后脉搏减少10～12次，则表示自主神经兴奋性增高。

六、Lasegue征

Lasegue征又称为直腿抬高试验，为神经根受刺激的表现。检查时嘱患者仰卧，两下肢伸直，检查者一手置于膝关节上，使下肢保持伸直，另一手将下肢抬起。正常人可抬高80°～90°，如抬高不到70°，即出现由上而下的放射性疼痛，为直腿抬高试验阳性。见于单纯性坐骨神经痛、腰椎间盘突出或腰骶神经根炎等。此时将伸直的患肢下落5°，再将足背屈，如出现放射痛，则称为加强试验（Braqard征）阳性。

（罗秀玲　左金梅）

第四节　尿流动力学检查

一、尿流动力学检查的原理和方法

尿流动力学主要依据电生理学和流体力学的基本原理与方法，检测尿路各部压力、流率及生物电活动，从而了解尿路排送尿液的功能及机制，以及排尿功能障碍性疾病的病理生理变化。依据解剖部位分为上尿路尿动力学和下尿路尿动力学两部分。这里主要讲解下尿路尿动力学检查，其原理就是人为地模拟患者储尿和排尿的过程，通过对膀胱和尿道压力和流率的测定，来反映患者下尿路的功能状态及其病理生理，以此来判断疾患。

1. *常用尿动力学检查*　项目包括尿流率测定、膀胱充盈期容积-压力测定、压力-流率测定及同步盆底肌电图测定，这些检查可以满足大多数排尿功能障碍患者的检查需求。

2. *选用尿动力学检查*　是针对常用尿动力学检查项目不能解决的情况，包括影像尿动力学测定、尿道压力测定、漏尿点压力测定、儿童尿动力学检查、盆底神经电生理检查及动态尿动力学监测，其中盆底神经电生理检查所配备的仪器及操作技术要求高，仅在少数尿控中心开展。

二、尿流动力学检查的适应范围

（1）膀胱功能障碍性疾病的诊断与病因分析，如排尿困难、尿频、尿失禁等。

（2）指导选择膀胱功能障碍性疾病的治疗方法和评价治疗效果。

（3）尿液控制障碍患者，如遗尿和压力性尿失禁。

（4）膀胱出口梗阻性疾病，如前列腺增生、尿道狭窄、膀胱颈硬化、逼尿肌-尿道括约肌协同失调等。

（5）有慢性尿频、尿急、耻骨上及会阴部不适，怀疑盆腔疼痛综合征患者的病因分析。

（6）神经源性膀胱尿道功能障碍，如外伤、肿瘤、糖尿病、盆腔手术、脑血管病等中枢神经系统与周围神经病变所引起的排尿障碍。

（7）各种梗阻与非梗阻性疾病所致的上尿路扩张，如膀胱输尿管反流、尿流改道术后、隐性脊柱裂、后尿道瓣膜病等。

三、尿流动力学检查的禁忌证

（1）对近期有急性尿路感染、急性尿道炎、出血等，为了防止感染扩散、败血症及尿道热的发生禁忌行导尿者。

（2）近期内接受膀胱镜检查者。

（3）因尿道狭窄或其他原因，测压导管不能置入膀胱者。

（4）其他，如严重的自主神经反射亢进，不能行导尿者；橡胶过敏体质者；意识不清、不能清晰表达意愿和感觉者。

四、尿流动力学检查的健康教育

1. 检查前的指导

（1）消除受检者紧张情绪与陌生感，避免测定过程中出现异常的腹肌紧张、恐惧等影响测定结果的情况。

（2）排空膀胱以保证膀胱容量的准确性；必要时清洁灌肠，排净粪便。

2. 检查中的指导

（1）每灌注 50～100 ml 或 1 分钟，嘱受检者咳嗽以确定膀胱压和腹压传导是否正常。咳嗽时膀胱压和腹压上升幅度应基本一致，如无明显反应或差异过大，表明测压系统传导不良，可能的原因有导管中存在气泡、连接处封闭不良、导管受到挤压或弯折、测压管堵塞等。

（2）在测定过程中嘱受检者使尿流固定冲击集尿漏斗壁的某一位置，尽可能将所有尿液都排到集尿器内；不可捏挤阴茎。

（3）膀胱压和腹压测压管置入后应妥善固定，以避免在排尿时脱出导致检查中断。固定膀胱测压管不能影响排尿，腹压测压管应尽量靠近肛门边缘固定以防止滑脱。

（4）检查中如发生明显逼尿肌不稳定收缩引起的自主排尿将会影响膀胱容量的判断。此时应减慢或暂停灌注，等待曲线恢复至基线水平。如出现大量排尿，应采用慢速灌注重新检查。

（5）怀疑因灌注速度过快引起膀胱顺应性降低时，应暂停灌注，如膀胱压力明显降低即可确定。此时可采用慢速灌注。

（6）腹压测压管还可能受肠道粪便阻塞或向下移位导致腹压下降，因膀胱压无明显变化，而出现逼尿肌压异常增高的赝像。

（7）脊髓损伤、病态肥胖或其他严重疾病，要注意自主神经过反射的发生，避免意外发生。

3. 检查后的指导　检查后出现发热等感染症状者，指导口服抗生素；无症状者适度增加饮水量，预防感染发生。

（罗秀玲　左金梅）

第五节　残余尿量测定

一、残余尿量测定的原理和方法

残余尿量是指排尿结束的瞬间膀胱内残留的尿液容量。通过膀胱残余尿量测定，了解膀胱排尿功能，或判断下尿路梗阻程度，为膀胱治疗提供依据。常用的方法有：

1. *导管法*　按导尿操作常规，经尿道向膀胱内插入F14～F16导尿管，引出的尿液即为残余尿。该方法测定较准确，但因是侵入性方法，可引起患者不适、疼痛，并可能出现泌尿系统感染、出血、排尿不畅等并发症。

2. *经腹B超测定法*　即使用B超仪监测的方法。此法患者较易接受，但因患者排尿后膀胱松弛，膀胱形态不规则，计算结果为近似值，往往比真实体积要大一些。

3. *尿流动力学检查法*　具体见本章第四节尿流动力学检查。

二、残余尿量测定的适应范围

膀胱逼尿肌、括约肌功能异常者。

三、残余尿量测定的禁忌证

（1）缺乏认知导致不能配合插管者或不能按计划导尿者。

（2）不能自行导尿且照顾者不能协助导尿的患者。

（3）尿道解剖异常，如尿道狭窄、梗阻和膀胱颈梗阻。

（4）可疑的完全或部分尿道损伤和尿道肿瘤。

（5）严重的尿失禁。

（6）尿道感染。

（7）经过治疗，仍有膀胱自主神经异常反射者。

（8）下列情况需慎用：前列腺、膀胱颈或尿道手术后，装有尿道支架或人工假体。

四、残余尿量测定的健康教育

1. *检查前的指导*　指导患者尽可能将尿液排空。

2. *检查中的指导*　嘱患者心情放松，特别是男性患者，以免插管困难，引起不适。

3. *检查后的指导*　观察有无尿道损伤、出血、感染等并发症。

（罗秀玲　莫足娥）

第六节　小儿脑电图检查

一、小儿脑电图检查的原理和方法

（一）原理

脑电图检查是将电极片贴在头皮的相应部位，通过导联线与放大器、记录器连接，将电位放大并描记于纸上，是目前最敏感的监测脑功能的指标。近年来，又发展了定量脑电图、深部电极脑电图、磁带记录脑电图监测、闭路电视脑电图和录像监测等技术，提高了脑电图的临床价值，扩展了脑电图的应用范围。

（二）方法

1. *普通脑电图检查法*　患儿在清醒状态下描记的脑电图，描记过程中均做视反应及过度换气诱发试验，其检查疑诊癫痫的阳性率为40%左右。常规脑电图检查虽有经济、方便的特点，但因其描记时间短，患儿处于清醒状态下描记，减少了异常脑电波的发现概率，因此阳性检出率偏低，影响临床对癫痫的诊断、分型与治疗。

2. *睡眠剥夺脑电图检查法*　不需要使用镇静及催眠药物即可完成，具有效果明显，且无痛苦，简便、安全、易行，患儿乐于接受的特点。它能在一次脑电图检查中最大限度地获得资料，由于癫痫波发生常出现在睡眠浅睡期，少数发生在清醒中，极少出现在深睡期中，所以自然睡眠诱发效果明显较镇静药物诱发效果好。对临床上有反复癫痫样发作而常规脑电图检查阴性，以及发作发生于睡眠状态下的患儿，应首选睡眠剥夺脑电图检查，以免给家属经济上造成不必要的浪费。

3. *视频脑电图，即录像监测脑电图检查法*　它可以将患儿临床发作的录像与发作时的同步脑电图变化有机结合起来，持续监测4～6小时，通过重复回放，深入研究，可发现一些肉眼不易观察到的动作、意识、表情变化等，减少因患儿家属回忆错误造成的误诊。适用于各种发作性症状的诊断，鉴别癫痫及非癫痫性发作，确定发作类型，判断发作起源部位，特别适用于频繁发作的类型；视频脑电图的不足之处在于因导线连接限制幼儿的活动范围；若患儿发作不频繁，在持续检测过程中无临床发作，则对临床诊断无帮助。

4. *动态脑电图，即长程脑电图检查法*　在患儿的腰间挎一微型盒式记录仪，24小时不间断记录，期间患儿可自由活动及睡觉，它可完整记录清醒和睡眠过程的脑电图，由于延长了记录时间而大大提高了异常脑电图形的阳性率。但其缺点在于难以与录像监测合用，如患儿病情发作，只有发作期脑电图而无发作时的临床表现，此外价格也昂贵，对少数发作不频繁者仍有假阳性的可能，造成这种情况的原因目前尚不完全清楚。

二、小儿脑电图检查的适应范围

（1）鉴别儿童各种发作性症状的性质，特别是癫痫与癫痫综合征的鉴别。

（2）中枢神经系统疾病中脑功能损伤的判断指标。

（3）在新生儿窒息、脑病中对脑损伤程度的评价及判断预后。

（4）随访了解脑病疾病的变化、疗效、脑发育状况，帮助了解脑衰老及脑死亡。

三、小儿脑电图检查的禁忌证

（1）头皮外伤严重，广泛或开放性颅脑外伤，无法安放电极或可能因检查造成感染者。

（2）病情危重不宜搬动的患儿，而脑电图机又非便携式不能移至床旁检查者。

（3）极度躁动不安、当时无法使其镇静配合检查者。

四、小儿脑电图检查的健康教育

1. 检查前的指导

（1）检查前一天宜将头发稍微剪短，洗干净保持干燥，避免油脂过多，也不要使用含油脂的护发品，以免影响电极和记录仪的安放；不要穿化纤衣服，避免对脑电波信号产生静电干扰。

（2）在检查前24～48小时内，不要服用含有咖啡因、苯丙胺、麻黄素等的药物，如需停抗癫痫药，请在医生指导下停用，不能停药者要说明药名、剂量和用法。

（3）宜饭后检测，检查宜在进食后1～2小时内进行，最好不超过3小时，以免出现低血糖而影响检测结果。

2. 检查中的指导

（1）每位孩子留一位家长陪护，安抚孩子保持平静，避免频繁拍打、摇晃孩子，全身放松，避免过度紧张造成干扰；避免拉扯电极线、抓头皮，以免影响记录质量或损坏仪器。

（2）监测过程中按医生要求做睁闭眼、过度换气等动作。

（3）检查时，要关闭手机、电脑、电子游戏机等通讯设备，不要吃零食或者嚼口香糖，否则会严重干扰脑电图记录。

（4）监测过程中请尽量限制孩子的活动范围，不要超出采集区，孩子在监测过程中面部应朝向镜头。

（5）检查过程中，如果孩子出现发作或表现为发作的可疑迹象，家长应立即举手，同时快速掀起被子或衣物暴露全身，包括手脚，家长不要遮挡镜头。

（罗秀玲　莫足娥）

第四章　康复治疗技术的健康教育

第一节　针刺法

一、针刺的作用原理

针刺通过疏通经络、调和阴阳和扶正祛邪三个方面发挥治疗作用。

（一）疏通经络

各种内外因素导致经络瘀阻是疾病发生的重要病机，常表现为疼痛、麻木、肿胀等，尤其是在体表络脉出现瘀斑、结节、条索状等阳性反应物，而针刺具有祛除经络瘀阻而使其恢复通畅的作用。

（二）调和阴阳

针刺调和阴阳的作用主要是通过经络阴阳属性、腧穴配伍和针刺手法，调节机体的偏盛偏衰，从阴阳失衡状态向平衡状态转化，从而达到治愈疾病的目的。

（三）扶正祛邪

疾病的发生、发展及其转归的过程，实质上是正邪相争的过程，针刺通过扶助机体正气及祛除病邪的作用，使疾病向良性方向转归。

二、针刺的适应证与禁忌证

（一）适应证

针刺的适应证非常广泛，包括内、外、妇、儿等，尤其在颈肩腰腿疼疾病、脑卒中后功能障碍、痛经（脾胃不和）等杂病中效果显著。

（二）禁忌证

1. 感染性疾病　不能在严重感染部位及周围进行针刺。也不能在局部囊肿附近进行针刺。
2. 水肿及出血性疾病　如淋巴回流受阻水肿患者或血友病患者，不能进行针刺治疗。
3. 病因不明的疾病　不可轻易盲目用针，需找出病因才能对症针刺治疗。
4. 亚健康调理　需排除其他慢性恶性疾病的可能性，再进行对症针刺治疗。

三、针刺的手法

（一）进针方法

一般右手持针，左手辅助。以拇、示、中三指夹持针柄，运用指力使针尖快速透入皮肤进针，再捻转针柄刺向穴位深层。临床常用的进针方法有以下几种：

1. *指切进针法*　左手拇指端切按在穴位旁边，右手持针，紧靠左手指甲面将针刺入，主要适用于短针进针（图 4-1）。

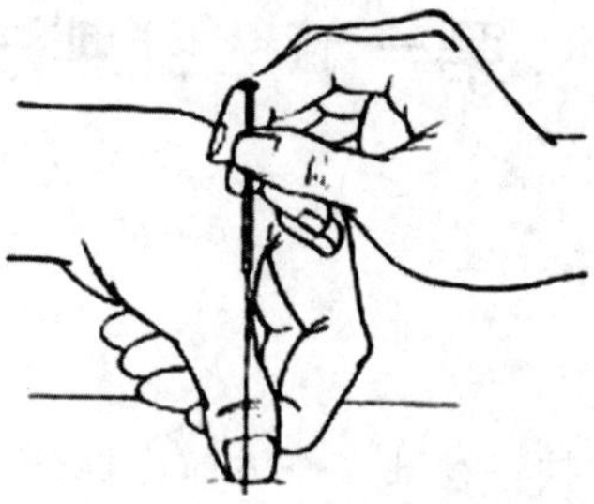

图 4-1　指切进针法

2. *夹持进针法*　左手拇、示两指夹捏棉球，夹住针身下端，露出针尖约 1 cm。右手捻动针柄，将针刺入，主要适用于长针进针（图 4-2）。

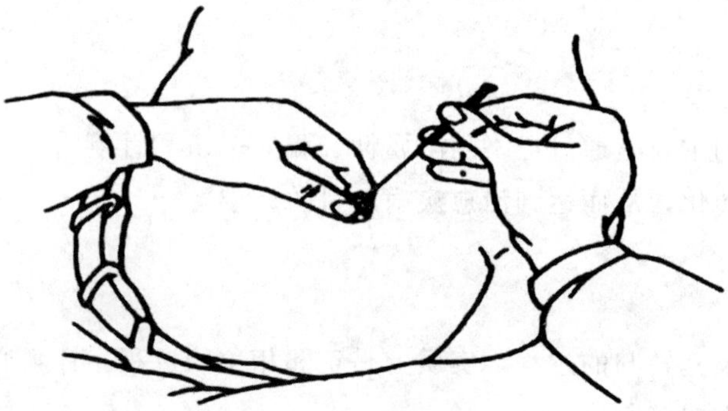

图 4-2　夹持进针法

3. *提捏进针法*　左手拇、示两指捏起针刺穴位的皮肤，右手持针从捏起上端刺入，主要适用于皮肉浅薄部位的穴位，如面部进针（图 4-3）。

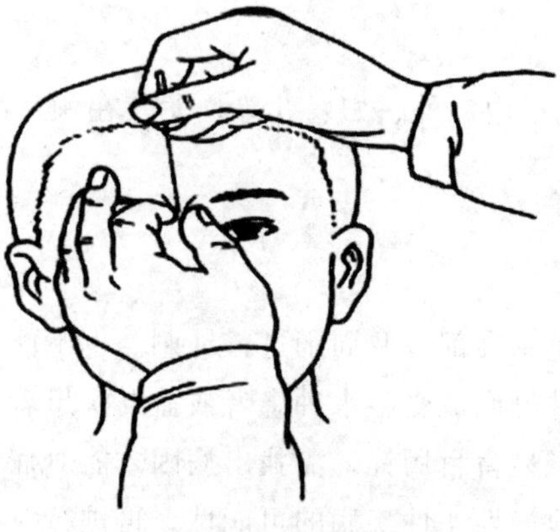

图 4-3　提捏进针法

4. **舒张进针法**　左手拇、示指或中指将针刺穴位的皮肤撑开，使之绷紧，右手将针刺入，主要适用于皮肤松弛或皱纹部位，如腹部进针（图 4-4）。

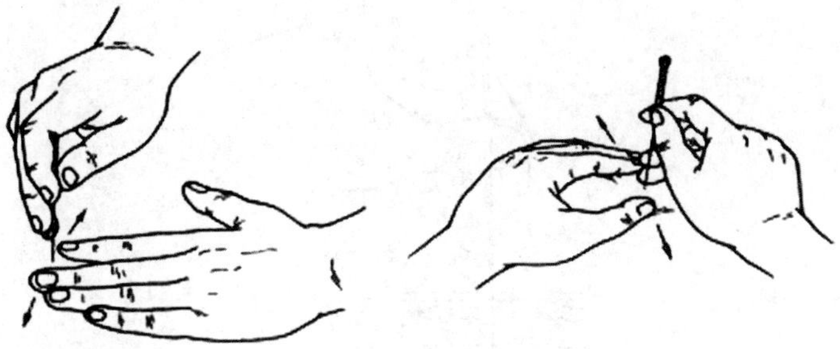

图 4-4　舒张进针法

（二）针刺的角度和深度

1. **角度**　指针身和皮肤所呈的夹角。一般有直刺、斜刺和横刺（又称平刺）三种（图 4-5）。

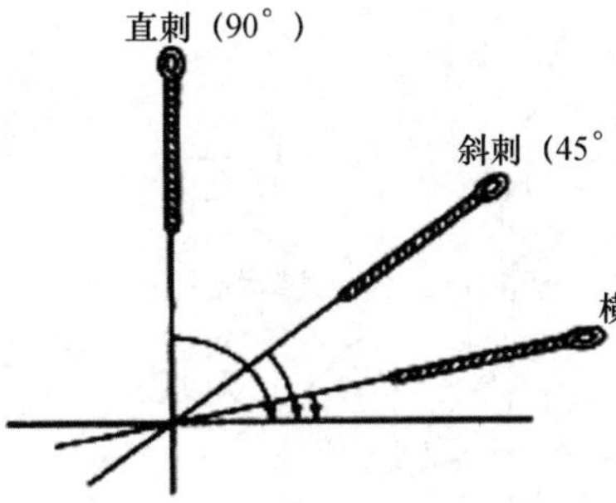

图 4-5　针刺角度

2. **深度**　指针身刺入皮肉的深浅。以既有针感又不伤及重要脏器为主要原则。凡年老气血虚弱、小儿娇嫩之体、瘦小者、头面胸背部、阳证新病者宜浅刺，凡年轻力壮、气血旺盛、肥胖者、四肢及臀腹部、阴证久病者可适当深刺。深刺多米用直刺，浅刺则多采用斜刺或横刺。

（三）行针与得气

进针后行使一定的手法，可使患者产生酸、麻、重、胀感，此手法称为行针，行针部位的酸、麻、重、胀感觉称为针感，也称得气。一般得气迅速，效果较好；得气迟钝，效果较差。常用的行针手法有以下几种：

1. **提插法**　将针反复从浅层插向深层，再由深层提到浅层。要求垂直提插、幅度相等、指力均匀。本法痛感较小，但易刺伤血管，多适用于四肢穴位（图 4-6）。

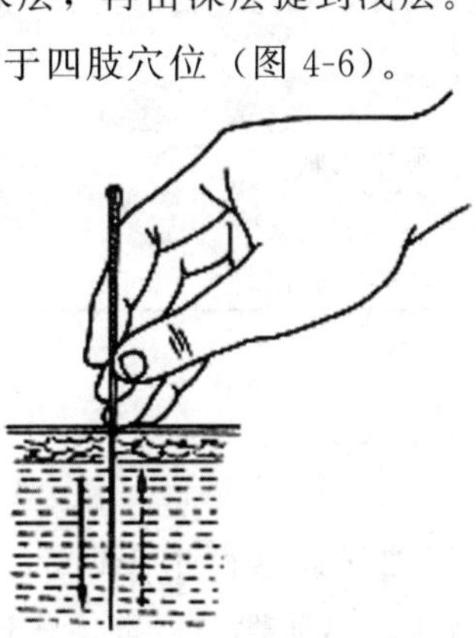

图 4-6　提插法

2. 捻转法　将针左右来回旋转捻动。本法不易损伤血管，但易引起肌纤维缠绕针身发生滞针，多适用于躯干接近重要内脏的部位（图 4-7）。

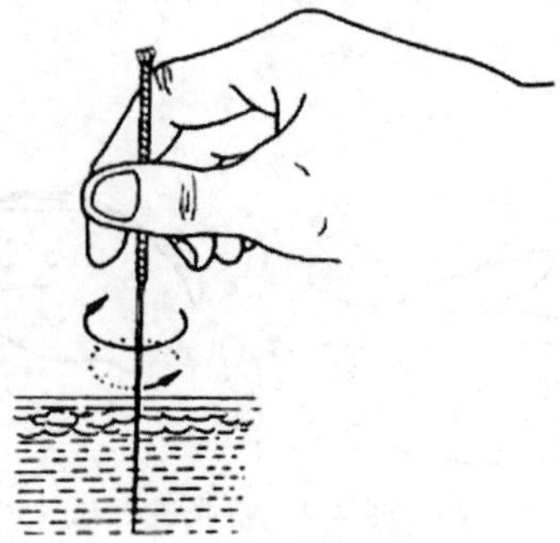

图 4-7　捻转法

3. 刮针法　用手指的指甲由下而上地刮针柄，可以增强针感（图 4-8）。

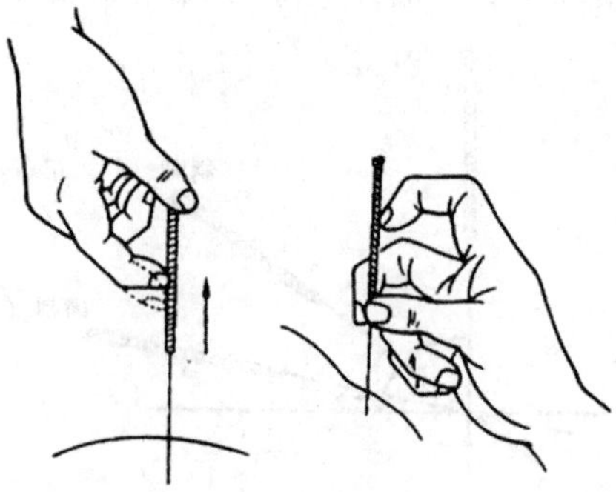

图 4-8　刮针法

4. 震颤法　将针抖动震颤，即提插幅度很小而频率很快的动作。

（四）针刺的补泻手法

针刺的补泻手法见表 4-1。

表 4-1　针刺的补泻手法

手法	补法	泻法
提插法	先浅后深，重插轻提，提插幅度小，频率慢	先深后浅，轻插重提，提插幅度大，频率快
捻转法	顺时针方向，捻转角度小，频率慢，用力较轻	逆时针方向，捻转角度大，频率快，用力较重
疾徐法	进针慢，少捻转，出针快	进针快，多捻转，出针慢
开阖法	出针后揉按针孔	出针时摇大针孔
迎随法	针尖随着经脉循行方向，顺经而刺	针尖迎着经脉循行方向，逆经而刺
呼吸法	呼气时进针，吸气时出针	吸气时进针，呼气时出针
平补平泻	进针后均匀地提插、捻转，得气后出针	

（五）留针与出针

1. 留针　进针后，将针留置穴内以加强针感和针刺的持续作用。一般病证，针下得气后即可出针，或酌予留针 10～20 分钟。慢性、顽固性、疼痛性、痉挛性病证，可适当增加留针时间，并于其间加以行针，可增强疗效。对针感较差者，留针可以起到候气的作用。

2. 出针　施行补泻与留针完毕后便可出针，左手持消毒棉球按在针身的两旁，然后右手将针柄轻轻捻动，慢慢退出，并将棉球轻柔按压针孔。出针后应检查针数，防止遗留。

四、针刺的注意事项及健康教育

（1）过饥、过饱、酒醉、大惊、过度劳累、心脑血管疾病急性期、脏器衰竭等，一般不宜针刺。

（2）久病体虚、年老体弱、大出血、大汗出者，尽可能采取卧位，取穴宜少，刺激宜轻。

（3）妊娠 3 个月以内，下腹部和腰骶部的穴位禁针，妊娠 3 个月以上，上腹部穴位以及一些能引起子宫收缩的腧穴均不宜针刺。

（4）小儿宜用快针，婴幼儿囟门、风府、哑门穴禁针。

（5）皮肤有感染、溃疡、瘢痕或肿瘤的部位，不宜针刺；腹痛原因未明、肠梗阻、尿潴留患者，腹部禁针；痉挛、肌肉抽搐及躁动不安者，不予针刺。

（6）针刺前做好健康宣教工作，及时安抚患者，待患者气血平和后再针刺，针刺应避开血管、神经、关节筋骨，告知患者针刺的酸、麻、胀、重属于正常针感，避免初次针刺者过度恐慌。

（7）针刺中，若患者出现心悸、冷汗、眩晕、呼吸困难等晕针现象，需及时快速取针，使患者仰卧位平躺，给予温糖水口服，棉被覆盖保暖，并检测血压，严重时可给予吸氧、心电监护等抢救措施。

（8）针刺取针时，棉签及时按压穴位，避免针刺刺伤毛细血管后大量出血，并认真仔细核对针数，避免漏针遗针。若针刺后皮下血肿，及时安抚患者，告知患者次日热敷，血肿三日之内可自行消退，不必过度紧张。

（9）针刺后，部分体质敏感的患者酸、麻、胀、重的针感可持续 3～4 小时，告知患者注意休息，针感可自行消失，良好的针感有助于疾病的恢复，不必过度紧张。

（许明军　李松琳）

第二节　灸　法

一、灸法的作用原理

通过灸火的热力和药物的作用，对腧穴或病变部位进行烧灼、温熨，以达到防治疾病目的，称为灸法。灸法常与针刺合用，相互补充，相辅相成。

二、灸法的作用

（一）温经散寒

灸火的温和热力具有温通经络、驱散寒邪的功用。临床上常用于寒凝血滞、经络痹阻引起的寒湿痹痛、痛经、经闭、胃脘痛、腹痛、泄泻、痢疾等病证的治疗。

（二）扶阳固脱

灸法具有扶助阳气、举陷固脱的功能。临床上多用于脱证和中气不足、阳气下陷而引起的遗尿、脱肛、阴挺、崩漏、带下、久泻等病证的治疗。

（三）消瘀散结

灸法具有行气活血、消瘀散结的作用。临床常用于治疗气血凝滞之疾，如乳痈初起、瘰疬、瘿瘤等病证。

（四）防病保健

灸法可以激发人体正气，增强抗病能力。未病施灸有防病保健、益寿延年的作用，古人称之为“逆灸”，今人称之为“保健灸”。常灸强壮要穴能够强身健体，抵御外邪。

二、灸法的适应证与禁忌证

（一）适应证

可用于寒性病证、阳气下陷脱证、气血凝滞证、亚健康正气虚等证。尤其对慢性虚弱性疾病及风寒湿邪所致病证效果显著，如脾虚泄泻、风寒感冒、寒性腰腿痛、虚寒痛经等。

（二）禁忌证

凡实证、热证及阴虚发热证、大汗大量出血患者、感染期患者、出血性疾病患者、恶性肿瘤活动期不宜灸；颜面部、浅在血管部、糖尿病患者不宜施瘢痕灸；妇女妊娠期下腹、腰骶部，均不宜施灸。

三、灸法的分类

将艾叶捣制成艾绒，做成艾炷或艾条，点燃后熏灼体表穴位或患部，使之产生温热或灼痛感，用以疏通经络、调和气血、回阳救逆、扶正祛邪、防治疾病。

临床常用的灸法有艾炷灸、艾条灸和温针灸三种。

（一）艾炷灸

将艾绒用拇、示、中三指捏成上小下大的圆锥状艾炷，大者如半枣粒，小者如半麦粒，每一炷称为一壮（图 4-9）。艾炷灸可分为直接灸和间接灸两类。

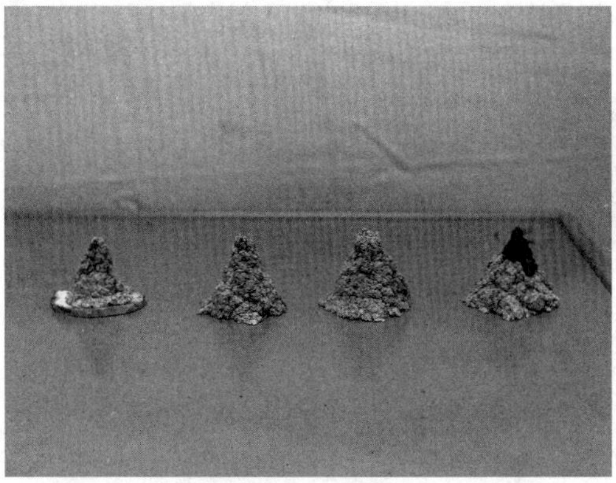

图 4-9　艾炷灸

1. 直接灸　是将制成的艾炷直接放在穴位上燃烧的方法，按燃烧程度的不同又可分为瘢痕灸和无瘢痕灸。

（1）瘢痕灸：又称化脓灸。先于施灸穴位涂以少量大蒜汁，再将小艾炷放在穴位上燃烧，熄灭后继续加炷，一般灸 5～10 壮。在施灸过程中，艾炷燃烧可引起灼痛，医者可在灸穴附近进行按摩或叩打，以减轻灼痛。本法适用于某些慢性顽固性疾病。

（2）无瘢痕灸：先于施灸穴位涂以少量凡士林，再放上艾炷点燃至一半或 2/3 时，患者感到灼痛，即除去未燃尽的艾炷，更换新艾炷。一般灸 3～5 壮。灸处可见皮肤充血、红润，不灼伤皮肤，不留瘢痕。本法适用范围较广。

2. 间接灸　在施灸穴位上放一衬垫物，然后将艾炷放在上面点燃。由于放置衬垫物不同，所以名称也不一，临床上常用的有以下几种。

（1）隔姜灸：将生姜切成 0.5～1 cm 厚的薄片，针刺几个小孔，放置在灸穴上，再将艾炷置于姜片上点燃，烧至患者有灼痛感，另换艾炷再灸。适用于寒冷性疾病（图 4-10）。

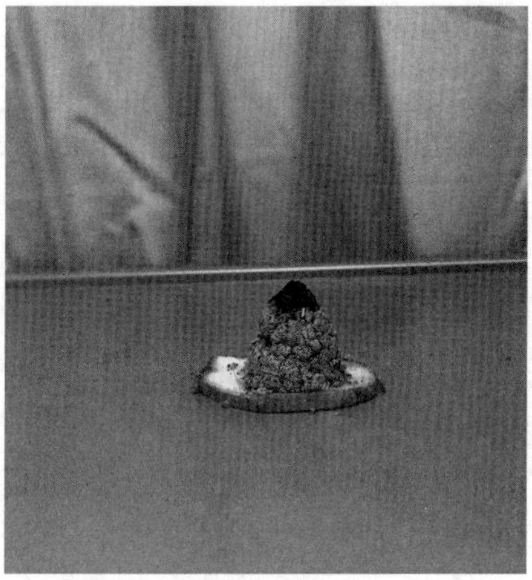

图 4-10　隔姜灸

（2）隔蒜灸：灸法如隔姜灸，将姜片换成大蒜片。适用于痈疽初起及毒虫咬伤。

（3）隔盐灸：先用食盐填平脐孔，再放艾炷施灸。适用于吐泻所引起的肢冷、脉伏，或中风脱证，有回阳救逆的效果。

（4）隔饼灸：各种温热药物如附子，研末制成药饼，作为灸法衬垫物。适用于顽固性疾病。

（二）艾条灸

用纸包裹艾绒卷成圆柱形艾条，在穴位或患处施灸的一种治疗方法，称为艾条灸。如在艾绒中加入药物，再用纸卷成条状施灸，称为雷火神针或太乙神针灸法。艾条灸可分为悬起灸和实按灸两类。

1. 悬起灸　将艾条悬放在距离穴位一定高度上进行熏烤，而不直接接触皮肤。因操作方法不同，可分为三种：温和灸、回旋灸和雀啄灸。

2. 实按灸　即太乙针灸和雷火针灸。将太乙针灸或雷火针灸一端点燃，用布数层包裹后立即紧按于穴位或患处进行灸熨，灸冷则再燃再熨，如此反复 7～10 次即可。

（三）温针灸

是针刺穴位或患处后，在留针过程中于针柄加以艾灸治疗疾病的方法。因针柄较细，艾灸条固定不稳，艾灰宜脱落烫伤患部，现代针灸治疗中逐渐用适宜尺寸的艾灸箱或艾灸架固定于患部上方以温灸针刺部位，达到针灸合用、扶正温阳的作用（图 4-11）。

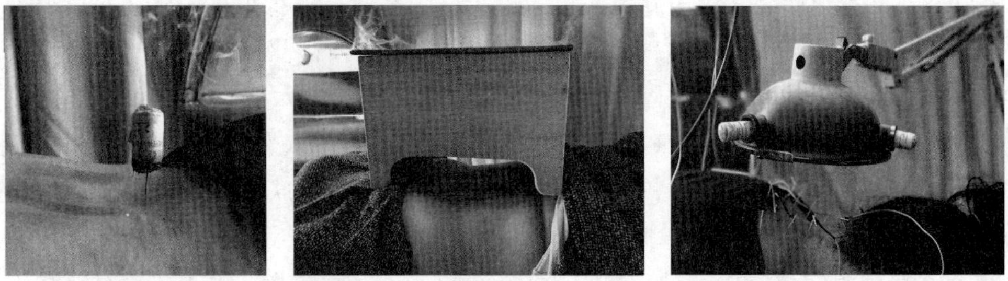

温针灸　艾灸箱　艾灸架

图 4-11　温针灸、艾灸箱及艾灸架

四、灸法的注意事项及健康教育

（1）面部穴位、大血管及关节活动部位，均不宜采用瘢痕灸。

（2）孕妇的腹部和腰骶部不宜施灸；阴虚火旺者灸量宜小。

（3）施灸时应防止艾火烧伤皮肤，注意患者安全，用过的艾条应装入小口玻璃瓶或艾条专用金属筒内，以防复燃。并做好艾灸操作治疗室的消防安全。

（4）施灸部位如在灸后因灼伤而出现水疱，其直径在 1 cm 以内者，一般不需任何处理，待其自行吸收即可；如水疱较大，可用一次性针灸针刺破水疱，放出水液，再涂以烫伤油或消炎药膏：如用化脓灸者，在灸疮化脓期间要保持局部清洁，并用敷料保护灸疮，以防感染；若灸疮脓液呈黄绿色或有渗血现象者，可用消炎药膏或玉红膏涂敷。

（5）艾灸前做好健康宣教工作，及时安抚患者，若患者感觉灼痛，需及时告知医生调整艾灸治疗温度，确保艾灸的舒适安全性。

（6）艾灸中，若患者出现胸闷、呼吸不畅、施灸部位瘙痒等艾灸过敏的不适感，需及时撤掉艾灸治疗用具，于宽敞通风的位置仰卧位平躺，给予温糖水口服，棉被覆盖保暖，并检测血压，脱敏治疗。

（7）艾灸后，患者若出汗量多，嘱其多饮水及时补充体液，若艾灸部位潮红则为正常现象，1～2 小时后可逐渐消失，嘱患者勿过分搔抓施灸部位。

（8）部分阴虚体质敏感的患者，艾灸后可出现口燥咽干、鼻腔出血、烦躁失眠的症状，告知患者注意休息，多饮水，必要时可多饮用清热解毒冲剂减轻症状，并暂停艾灸治疗至症状消失，再辨证是否继续行艾灸治疗。

（许明军　李松琳）

第三节　推　拿

一、推拿的作用

推拿是通过手法作用于人体体表的特定部位，以达到调理疏通经络、促进气血运行、调整脏腑功能、舒筋滑利关节、增强抗病能力等作用。

（一）调理疏通经络

推拿具有疏通经络的作用。推拿能引起局部经络反应，激发和调整经气，并通过经络影响所连属的脏腑、组织的功能活动，从而调理机体的生理、病理状况，达到治疗全身疾病的效果，使百脉疏通，五脏安和。

（二）促进气血运行

气血是构成人体的基本物质，人体的脏腑组织器官都需要气血的供养和调节才能发挥功能。一是通过健运脾胃：常通过摩腹，擦督脉及脾胃俞，一指禅推、按、脾胃经等方法，以增强脾胃运化功能，促进全身气血的运行。二是疏通经络和加强肝的疏泄功能。经络畅通则气血得以通达全身，发挥其营养组织器官、抵御外邪、保卫机体的作用。

（三）调整脏腑功能

脏腑是化生气血、通调经络、维持人体生命活动的主要器官。推拿具有调整脏腑功能的作用。如点按脾俞、胃俞穴能缓解胃肠、止腹痛；在肺俞、肩中俞施用一指禅推法能止哮喘。推拿对脏腑的不同状态有着双向的良性调整作用，如按或一指禅推法在足三里治疗，既能使分泌过多的胃液减少，也可使分泌不足的胃液增多。

（四）舒筋滑利关节

关节属筋骨范畴，亦需气血的温煦濡养。推拿滑利关节的作用表现为三个方面：一是通过手法促进局部气血运行，消肿祛瘀，改善局部营养，促进新陈代谢；二是运用适当的活动关节的手法松解粘连；三是应用整复手法纠正筋出槽、关节错缝。

（五）增强抗病能力

推拿能增强人体的抗病能力，提高机体的免疫功能，具有扶正祛邪作用。所以推拿常作为一种养生保健和身体调整的重要手段应用于临床和日常生活中。其作用机制有三：一是通过刺激经络，直接激发、增强机体的抗病能力；二是通过疏通经络，调和气血，有利于正气发挥其固有的作用；三是通过调整脏腑功能，使机体处于最佳的功能状态，对抗邪气。

二、推拿的适应证与禁忌证

（一）适应证

1. *内科病症* 常见的头痛、睡眠障碍、胃脘痛、胃下垂、呃逆、便秘、久泄、支气管哮喘、肺气肿、高血压病、胆绞痛、心绞痛、糖尿病、中风后遗症、风湿性关节炎、阳痿、肥胖症等。

2. *外科病症* 胆囊炎、乳痈初期、乳腺增生症、手术后肠粘连、压疮、面部黄褐斑等。

3. *妇科病症* 痛经、闭经、月经不调、子宫下垂、盆腔炎与产后耻骨联合分离症等。

4. *儿科病症* 发热、咳嗽、腹泻、呕吐、疳积、痢疾、便秘、尿闭、夜啼、遗尿、惊风、百日咳、肌性斜颈与小儿麻痹症等。

5. *骨伤科病症* 颈椎病、落枕、寰枢椎半脱位、漏肩风、肱二头肌长腱滑脱与肌腱炎、肱二头肌短头肌腱损伤、冈上肌肌腱炎、冈下肌肌腱钙化、肩峰下滑囊炎、网球肘、胸胁屏伤、肋软骨炎、腰背肌筋膜炎、急性腰扭伤、梨状肌损伤综合征、骶髂关节损伤（或半脱位）、骶尾骨挫伤、腰椎间盘突出症、慢性腰肌劳损及骨折后期与脱位等。

6. *五官科病症* 颞颌关节功能紊乱、声门闭合不全、近视、视疲劳、耳聋耳鸣、慢性咽喉炎与慢性鼻炎等。

（二）禁忌证

（1）未经诊断明确的各种急性脊柱损伤或伴有脊髓症状病患者，推拿疗法的运用会加剧脊髓的损伤。

（2）由结核分枝杆菌、化脓性细菌所引起的运动器官病症不宜进行推拿治疗。如骨结核、化脓性关节炎。此时，推拿可使感染扩散。

（3）各种骨折及严重的老年性骨质疏松病症患者。推拿会导致骨质破坏。

（4）严重的心、肺、脑病症患者不宜进行推拿治疗。

（5）体质虚弱、身体承受不起手法的患者，不宜使用推拿手法。

（6）部分肿瘤患者不宜在发病部位进行推拿治疗。

（7）各种急性传染病及胃、十二指肠溃疡急性出血期，不应使用推拿，以免贻误病情。

（8）有出血倾向或血液病的患者，推拿有可能加剧局部组织出血。

（9）推拿部位有皮肤病变损害、烧伤、烫伤处不宜进行推拿治疗。因为推拿手法可刺激皮肤加重皮肤损伤。

（10）妊娠3个月以上妇女的腰腹部、髋部不宜施行推拿手法，因为手法的刺激会有引起流产的可能性。

（11）精神障碍患者或情绪过于激动不能配合医生操作的患者。

（12）过饥、过饱、疲劳、精神紧张者，应慎用手法或暂缓治疗。

三、推拿的手法

用手或肢体的其他部分按照各种特定的技巧和规范化的动作，以力的形式在体表进行操作，称为推拿手法。推拿手法都是直接在患者体表进行操作，以力的形式作用于经络穴位或特定部位，而产生治疗作用，因主要是以手进行操作，故统称为手法。

(一) 推拿手法的补泻意义

推拿手法的补泻原则：旋推为补，直推为清（泻）；左揉为补，右揉为泻；顺摩为补，逆摩为泻；缓摩为补，急摩为泻等。凡刺激较弱、较浅，作用时间较长的手法，具有兴奋作用，属于“补”的范畴；反之，凡刺激较强、较深，作用时间较短的手法，具有抑制作用，属“泻”的范畴。

此外，手法的补泻作用与具体的刺激部位有密切的关联：根据不同对象、不同病症和不同的治疗部位，通过选择相应的经络穴位，采用相应的手法在经络穴位或特定部位的刺激，才能起到应有的治疗作用，当然其中也包括补泻的作用。

(二) 推拿的基础手法

1. 一指禅推法

(1) 定义：用大拇指指端或指面，或偏峰着力于一定穴位或部位上，沉肩、垂肘、悬腕，通过前臂与腕部的协调摆动和指间关节的屈伸活动，使产生的力持续地作用于穴位或部位上的一种手法。

(2) 操作：端坐位或站势，拇指自然着力，不要用力下压，推动时着力点要吸定，摆动幅度与速度要始终一致，动作要灵活。移动时应缓慢地循经或做直线往返移动，即“紧推慢移"，推动时的速度一般以每分钟 120～160 次为宜（图 4-12）。

(3) 功能：祛风散邪，健脾和胃，消肿止痛，舒筋活络。

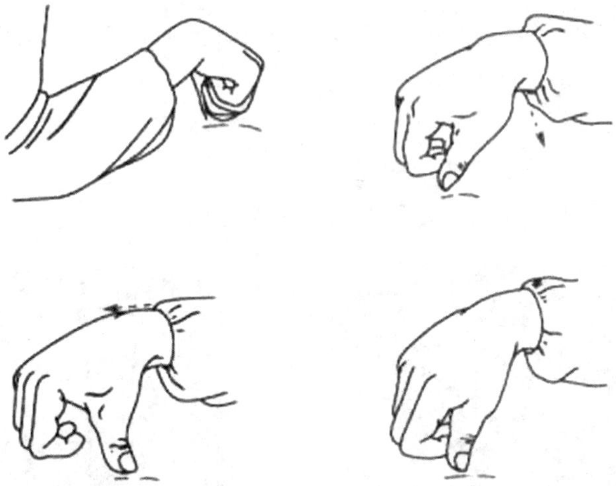

图 4-12　一指禅推法

2. 㨰法

(1) 定义：用手背近小指部分或小指、环指和中指的掌指关节着力于一定穴位或部位上，通过前臂的旋转摆动，连同肘关节做屈伸外旋的连续动作，使之产生的力持续地作用于部位或穴位上的一种手法。

(2) 操作：取站势，两脚呈“丁字步”，沉肩、垂肘，肘关节屈曲呈 130°，置于身体侧前方。操作时要吸定于着力穴位或部位，发力要均匀、柔和，有明显的滚动感。动作要协调、连续、有节律，移动时要循经或做直线往返移动。动作的速度以每分钟 120～160 次为佳（图 4-13）。

(3) 功能：缓解肌肉、韧带痉挛，增强肌肉、韧带活力，促进局部循环，消除肌肉疲劳。

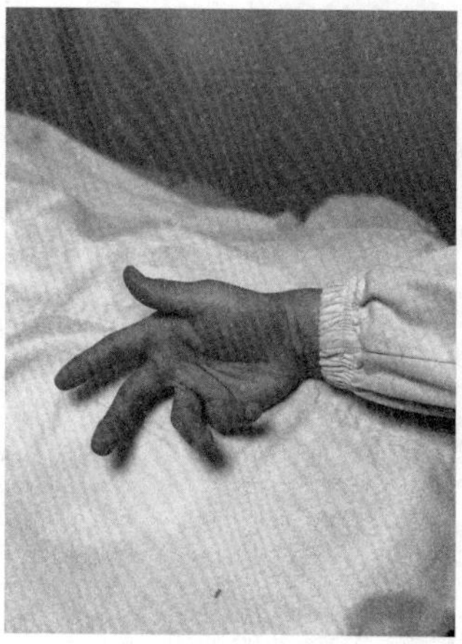

掌指关节𢶍

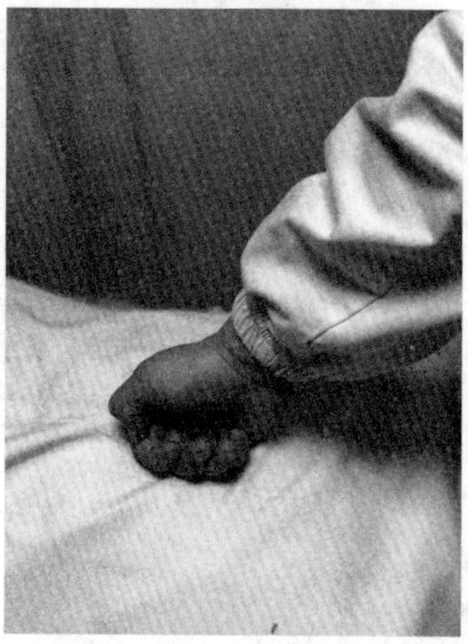

拳𢶍法

图 4-13　𢶍法

3. 揉法

（1）定义：用掌或掌根或大鱼际，或小鱼际，或手指拇指面以及肘尖部等其他部位着力，固定于一定的穴位或部位上，做轻柔缓和的回旋揉动的一种手法。

（2）操作：取站姿或坐姿，沉肩、垂肘，上肢放松置于身体前侧，腕部放松，手指自然伸开，前臂发力、摆动，带动腕部连同皮下组织一起做回旋运动。操作时，呼吸均匀、自然、气沉丹田，不可屏气或用力下压。揉动的幅度可大可小，亦可由小渐大，揉动时的力量可轻可重，亦可由轻渐重。揉动的穴位或部位要固定，不能滑动、摩擦。揉动的方向可顺时针方向，亦可逆时针方向，移动时要缓慢，揉法速度一般为每分钟 60～120 圈（图 4-14）。

揉法常与其他手法同时使用，组成众多的复合手法，如按揉、拿揉、点揉、掐揉、揉捏等，其目的在于增强手法的作用效果或缓解某种手法的反应。

（3）功能：疏通经络，行气活血，健脾和胃，消肿止痛等。

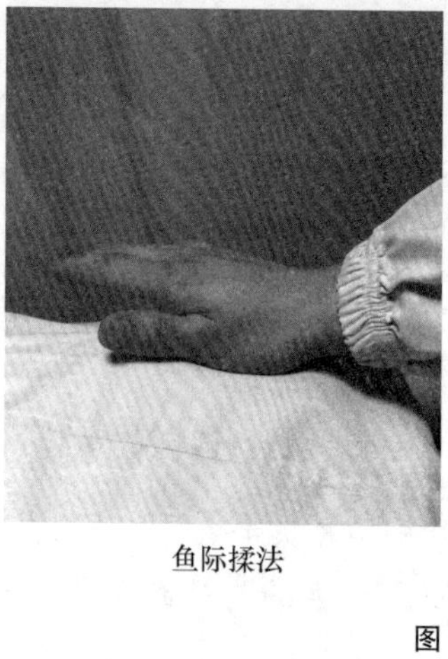

鱼际揉法

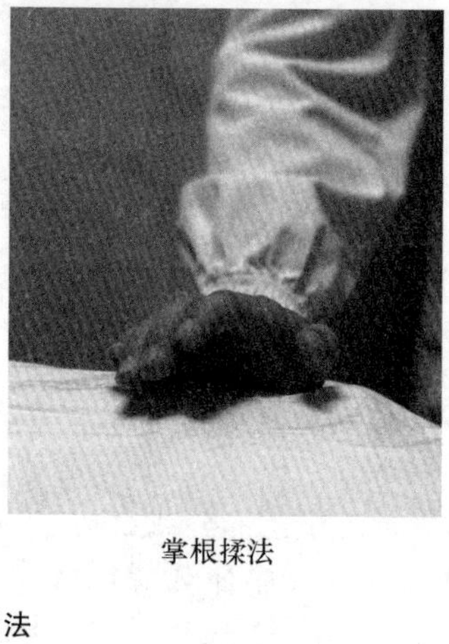

掌根揉法

图 4-14　揉法

4. 推法

（1）定义：用指端或掌根或大鱼际，或小鱼际、肘面、肘后鹰嘴突起部着力于一定穴位或部位，缓缓地做单方向的直线推动的一种手法。

（2）操作：站势，沉肩、垂肘，肘关节屈曲，呼吸自然、深沉，气沉丹田，不能屏气。着力部贴于皮肤，做缓慢的直线推动，用力均匀、一致，切忌耸肩、左右滑动、忽快忽慢和用力下压。推动距离应尽量长，然后顺势返回，推法速度一般为每分钟 30～60 次（图 4-15）。

（3）功能：理顺经脉，行气活血，消肿止痛，舒筋活络，增强肌肉兴奋性，促进局部循环。

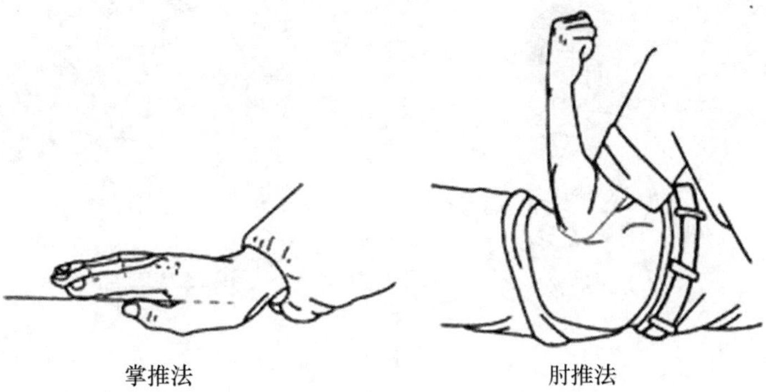

图 4-15　推法

5. 摩法

（1）定义：用手掌掌面或示指、中指、环指三指指面，附着于一定穴位或部位上，以腕关节连同前臂在皮肤做环形有节律的抚摩的一种手法。

（2）操作：坐势，亦有取站势，沉肩、垂肘，上肢放松，呼吸均匀、自然，指、掌、腕、前臂同时做缓和协调的环旋抚摩而不带动皮下组织，可顺时针方向摩，亦可逆时针方向摩。用力平稳、均匀，轻快柔和，不得按压、滞着。其用力要领是上臂甩起来带动前臂及腕部，摩法速度一般为每分钟 60～120 圈（图 4-16）。

另外，本法在操作时常借用介质，即裸露被操作部位，先涂上介质（如药膏、药水等），然后进行手法操作，以增加治疗效果，此即是古代的“膏摩"。

（3）功能：和胃理气，消食导滞，理气止痛，活血化瘀，调节胃肠蠕动。

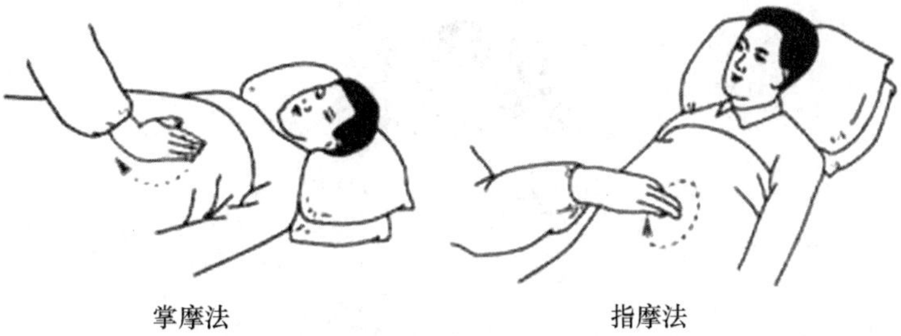

图 4-16　摩法

6. 擦法

（1）定义：用四指面、手掌掌面、大小鱼际部位附着于一定的部位上，做直线往返的摩擦的一种手法。

（2）操作：取弓箭步或马步，沉肩、垂肘，肘关节屈曲，腕平指直，呼吸自然，气沉丹田，不要屏气，着力部要贴附肌肤上做稳实、均匀、连续的往返摩擦，不能用力下按或按压，擦法速度一般为每分钟 60～120 次（图 4-17）。

在临床运用中，有时要使用介质，如按摩油、药膏等以防止擦破表皮；亦能借助介质中的药物渗透来加强疗效，因而本法最常作为治疗结束时的一个手法。

（3）功能：温通经络，温中止痛，祛风散寒，行气活血，消肿散结，调理脾胃。

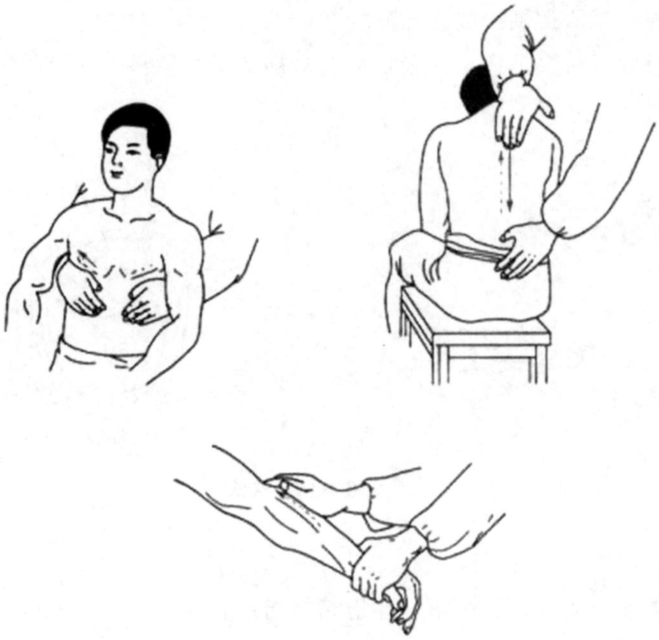

图 4-17　擦法

7. 抹法

（1）定义：用双手或单手拇指指面为着力部位，贴于一定的部位上，做上下或左右轻轻的往返移动的一种手法。

（2）操作：取站势，沉肩、垂肘，拇指指面着力而其余四指固定被操作的部位。用力轻柔、稳实、均匀，移动缓慢或轻快，不能往返按压（图 4-18）。

（3）功能：清醒头目，疏肝理气，消食导滞，活血通络，解除痉挛。

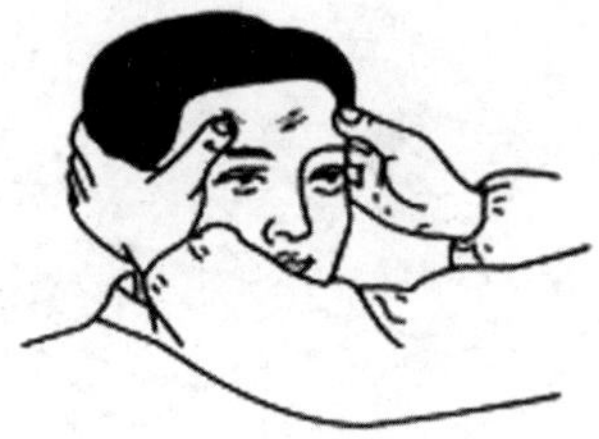

图 4-18　抹法

8. 搓法

（1）定义：用双手掌面，或小鱼际部位，对称地夹住肢体的一定部位，相对用力，自上而下地做快速搓揉的一种手法。

（2）操作：取马步，沉肩、垂肘，上肢放松，呼吸自然，气沉丹田，切忌屏气发力。掌与指自然伸直，夹持的部位要松紧适宜。搓动时要轻快、柔和、均匀、连续，移动时要缓慢，并顺其势自然而下。搓法速度一般为每分钟 120 次以上（图 4-19）。

（3）功能：舒筋活络，调和气血，温通经络，疏肝理气，缓解肌肉痉挛。

9. 按法

（1）定义：以手指拇指端或中指端，或掌根部、肘尖部、肢体的其他部位为着力点，按压一定穴位或部位，逐渐用力深按，按而留之的一种手法。

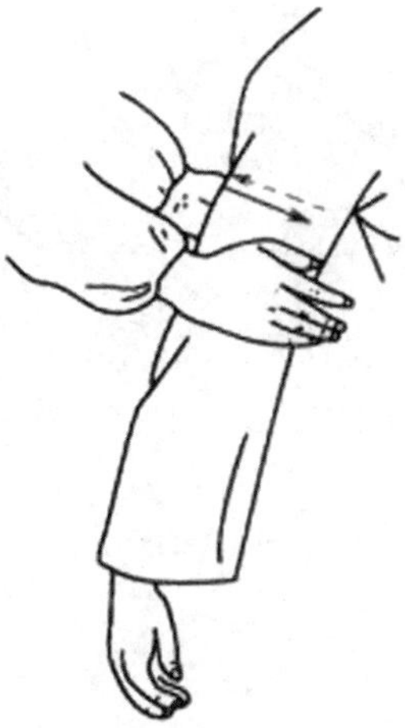

图 4-19　搓法

（2）操作：取站势或坐势，沉肩、垂肘，气沉丹田，自然呼吸，意念集中于着力部位。所按穴位或部位要准确，用力须平稳并逐渐加重。使气力深透，以有“得气感”为度。按压时不可移位，按压时间为 10 秒至 2 分钟（图 4-20）。

（3）功能：安神定痛，通经活络，解痉散结，放松肌肉，矫正畸形。

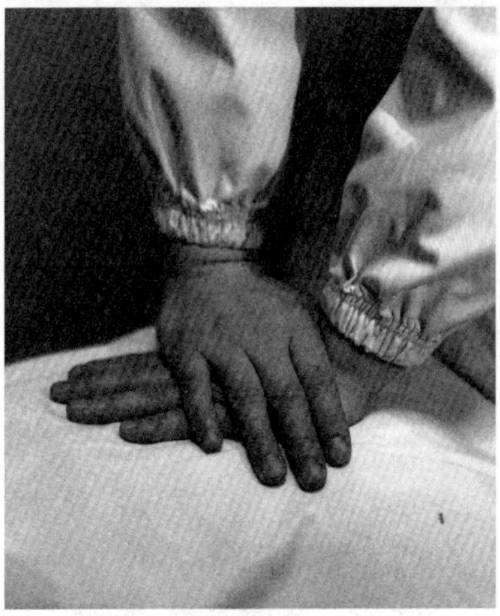

掌按法

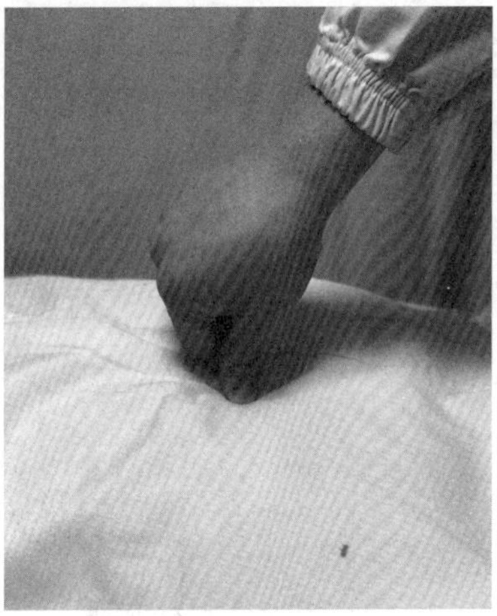

指按法

图 4-20　按法

10. 点法

（1）定义：以指峰或屈指后第一指间关节突起部为着力部位，在一定穴位或部位用力下压的一种手法。

（2）操作：沉肩、垂肘，气沉丹田，呼吸自然，意念在着力部位，选取的穴位或部位要准确。用力平稳，并随呼吸逐渐加重为度，不可久点（图 4-21）。

因其刺激力较强，虽适用于全身各个部位，但多用于穴位或压痛点，故历来有“以指代针”和“点穴”之说。使用时间不可过长，且要视患者的体质和耐受性，酌情选用。另外，在点法的过程中，应随时观察患者的反应，以防刺激太过，发生意外。

（3）功能：镇静止痛，解除痉挛，开通闭塞，疏通经络，调节脏腑功能。

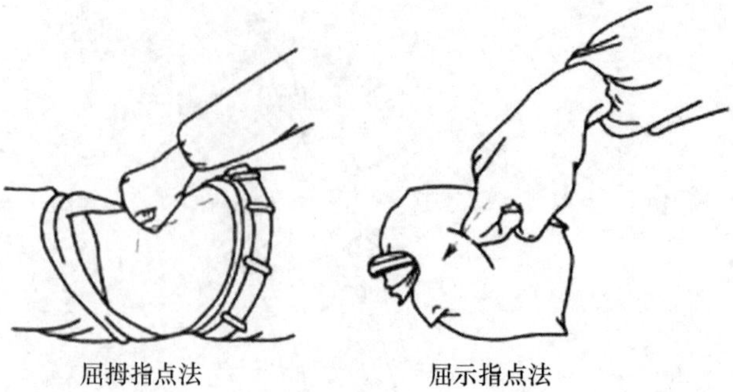

图 4-21　点法

11. 拿法

（1）定义：用拇指与其他手指指面或拇指与示、中二指为着力部位，对称用力，一紧一松，一拿一放，拿取一定的穴位或部位的一种手法。

（2）操作：沉肩、垂肘，悬腕，以腕关节与掌指关节的协调活动为主导，对称用力一紧一松。拿取的穴位和部位要准，用力稳实，由轻渐重，不可屏气突然用力，整个操作要和缓而有节律（图 4-22）。

（3）功能：开窍止痛，祛风散寒，舒筋活络，解除痉挛。

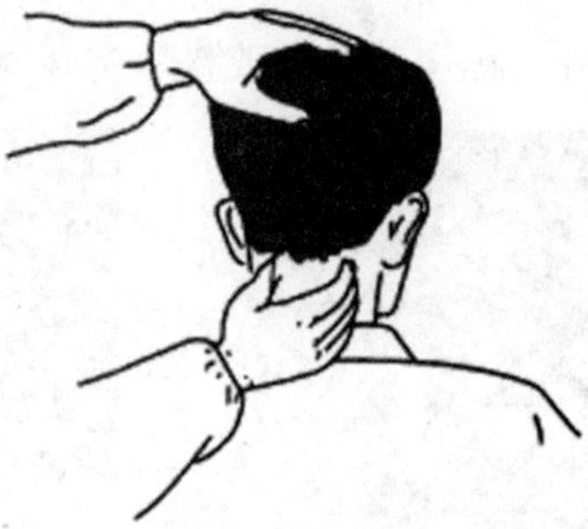

图 4-22　拿法

12. 捏法

（1）定义：用拇指与示指、中指三指的指腹部为着力部位，捏住一定部位，将皮肉捏起，对称用力做连续捻转挤捏的一种手法。

（2）操作：沉肩、垂肘、自然呼吸，以腕关节活动带动掌指关节做连续不断的、灵活轻快的捻转挤捏。不能跳跃和间断，移动缓慢，用力柔和、均匀，速度可快可慢。其手法较为柔和，故常用于颈、肩、脊柱及四肢和腰胁等部位（图 4-23）。

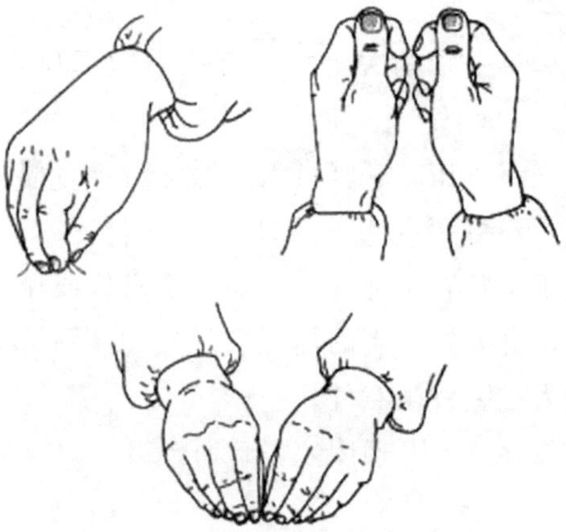

图 4-23　捏法

（3）功能：疏通经络，行气活血，缓解痉挛，增强肌肉活力，缓解肢体疲劳。

13. 掐法

（1）定义：用拇指指甲为着力部位，在一定穴位或部位深深地掐压的一种手法。

（2）操作：沉肩、垂肘，用力平稳，以被掐压穴位或部位有得气感为度。掐取的穴位或部位要准确无误。使用时要突然用力，快速掐取某穴位，如水沟穴，或掐压某部位，以患者清醒为度，掐后常以揉法来缓解其对局部的刺激（图 4-24）。

（3）功能：开窍醒神，镇惊止痛，解除痉挛。

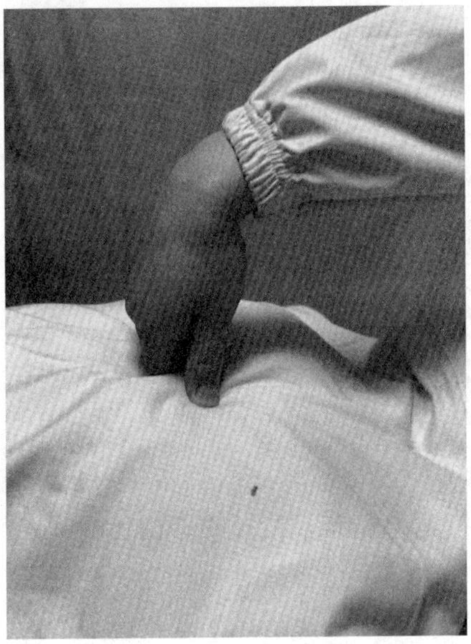

图 4-24　掐法

14. 振法

（1）定义：用手掌掌面或拇指或中指为着力部位，术者将上臂肌肉持续收缩产生震颤，然后将震颤逐渐向下传到指端或掌面，引起着力部位被动震颤的一种手法。

（2）操作：沉肩、垂肘，呼吸自然、均匀、深长，前臂强力地静止性用力，使功力集中于指端或手掌上，产生震颤动作。切不可屏气发力，振动的幅度要小，频率要快，不可断断续续、忽快忽慢、时轻时重（图 4-25）。

（3）功能：和中理气，消积导滞，温经止痛，养血安神。

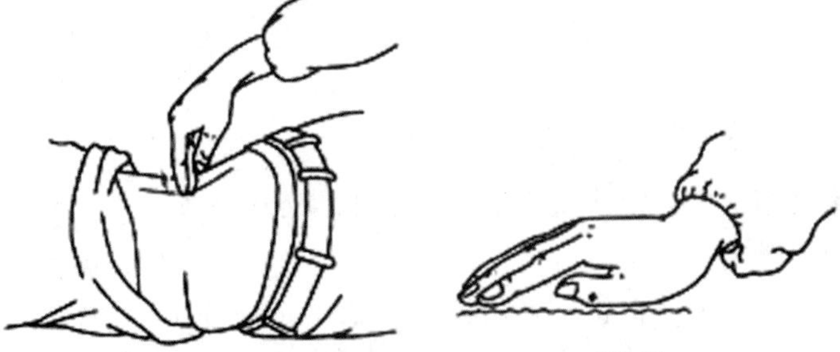

图 4-25　振法

15. 抖法

（1）定义：用双于握住肢体远端，用力做缓缓的、连续不断的、小幅度的、上下抖动的一种手法，本法属比较轻松、柔和、舒畅的一种手法。

（2）操作：取马步，上身微前倾，沉肩、垂肘，肘关节屈曲130°左右，两手同时做快速小幅度的抖动，并由小缓慢增大，频率始终保持一致。呼吸自然、均匀、深长，不能屏气，意念在两手，令被抖动的肢体放松（图4-26）。

（3）功能：调和气血，舒筋活络，放松关节，解除痉挛。

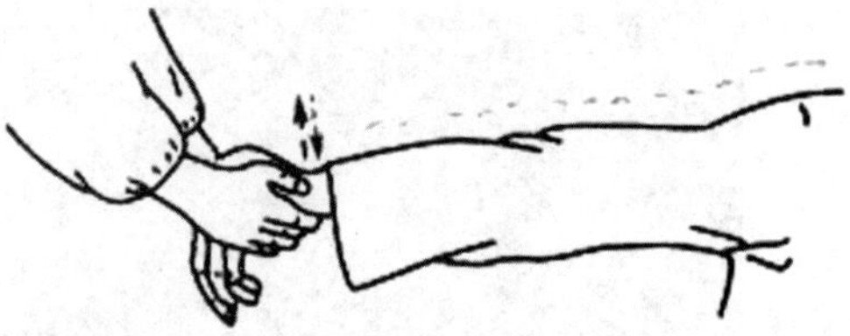

图4-26　抖法

16. 拍法

（1）定义：用虚掌或实掌或拍子，拍打体表一定部位的一种手法。本法适用于全身各个部位，尤其以颈肩部、背部、腰骶部及大腿部、臀部运用最多。

（2）操作：沉肩、垂肘，腕部应放松，然后前臂带动，甩动腕部，掌指关节微屈成虚掌，五指并拢。拍打要平稳而有节奏，拍打后迅速提起，拍打的部位要准确一致（图4-27）。

本法在运用时可单手操作，亦可双手交替同时操作，操作时一般称用手掌拍为掌拍法，用特制的拍子拍打为拍打法。拍打法常用的部位较掌拍法更广，运用更加灵活、方便。

（3）功能：疏经活络，调和气血，缓解痉挛，消除疲乏。

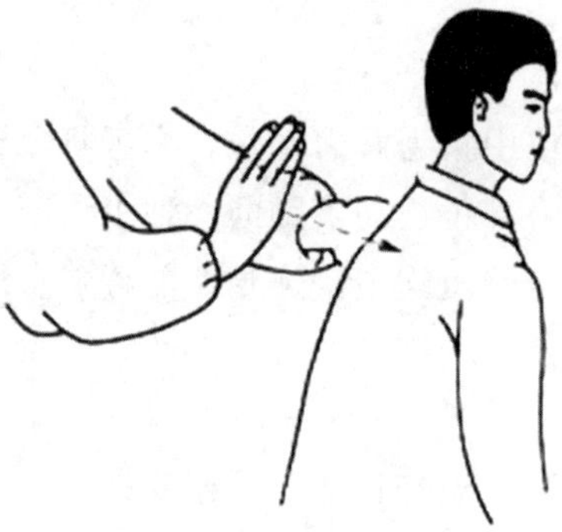

图4-27　拍法

17. 摇法

（1）定义：用一手握住或夹住关节近端肢体，另一手握住或固定关节远端肢体，做缓和回旋转动的一种手法。多与抖法结合组成复合手法而使用，属于被动活动关节的一类手法，很少单独使用。

（2）操作：取站势，亦可用马步或弓步，沉肩、垂肘，使肩、肘、腕关节协调活动。用力平稳，动作缓和，摇动的幅度要在生理功能许可的范围内，并结合被摇动关节的活动受限情况而定，顺其自然，因势利导，切忌使用蛮力和动作粗暴。摇动的幅度应由小渐大，自慢渐快，循序渐进，不能操之过急。摇法因运用部位的不同，其操作要点又各异。要点如下：

1）摇颈项：一手托住下颌部，一手扶住枕后部，做左右前后的环转摇动。术者立于患者后侧，用两前臂固定患者两肩部，两手拇指顶于风池穴，余四指托住下颌部，做前后的环转摇动（图4-28）。

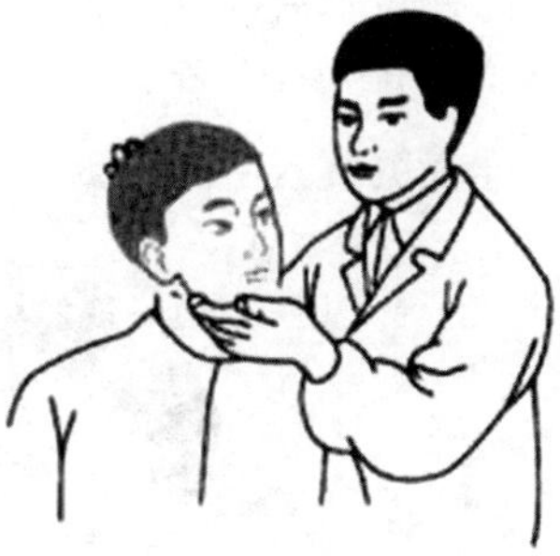

图 4-28　摇颈项

2）摇腰部：患者端坐，术者就坐于前侧，两膝夹住患者两大腿以固定下腰，两手夹住患者两肩部，做腰部环转摇动。术者立于患者一侧后部，一手扶住肩部，一手按于腰部，做腰部环转摇动。患者俯卧，术者站于患者一侧，一手托住患者两膝部，一手按于腰部，做腰部环转摇动。

3）摇肩部：一手扶住肩部，一手握住腕部，做肩关节的小幅度环转摇动；一手扶住肩部，一手托住肘部，做肩关节的环转摇动；一手握住腕部做肩关节的大幅度环转摇动，同时另一手自前臂至肩部做掌抹法（图 4-29）。

4）摇肘部：一手固定肘部，一手握住腕部，做肘关节的环转摇动。

5）摇腕郎：一手握住腕部，一手握住手掌，做腕关节的环转摇动。

6）摇髋部：患者仰卧，屈髋屈膝各呈 90°，术者一手按住膝部，一手握住踝部，做膝关节的环转摇动。

7）摇膝部：患者屈膝 90°，术者一手握住股骨下端髁部，一手握住踝部，做膝关节的环转摇动。

8）摇踝部：一手托住足跟部，一手握住足背部，做踝关节的环转摇动。

（3）功能：滑利关节，松解粘连，增强关节活动功能。

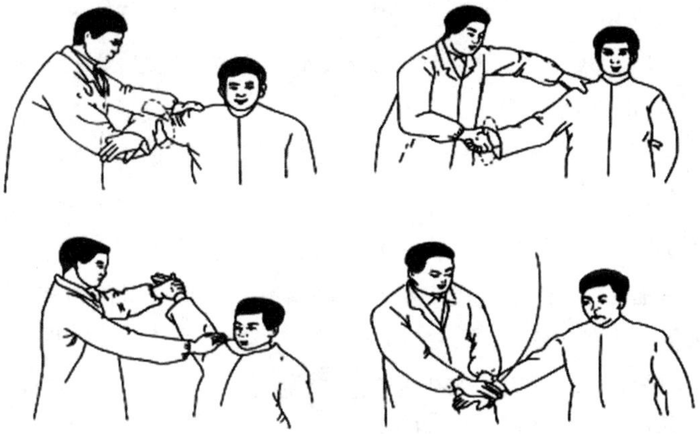

图 4-29　摇肩部

18. 背法

（1）定义：术者与患者背靠背站立，用两肘挽住患者肘弯部，将患者反背起来，进行晃动或抖动的一种方法。

（2）操作：取马步，两肩放松，两肘弯曲用力，弯腰、屈膝、挺臀，用臀部抵住患者腰骶部或第 4、第 5 腰椎部。伸膝将患者背起后做有节律的晃动或抖动，幅度可大可小，但频率不宜过快，呼吸要自然、均匀，不能屏气，整个动作要协调、统一，用力要稳实（图 4-30）。

背法在临床中虽运用较少，但只要应用得当，效果较为明显，甚至可收到立竿见影的功效。但年老体弱者、心血管疾病患者，不宜应用。此外，本法在使用时，遇体质壮实者要认真、审慎，注意防止跌倒，发生意外事故。

（3）功能：缓解腰肌痉挛，整复腰椎小关节紊乱，帮助椎间盘突出物还纳。

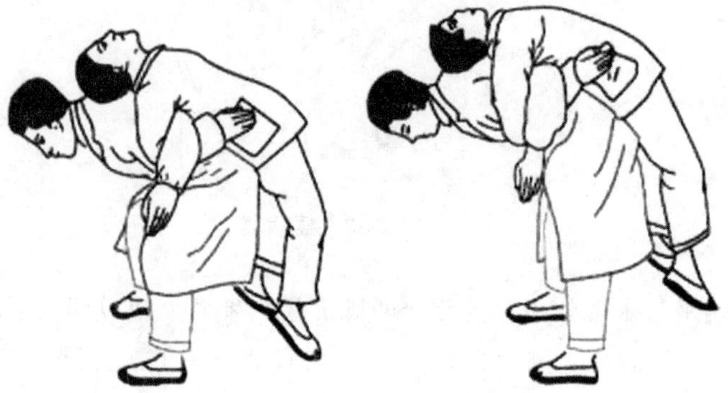

弯腰屈膝挺臀　　伸膝臀部颤动

图 4-30　背法

19. 扳法

（1）定义：用两手分别固定关节的远、近端，或肢体的一定部位，做相反方向或同一方向用力扳动的一种方法。

（2）操作：取站势，沉肩、垂肘，两手用力稳实、恰当、配合协调，同时向同一方向或相反方向扳动，不可硬扳或施以暴力，整个操作要缓和准确。扳动的幅度要在正常的生理活动范围内，并结合病变关节的活动度而定，一般为由小到大、循序渐进，不得强求。因扳动的部位不同，其操作要点亦各异。

1）颈项部扳法：患者坐位，颈前屈到某一需要的角度后，术者在其背后用一肘部托住其下颏部，手则扶住其枕部（向右扳则用右手，向左扳则用左手），另一手扶住患者肩部，托扶其头部的手用力，先做颈项部向上牵引，同时把患者头部向患侧被动旋转至最大限度后，再用扳法。

2）胸背部扳法：操作时有两种方法。

①拇指顶扳法：患者坐位，令其两手上举交叉扣住，置于头顶部。术者一手托住患者两肘部，并用另一手拇指顶住患者背部，嘱患者自行俯仰，并配合深呼吸，做扩胸牵引扳动。

②膝顶扳法：患者坐位，令其两手交叉扣住，置于项部。术者在其后面，用两手从患者腋部伸入其上臂之前，前臂之后，并握住其前臂下段，同时，术者用一侧膝部顶住患者脊柱。嘱患者身体略向前倾，术者两手同时向后上方用力扳动（图 4-31）。

3）腰部扳法：本法操作时，常用的有斜扳法、旋转扳法、后伸扳法三种。

①斜扳法：患者侧卧位，术者用一手抵住患者肩前部，另一手抵住臀部，或一手抵住患者肩后部，另一手抵住髂前上棘部。把腰被动旋转至最大限度后，两手同时用力做相反方向扳动（图 4-31）。

②旋转扳法：有两种操作方法。直腰旋转扳法：患者坐位，术者用腿夹住患者下肢，一手抵住患者近术者侧的肩后部，另一手从患者另一侧腋下腋下伸入抵住肩前部，两手同时用力做相反方向扳动。弯腰旋转扳法：患者坐位，腰前屈到某一需要角度后，一助手帮助固定患者下肢及骨盆。术者用一手拇指按住需扳动的脊柱的棘突（向左旋转时用右手），另一手勾扶住患者项背部（向左旋转时用左手）使其腰部在前屈位时再向患侧旋转，旋转至最大限度时，再使其腰部向健侧侧弯方向扳动。

③后伸扳法：患者呈仰卧位，术者一手托住患者两膝部，缓缓向上提起，另一手紧压在腰部患处，当腰后伸到最大限度时，两手同时用力做相反方向扳动。

（3）功能：滑利关节，整复关节紊乱或脱位，松解粘连，矫正畸形，恢复肢体功能。

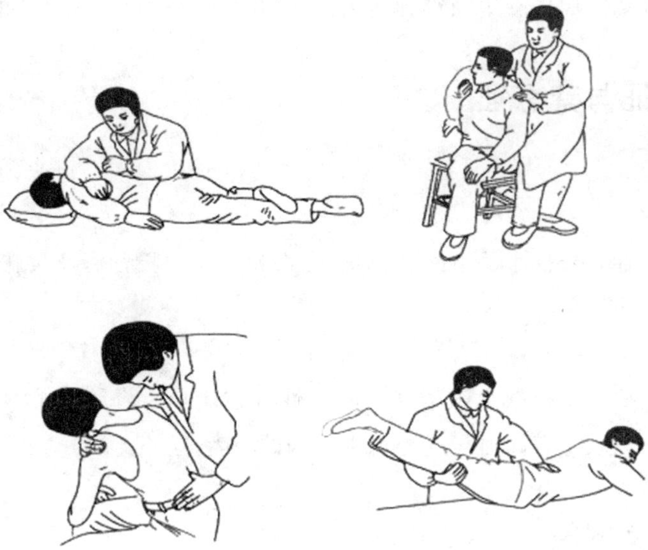

图 4-31　扳法

四、推拿的注意事项

1. 注意身体保暖　做推拿之后一定要注意保暖。推拿结束之后，推拿部位的毛孔扩张，寒气容易通过张开的毛孔入侵体内，使人受凉。一般推拿后在室内温度 20℃左右的地方休息，避免直接吹风。

2. 注意补充水分　做推拿之后要及时补充水分。推拿按摩加快了身体的新陈代谢，身体中也需要更多的水分，最好是在推拿按摩结束后半小时内喝 500 ml 左右温开水。

3. 注意不宜立即洗澡　做推拿之后，需要进行洗澡清洁，一般推拿之后最好能隔 4 个小时再洗澡，以免洗澡对张开的毛孔造成刺激，引起气血流通不畅，另外，洗澡要用热水，以免身体受凉，寒气入侵引起疾病。

4. 注意不宜立即运动　做推拿之后不宜立即进行运动。一般推拿之后需要休息片刻，待身体没有疲倦感或者头晕不适之后再起身活动，而且活动强度不宜过大，运动最好是第二天再进行，让推拿后放松的肌肉直接休息。

5. 注意不宜立即进食　做推拿之后不宜立即进食，一般推拿之后需要休息 1 小时以后再进食。因为推拿之后大部分血液集中于皮肤表面，而且部分人容易出现头晕、疲劳等不适感，这时候过早进食会加重身体的负担，甚至出现呕吐的情况。

（许明军　李松琳）

第四节　牵　引

一、牵引的作用原理

牵引疗法是应用力学中作用外力（手法、器械或电动牵引装置）对身体某一部位或关节施加牵拉力，使其发生一定的分离，周围软组织得到适当的牵伸，从而达到治疗目的的一种方法。

二、牵引的适应证与禁忌证

（一）适应证

主要为椎间盘突出症，脊柱小关节紊乱，急/慢性颈背痛、腰背痛及腰腿痛等。

（二）禁忌证

禁忌证包括恶性疾病、急性软组织损伤、先天性脊柱畸形、脊柱炎症（如脊椎结核）、脊髓明显受压、严重的骨质疏松，以及伴有高血压或心血管疾病的患者。

三、牵引的种类及方法

根据作用的部位，分为脊柱牵引和四肢关节牵引；根据牵引的动力，分为手法牵引、机械牵引、电动牵引；根据牵引持续的时间，分为间歇牵引和持续牵引；根据牵引的体位，分为坐位牵引和卧位牵引。

（一）颈椎牵引

1. 手法牵引　通常在实施器械（机械或电动）牵引之前，先使用手法牵引以了解患者是否适宜牵引以及确定牵引时的颈椎位置（前屈、后伸或中立位）。

2. 器械牵引　利用颈椎牵引套（枕颌带）、重物和滑轮对颈椎实施牵拉，包括间断性和持续性牵引。间断性牵引通常为电动牵引，其牵引时间和间隔（放松）时间可以根据需要预先设置，患者比较舒适，容易接受。持续性牵引分为电动和非电动两种，电动持续性牵引是通过电动牵引装置对颈椎持续性实施牵拉力，通常需要在医生或治疗师的监护下进行；非电动持续性牵引由颈椎牵引套、滑轮和重物（牵引力）组成，以自身体重对抗重物（牵引力），经医生或治疗师指导后患者可以在家中自己操作，应用方便（图 4-32）。

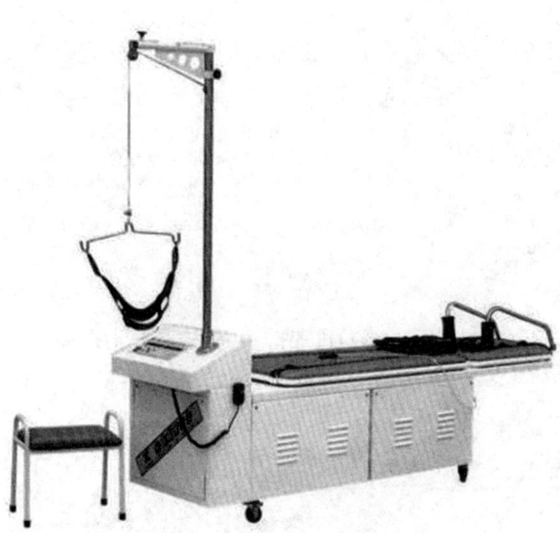

图 4-32　非电动持续性牵引

3. 卧位牵引　又称为床头牵引，适用于病情较重或不能坐位牵引的患者。由于需要 24 小时牵引，常在病房使用。牵引时颈部保持前屈 30°～45°，持续性牵引时重量从 2～3 kg 开始，逐渐增加到 4～6 kg，每 2 小时休息 10～15 分钟，2～3 天或症状缓解后牵引重量再减少到 2～3 kg，并逐渐缩短牵引时间或改为坐位牵引。间隙性牵引的重量为 5～15 kg，每次治疗时间为 15～20 分钟，最长不超过 30 分钟。每周治疗 3～5 次，持续 3～4 周。

4. 坐位牵引　适用于病情较轻或经卧位牵引后需要继续牵引的患者。牵引时头前屈 20°～30°，以眩晕症状为主的患者可以保持头部中立位牵引。牵引重量由 5 kg（或体重的 1/10）开始，每天牵引 1～2 次，以后每隔 3～5 天增加 1～2 kg。如症状有改善，可维持此重量，如果没有改善可继续增加，最大可达 12～15 kg。牵引时间与卧位牵引相同。

5. 注意事项　牵引中应根据患者的反应及时调整体位、重量及时间，开始时重量轻、时间短，逐渐增加重量和延长时间。如果牵引中患者出现头晕、心悸、出冷汗或症状加重，应立即终止牵引，并进行相应的处理。

（二）腰椎牵引

1. 手法牵引　由于腰椎牵引的重量比颈椎牵引要大得多，一般需要至少 30 kg 或 50%的自身重量才能将椎体拉开。

2. 器械牵引　主要是利用牵引床来牵引，牵引床分为机械式和电动式。牵引时患者仰卧（或俯卧）在牵引床上，用胸肋带固定上半身，骨盆带固定腹部和骨盆，并屈曲髋关节 90°。根据牵引的方式又分为间断性牵引和持续性牵引。

（1）间断性牵引：是指牵引过程中牵引力间断性放松 5～15 秒，然后再牵引，如此反复多次。牵引力、牵引时间和间断时间可以预先设置。牵引力为 40～60 kg，每次治疗时间 20～30 分钟，住院患者每天治疗 1 次或每周治疗 3 次，持续 3～4 周。

（2）持续性牵引：是指牵引力持续作用于脊柱 0～30 分钟不放松。如果是病床牵引，时间也可以持续数小时或 24 小时，但牵引的重量比间断性牵引小，适用于急性腰椎间盘突出症、腰椎关节紊乱或急性腰痛患者。

四、牵引的注意事项及健康教育

（1）脊柱牵引除了掌握好适应证和禁忌证外，还必须与其他治疗方法结合（如肌力训练、保持正确姿势）才能维持牵引效果，取得最佳疗效。

（2）如果经过 6～8 次或 2 周的牵引，症状没有改善或反而加重，应停止牵引，重新检查患者或改换其他的治疗方法。

（3）颈椎坐位牵引结束时，先取下牵引套，静坐片刻，再缓慢转动颈部，然后站起来。腰椎牵引后，松开骨盆带时不宜太快，以免腹部压力突然降低引起患者不适；对急性腰椎间盘突出症患者，牵引后最好佩戴腰围以保护腰部。

（许明军　边　竞）

第五节　其他疗法

一、刮痧法

1. 作用机制　是以中医经络皮部理论为基础，运用刮痧器具在体表的一定部位刮拭以防治疾病的方法。其机制在于通过对十二皮部的良性刺激，达到疏通经络、行气活血、调整脏腑功能的作用。

2. 刮痧器具　主要是刮痧板，一般用水牛角或玉石材料制作而成。此外，也可使用边缘光滑、洁净、易于手持、不易损伤皮肤的日常用具，如铜钱、汤勺、瓷片、苎麻等。为了润滑皮肤，使得刮痧板能在皮肤上顺畅移动而不致损伤皮肤，刮痧时常以刮痧乳或刮痧油为介质，也可选用石蜡油、红花油、麻油等介质（图 4-33）。

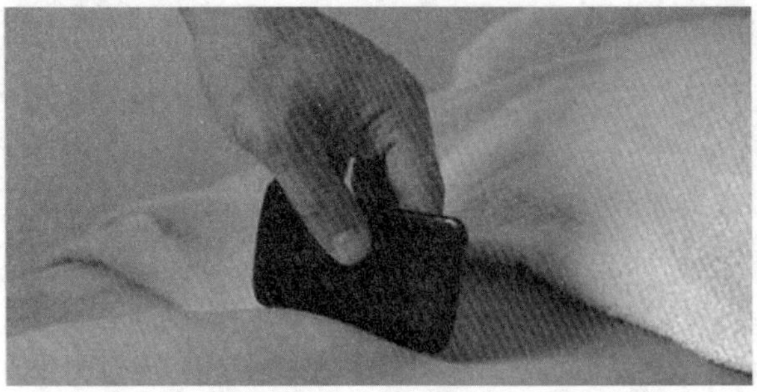

图 4-33　刮痧板

3. 操作要点　刮痧时用力要均匀，力度由轻到重，以患者能够承受为度。根据患者体质和刮拭部位，应选择不同的刮拭力量。其中小儿、年老体弱患者，以及面部刮拭，用力宜轻；体质强健患者，或脊柱两侧、下肢等肌肉较为丰满部位的刮拭，用力偏重（图 4-34）。

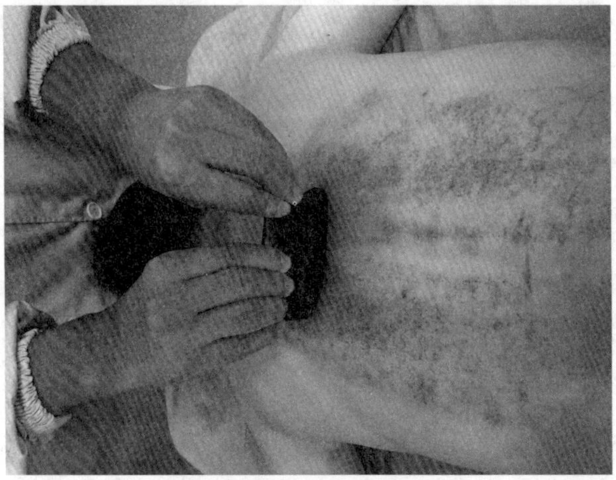

图 4-34　脊柱两侧刮痧

4. 适应证　刮痧疗法可用于内、外、妇、儿、五官等各科疾病，如感冒、气管炎、呃逆、呕吐、便秘、腹泻、泌尿系统感染、眩晕、头痛、落枕、急性腰扭伤、痛经、经期发热、急性乳腺炎、中暑等。此外，刮痧还可用于预防疾病和保健强身。

5. 禁忌证　对于有严重心脑血管疾病、肝肾功能不全、全身水肿、极度虚弱或消瘦者，以及血小板减少性疾病、过敏性紫癜、白血病等有出血倾向者，应禁用本法。

6. 注意事项　急性骨髓炎、结核性关节炎、传染性皮肤病、烧伤、体表肿瘤、皮肤溃烂，或急性外伤、创伤部位、新近手术瘢痕部位、骨折未愈合处等，不宜直接在病灶部位刮拭。

二、拔　罐

拔罐疗法又称火罐疗法，是指将罐具内形成负压而吸附于患处或穴位上，产生局部充血和瘀血，从而达到治疗疾病的一种方法。

(一) 罐具种类

临床常用的有玻璃罐、竹罐两种（图 4-35）。

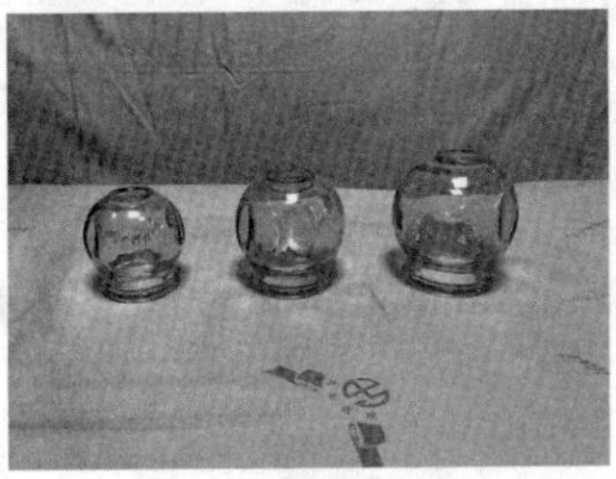

玻璃罐

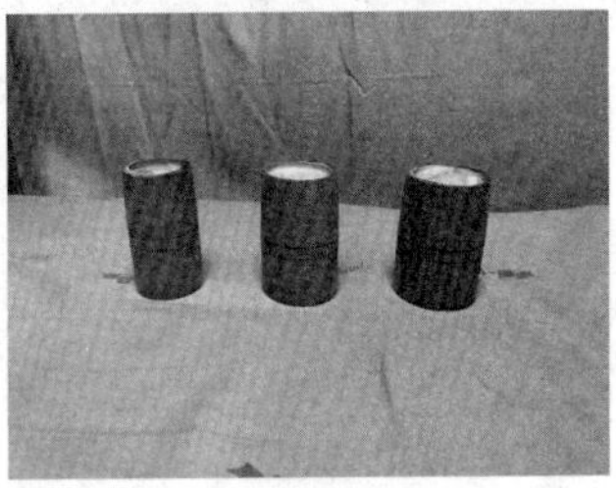

竹罐

图 4-35　罐具种类

1. 玻璃罐　质地透明，易于观察，现临床上多用。缺点是易破碎。

2. 竹罐　选取粗毛竹，裁取 6～9 cm 竹筒，留一头竹节，然后刮去青皮和竹内膜，管壁厚度 0.7～1.0 cm，砂纸磨光即可。竹罐轻巧价廉，且可就地取材。缺点是易爆裂而漏气。

(二) 拔罐方法

临床常用的有火罐法、水罐法、抽气罐法三种方法。

1. 火罐法　即用火力将罐内的气体排出，从而产生负压吸附的拔罐方法。常用投火法、闪火法、贴棉法。

(1) 投火法：可用于全身拔火罐。方法：将酒精棉球或小纸片点燃后，投入至罐内底部，在纸条燃烧未尽时，迅速将罐罩在应拔部位上，未燃的一端应向下，可避免烫伤皮肤（图 4-36）。

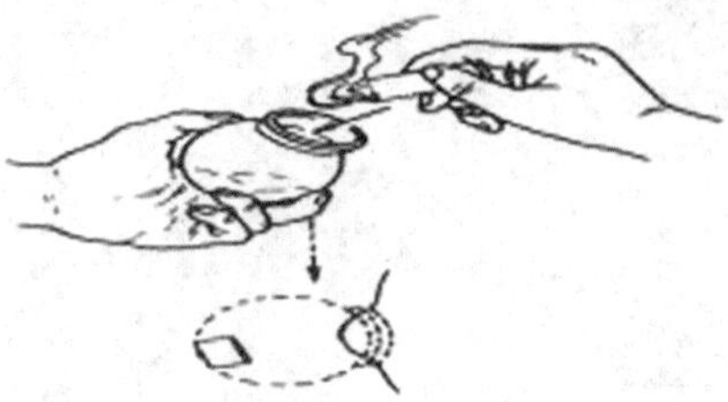

图 4-36　投火法

（2）闪火法：多用于全身治疗，是临床常用的方法。方法：长条纸或用镊子（止血钳）夹着酒精棉球点燃后，在罐内壁四周绕擦一下，然后迅速退出，顺势将罐罩在应拔部位上（图 4-37）。

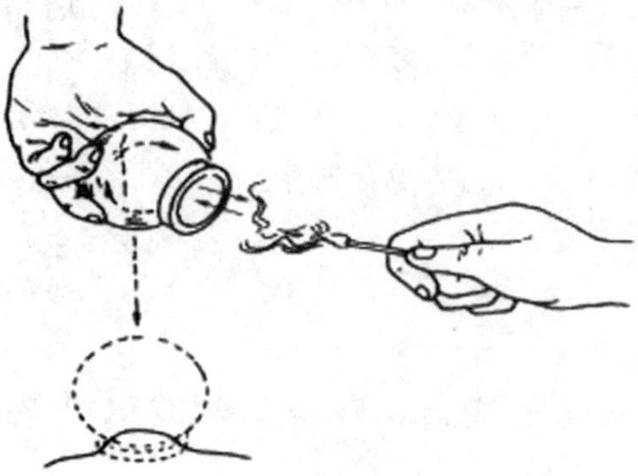

图 4-37　闪火法

（3）贴棉法：多用于侧身位。方法：将 1 cm×1 cm 的薄脱脂棉一块，略蘸少许 95％乙醇，贴在罐内壁的上中段上，点燃后迅速罩在应拔部位。注意乙醇不可蘸太多，以免流下烫伤皮肤（图 4-38）。

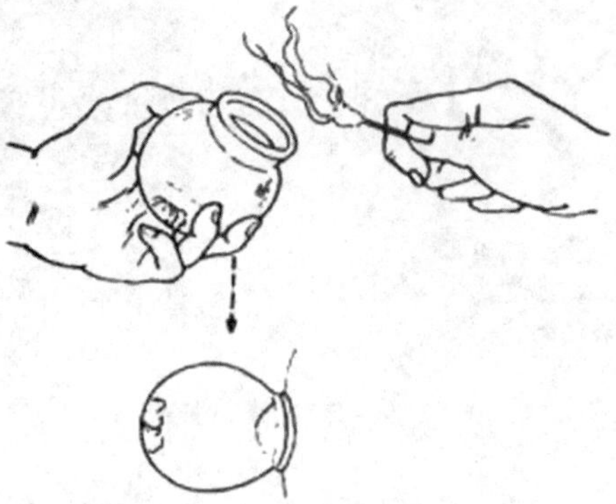

图 4-38　贴棉法

2. 水罐法　用水煮或水蒸气使罐内产生负压吸附的拔罐法。

（1）水煮法：将竹罐置于沸水中煮 2～3 分钟，甩去水液，用毛巾紧堵罐口，迅速扣在应拔部位上。

（2）水蒸气法：用沸水蒸熏罐具 2～3 分钟，用毛巾擦干罐口，然后迅速扣在应拔部位上。

3. 抽气罐法　用抽气设备，如注射器、电动吸引器等排出罐内气体，使之产生负压吸附的拔罐法。此为新型拔罐疗法，可以避免烫伤，调整负压大小，操作简便（图 4-39）。

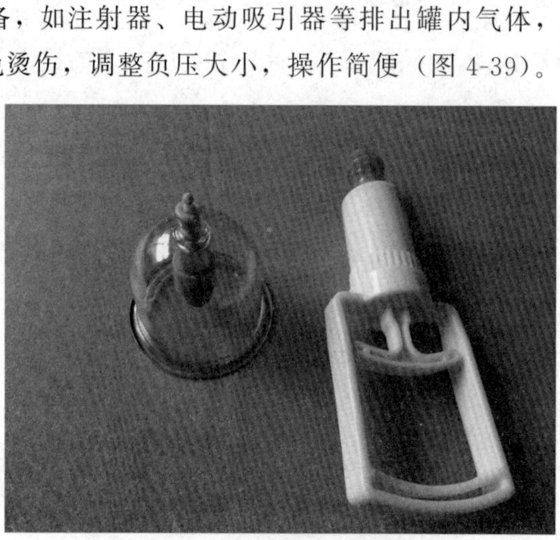

图 4-39　抽气罐及设备

（三）起罐方法

一般10分钟左右即可起罐，如用玻璃罐，待局部呈红紫色即可起罐。起罐方法是一手持罐向一侧倾斜，另一手用指尖按压罐口皮肤，使空气进入罐内，罐则自行脱落。拔罐后局部红紫痕数日即消失；如起水疱，应注意不要擦破，一般3～5天即可吸收。

（四）适应证与禁忌证

1. 适应证　适用于肩背痛、腰腿痛、胃痛、咳嗽、痈疽初起等。单罐应用于病变范闱较小、穴位或压痛点，如胃痛可在中脘穴拔罐，冈上肌腱炎可在肩髃穴拔罐。多罐应用于病变范围广泛，采用数个或十多个罐同时进行治疗。

2. 禁忌证　大凡出血性和水肿疾病，以及大血管部、孕妇腰腹部，均不宜拔罐。肌肉瘦削、骨骼高低不平及毛发过多处不宜使用。

三、药物敷贴

（一）药物的选择

临床上有效的汤剂、丸剂，一般都可以熬膏或研末用作穴位贴敷。因给药途径不同，与内服药物相比，贴敷用药又具有以下特点：

（1）常用通经走窜、开窍活络之品，以引领诸药开结行滞，直达病所，祛邪外出。常用的药物有冰片、麝香、白芥子、乳香、没药、肉桂、细辛、白芷、姜、葱、蒜等。

（2）多选气味醇厚、力猛有毒之品，如生南星、生半夏、生川乌、生草乌、巴豆、斑蝥、蓖麻子、大戟等。

（3）选择适当溶剂，调和药性或熬膏使用。如以醋调和，能起到解毒、化瘀、敛疮等作用，虽用药猛，可缓其性；以酒调和，则有行气、活血、通络、止痛作用，虽用药缓，可刺激性；以油调和，可润肤生肌。常用的溶剂有水、白酒或黄酒、醋、姜汁、蛋清、凡士林等。此外，还可针对病情选用药物的浸剂作溶剂。

（二）药物剂型

根据病情及药物性能，临床中有多种剂型可供穴位贴敷使用。如膏剂、丸剂、散剂、糊剂、泥剂、膜剂、饼剂、熨贴剂等，其中膏剂又可分为软膏剂、硬膏剂。

（三）操作方法

1. 选穴处方　以辨证选穴为主，用穴力求少而精。也可选择病变局部或阿是穴、经验穴贴敷药物，如吴茱萸贴敷涌泉治疗小儿流涎等。

2. 贴敷方法　贴敷药物之前，先对腧穴局部皮肤进行常规消毒（图4-40）。

（1）贴法：将已制备好的药物直接贴压于穴位上，然后外敷医用胶布固定或先将药物置于医用胶布粘面正中，再对准穴位粘贴。

（2）敷法：将已制备好的药物直接涂搽于穴位上，外覆医用防渗水敷料，再以医用胶布固定。

（3）填法：将药膏或药粉填于脐中，外覆纱布，再以医用胶布固定。

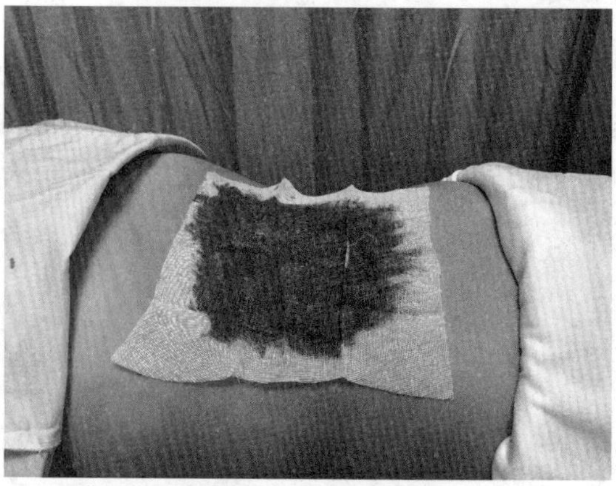

图 4-40　贴敷药物

（4）熨贴法：将熨贴剂加热，趁热外敷于穴位，或先将熨贴剂贴敷于穴位上，再以艾火或其他热源温熨药物。

3. 正常反应　贴敷穴位皮肤出现色素沉着、潮红、微痒、烧灼感、疼痛、轻微红肿、轻度水疱，皆属于正常反应。

四、耳穴贴压法

耳穴疗法具有调节神经平衡、镇静止痛、脱敏止痒、疏通经络、调和气血、补肾健脾等诸多功能，因此被广泛应用于临床，治疗的病症遍及内、外、妇、儿、五官、皮肤等科，而且对许多疾病都有立竿见影的效果（图 4-41）。

耳穴贴压疗法是使用药物、磁珠等圆形物质贴敷在耳穴上而达到治病目的的一种疗法。治疗病症亦较为广泛，尤其是对于青少年近视、弱视以及失眠、月经不调等有较好的疗效。它的特点：一是刺激效应稳定，灵活可靠，效果良好。二是以丸代针，避免了针刺产生的疼痛和感染，且可将刺激物长久固定于耳穴上，每天定时或不定时进行按压刺激，效应持续而稳定，同时还能根据病情需要随时按；三是疗法安全，没有药物的毒性作用或不良反应，不用针刺，不伤害人体组织，不会造成感染，基本无痛，也无刺伤内脏之虞，因而被人们称为“无痛苦、无创伤、无损害、无不良反应的治疗方法”（图 4-42）。

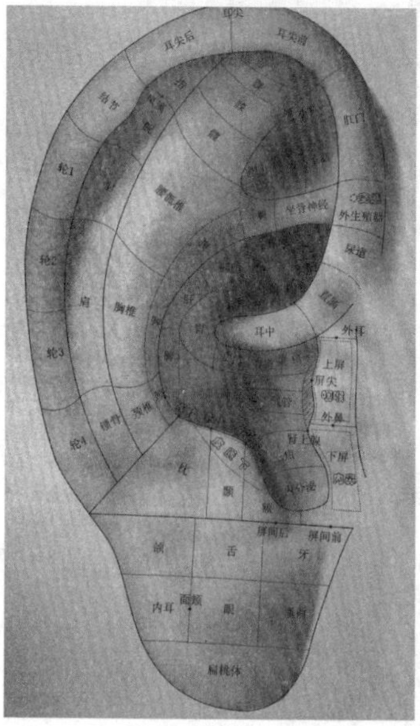

图 4-41　耳穴

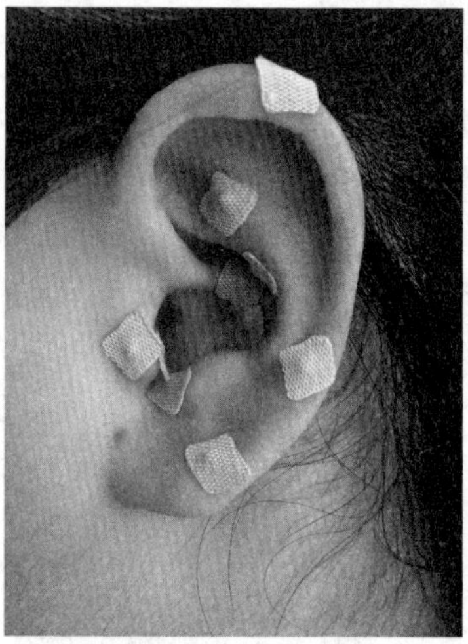

图 4-42　耳穴贴压疗法

五、熏洗法

熏洗法是用药物煎汤在全身或患处局部熏蒸、淋洗和浸浴的方法（图 4-43）。临床应用广泛，尤其在跌打损伤、阴部湿疹、皮肤瘙痒等方面效果显著。

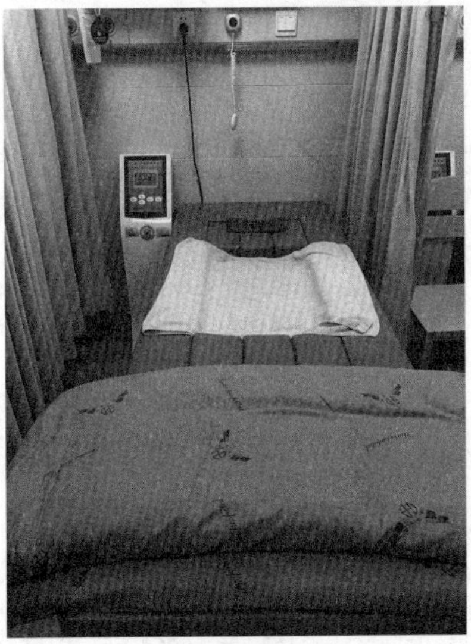

局部熏蒸机

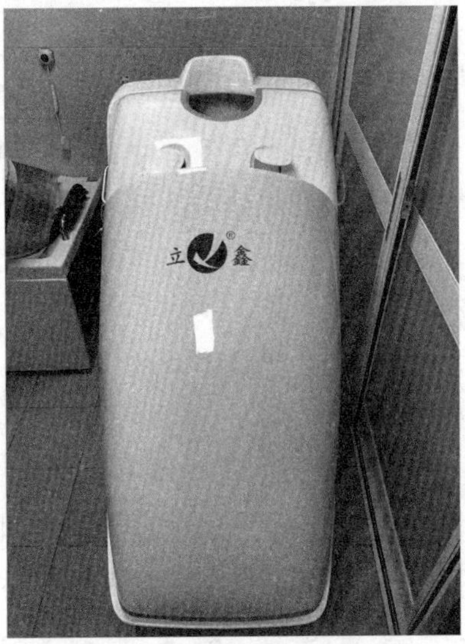

全身坐位熏蒸机

图 4-43　熏蒸机

（一）常见熏洗病种及方法

1. 外伤疼痛　活血止痛洗剂：艾叶、土细辛、川桂枝、甘松、山奈、炙川乌、炙草乌、伸筋草、海桐皮各 10 g，红花 9g，川椒目 30 g，茜草 15 g，上药煎汤，先熏后洗，每日 1 剂，分 2 次熏洗，7 日为 1 疗程。主要功能为活血化瘀止痛。主治外伤疼痛。

2. 关节脓肿　公英地丁汤：夏枯草 30 g，蒲公英 60 g，地丁 40 g，金银花 30 g，丹皮 15 g，黄连 12 g，白芷 15 g，黄芪 20 g，水煎外洗，每日熏洗 1～2 次，5～7 次为 1 疗程。主要功能为清热排脓。主治关节脓肿已化脓者。

3. 雷诺病

（1）解痉止痛散：川乌、草乌、细辛、三棱各 25 g，透骨草、肉桂、红花、苏木、桃仁各 50 g，上药煎汤，先熏后洗，每日 1 剂，熏洗 1 次，10～15 日为 1 疗程。主要功能为解痉止痛。主治雷诺病。

（2）活血止痛散：透骨草、元胡、归尾、姜黄、川椒、海桐皮、威灵仙、川牛膝、乳香、没药、羌活、白芷、苏木、五加皮、红花、土茯苓各 10 g。上药煎汤，先熏后洗，每日 1 剂，熏洗 1 次，10～15 日为 1 疗程。主要功能为活血止痛。主治雷诺病。

4. 痛风　马钱子洗剂：马钱子、生半夏、艾叶各 20 g，红花 15 g，王不留行 40 g，大黄、海桐皮各 30 g，葱须 3 根，上药煎汤 2 000 ml，置于桶内，以热气熏蒸患部，待药液变温后，浸洗患处，每日 2 次，7 天为 1 疗程。主要功能为活血止痛。主治痛风关节痛。

5. 腰痛　活血通络汤：桃仁、红花、乳香、没药、五倍子（砸碎）、黑豆各 20 g，赤芍 15 g，甘草 15 g，白酒 30 g，上药加水 3 000 ml，煎至一半，加入白酒趁热熏患处，待液温稍减，便可用毛巾浸液洗患处，一次熏洗 30 分钟，1 剂药洗 4 次。功能活血化瘀，通络止痛。主治外伤或急性扭伤致腰痛。

6. 荨麻疹　夜交藤洗剂：夜交藤 200 g，苍耳子、白蒺藜各 100 g，白鲜皮、蛇床子各 50 g，蝉蜕 20 g，上药加水 5 000 ml，煎煮 20 分钟后趁热先熏患处，每剂可洗 3～5 次。功能祛风除湿。主治荨麻疹。

7. 足癣　苦参汤：苦参、菊花各 60 g，蛇床子、银花各 30 g，白芷、黄柏、地肤子、大菖蒲各20 g，射干、胡黄连、白鲜皮各 15 g。上药混合煎汁适量，先熏后洗 30 分钟，连用 15～20 日为 1 疗程。功能清热燥湿。主治以皮损、瘙痒为主的足癣。

8. 神经性皮炎　牛皮癣洗剂：蛇床子、苦参、牛蒡子、防风、芥穗、泽兰、赤芍、川椒、白鲜皮、鹤虱、生川乌、生草乌、皂角各 15 g，丹皮 10 g，大风子 25 g。上药共为粗末，用纱布包扎好，加水煎煮后，过滤去渣，以药液趁热熏洗患处，每日 2 次，每次 1～2 小时，直至痊愈。功能清热燥湿，活血祛风。主治神经性皮炎。

9. 阴部湿疹

（1）苦参明矾洗剂：苦参 100 g，明矾 10 g，雄黄少量，上药水煎后局部熏洗。

（2）五倍子洗剂：五倍子、蛇床子各 30 g，紫草、土槿皮、白鲜皮、石榴皮各 15 g，黄柏、赤石脂各 10 g，生甘草 6 g。上述药物置纱布袋中扎紧，放入锅中，加水 5 000 ml，煎成 3 000 ml，趁热熏洗，每日早、晚各 1 次。功能清热燥湿。主治顽固性肛门湿疹。

10. 皮肤瘙痒症　皮痒洗剂：苦参 60 g，地肤子 30 g，白鲜皮 40 g，蛇床子 40 g，鹤虱 30 g，大枫子 20 g，露蜂房15 g，川大黄 20 g，生杏仁 15 g，枯矾 15 g，黄柏 15 g。上药熏洗患部，每日 1 次，每次 1 小时，10 天为 1 疗程。功能燥湿止痒。主治顽固性瘙痒。

11. 阴痒

（1）阴痒洗涤 1 号：蛇床子、地肤子、苦参各 20～30 g，花椒、黄柏各 12 g，苍术、防风各 15 g，上药用纱布包扎，加水 2 000 ml，煎至 1500 ml，待温热适度时先熏后洗，每日 2 次，10 次为 1 疗程。功能燥湿止痒。主治各种阴痒。

（2）阴痒洗剂 2 号：艾叶 100 g，白鲜皮 200 g，上药用纱布包扎，加水 2 000 ml，煎至 1500 ml，先熏后洗，每日 2 次，10 次为 1 疗程。功能清热燥湿止痒。主治湿热阴痒。

（3）阴痒洗剂 3 号：蚤休 30 g，陈鹤虱 30 g，苦参 15 g，蛇床子 15 g，苏木 15 g，威灵仙 15 g，野菊花 15 g，上药用纱布包扎，加水 2 000 ml，煎至 1500 ml，待温热适度时先熏后洗，每日 2 次，10 次为 1 疗程。功能燥湿解毒。主治外阴白斑痒痛。

12. 痔疮

（1）却毒汤：五倍子、花椒、防风、侧柏叶、枳壳、葱白、苍术各 10 g，瓦松、马齿苋、甘草各 15 g，皮硝 30 g，用水 3 000 ml 煎至 1500 ml，先熏后洗，每日 3 次。功能祛风活血。主治痔疮。

（2）当归地榆汤：当归 30 g，生地榆 30 g，大黄 30 g，黄柏 30 g，朴硝 60 g，将上药加水 2 000 ml，煎数沸，去渣后加入朴硝，置盆内坐浴熏洗，每晚 1 次，严重者每日 2～3 次。功能清热活血祛风。主治痔疮。

（二）注意事项

（1）熏洗前要先清洗患处皮肤，有效暴露出熏洗的部位；注意为患者保暖和保护隐私，并使患处皮肤与熏洗汤剂的蒸气充分接触，既提高药物的吸收，又不浪费药材，提高治疗效果。

（2）熏洗时，为避免药液蒸气走散，要加盖被单，或用厚纸卷筒状罩住患部和盛药液的器皿（如熏眼时）。冬季应保暖，夏季宜避风寒，以免感冒加重病情。

(3) 熏蒸药液温度以 50～70℃为宜，要使蒸气热度适中，并掌握好患部与盛药液器皿的距离，以免烫伤或灼伤患部，当药液温度降至 37～40℃时，方可坐浴、冲洗。

(4) 熏洗时间不宜过长，以 20～30 分钟为宜。某些需延长时间熏洗的疾病，可用铁秤砣或洗净的鹅卵石烧红，放入盆内，加强蒸发。

(5) 熏洗过程中及时询问患者感受，相应调节药液温度，防止烫伤患者，若患者有心悸、大汗淋漓、眩晕等不适症状，应立即停止熏洗治疗，嘱其穿衣，帮助患者仰卧位平躺于通风干燥温暖的床位，加棉被保暖，给予温糖水口服，并监测血压，严重时可吸氧和心电监护。

(6) 眼部的新鲜出血性疾患、脓成已局限的病灶、恶性肿瘤、年老体弱、严重心血管疾病、孕妇、严重贫血、活动性肺结核患者忌用熏洗法。

(7) 女性月经期禁用坐浴法熏洗；药物或皮肤过敏者慎用熏洗法。

(8) 熏洗后，应立即擦干皮肤头发，穿上干燥的衣服或覆盖干燥的毛巾保暖，饮用适量温开水，休息半小时后方可外出，避免吹冷风淋雨，防止外感。

（许明军　边　竞）

第六节　物理因子治疗

一、物理因子治疗的作用机制

物理因子治疗是利用力、电、光、声、磁、热、冷等人工物理能和空气、日光、气候、海水、矿泉水、泥、沙等自然因素进行治疗的方法，习惯上将自然物理疗法归入疗养学范畴，常简称为理疗。

物理因子疗法无创、无痛苦、舒适，无副作用，对许多病、伤、残的病理过程和功能障碍有良好疗效，而且设备价格不高，操作简便，易为患者接受。

二、物理因子治疗的适应证与禁忌证

1. 适应证　皮肤瘢痕增生、粘连、血肿机化、关节纤维性强直、肩关节周围炎、狭窄性腱鞘炎、注射后浸润、静脉炎后硬索、慢性盆腔炎、肠粘连、神经痛等。

2. 禁忌证　恶性肿瘤、急性炎症、出血倾向、局部有金属异物、装有心脏起搏器者，以及心区、孕妇腰腹部位等，禁用物理因子治疗。

三、物理因子治疗的方法

（一）电疗法

应用电治疗疾病的方法称为电疗法。根据所采用电流的频率不同，电疗法通常分为以下三大类：

1. 低频电疗法　采用 0～1 000 Hz 的低频电流，包括感应电疗法、电兴奋疗法、电睡眠疗法、间动电疗法、经皮神经电刺激疗法、超刺激电疗法、痉挛肌电刺激疗法、神经肌肉电刺激疗法、直角脉冲脊髓通电疗法、功能性电刺激疗法等。

2. 中频电疗法　采用 1～100 KHz 中频电流，包括等幅正弦中频电疗法、调制中频电疗法、干扰电疗法、音乐电疗法、波动电疗法等。

3. 高频电疗法　采用 100 KHz～300 GHz 的高频电流，包括达松伐电疗法、中波疗法、短波疗法、超短波疗法、微波疗法。

(二) 光疗法

应用人工光源或日光辐射治疗疾病的方法称为光疗法。按照光波波长排列，光谱可依次分为红外线、可见光、紫外线、激光四部分。光疗法在伤病的治疗中应用广泛。

1. 红外线疗法

(1) 概述：红外线是不可见光，是光波中波长最长的部分，位于红光之外，故称为红外线。红外线可分为两部分：波长 1.5～400 μm 为远红外线（长波红外线），0.76～1.5 μm 为近红外线（短波红外线）。应用红外线治疗疾病的方法称为红外线疗法（图 4-44）。

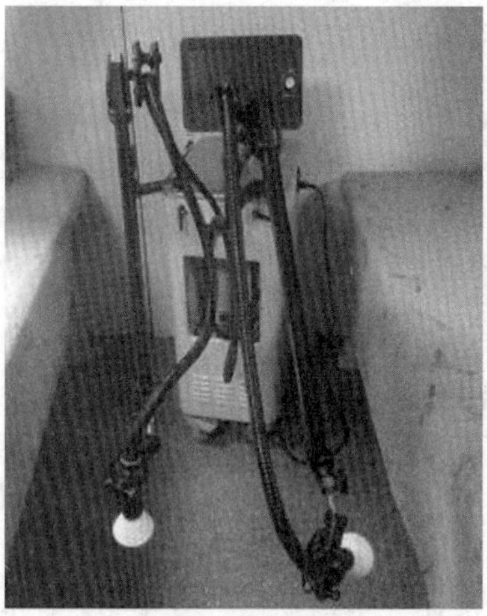

图 4-44　红外线治疗仪

(2) 治疗作用：红外线辐射于人体时主要产生温热效应，故又有热射线之称。远红外线只达到比较浅的位置，近红外线可达皮下位置，表浅组织产热后通过热传导或血液传递，可使较深层组织温度升高，血管扩张，血流加速，并降低神经的兴奋性，因而有改善组织血液循环，增强组织代谢，促进炎症消散、镇痛、解痉的作用。红外线治疗时严防眼受红外线辐射，引起白内障或眼底损伤。

(3) 治疗技术：常用的红外线治疗仪有两种，一种是发光红外线灯，即白炽灯和钨丝红外线灯，主要辐射近红外线和少量可见光；另一种是不发光的红外线灯，由电阻丝或有涂料的辐射板（棒）构成，辐射远红外线与部分近红外线。治疗时裸露病患部位，灯距 30～100 cm 不等。视灯的功率而异，以有舒适的温热感为宜，每日 1～2 次，15～20 次为一疗程。

(4) 临床应用

1) 适应证：软组织损伤（24 小时后）、肌纤维织炎、关节炎慢性期、神经炎、神经痛、炎症浸润吸收期、延迟愈合的伤口、冻疮、压疮等。

2) 禁忌证：恶性肿瘤、高热、急性炎症、活动性出血、活动性结核。

2. 蓝紫光疗法

(1) 概述：可见出在光谱中位于红外线与紫外线之间，波长 400～760 nm，分为红橙黄绿青蓝紫七色光。蓝紫光是其中波长最短的部分，蓝光波长 450～435 nm，紫光波长 435～390 nm，以蓝紫光治疗疾病的方法称为蓝紫光疗法。

（2）治疗作用：蓝紫光照射人体后被血液所吸收，血液中的胆红素吸收蓝紫光后，在光和氧的作用下经过一系列光化学变化，变为水溶性、低分子量的、易于排出的、无毒胆绿素，经胆汁，再由尿和粪便排出体外，使血液中过高的胆红素浓度下降。

（3）治疗技术：采用 6～10 支 20 W 白光荧光灯或专用的蓝光荧光灯。婴儿裸露全身，戴防护眼镜进行照射，在 1～3 天内连续或间断照射，总照射时间蓝紫光 24～48 小时，白光 24～72 小时。治疗过程中注意观察婴儿皮肤和粪便的颜色，检查血胆红素。如不退黄或血胆红素不下降，应改用其他治疗方法。

（4）临床应用：适用于新生儿的胆红素血症。

3. 紫外线疗法

（1）概述：紫外线在光谱中位于紫光之外，故称为紫外线。为光波中波长最短的部分，可分为三段：波长 400～320 nm 为长波紫外线，320～280 nm 为中波紫外线，280～180 nm 为短波紫外线。应用紫外线治疗疾病的方法称为紫外线疗法（图 4-45）。

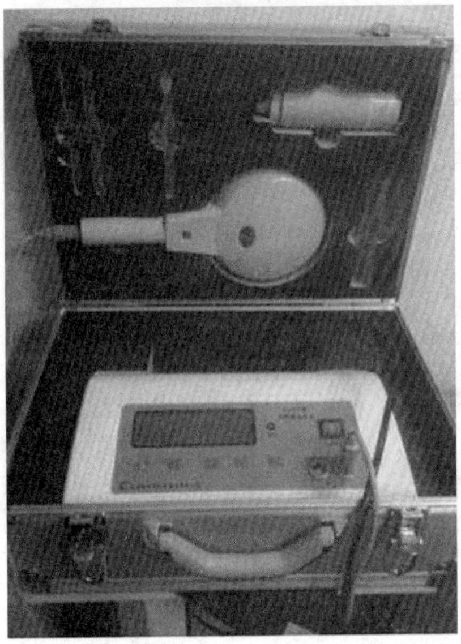

图 4-45　紫外线治疗仪

（2）治疗作用：紫外线照射于人体皮肤时，一部分被反射，一部分被吸收，人体吸收紫外线后，组织内形成血管活性物质，皮下微血管扩张，皮肤照射野中出现红斑，产生以下治疗作用：杀菌、消炎、镇痛、脱敏、影响细胞生长、调节机体免疫功能、光敏作用、改善血液流变学、降低血脂、提高氧合作用、提高免疫功能。

（3）治疗技术：紫外线照射的剂量以最弱红斑量表示，即紫外线在一定距离下垂直照射皮肤引起最弱红斑所需要的时间。人的年龄、性别、肤色、部位、妇女生理状态、疾病、药物、局部温热治疗等因素，均影响人体对紫外线的敏感度。

紫外线治疗的剂量按照射野皮肤红斑的强度分为亚红斑量（<1 MED）、阈红斑量 1 MED、弱红斑量（2～4 MED），中红斑量（5～6 MED），强红斑量（7～8 MED）、超红斑量（>10 MED），共 6 级。全身照射采用亚红斑量，隔日一次，15～20 次为一疗程。局部照射的剂量因部位、病情和治疗目的而异，每日或隔日一次，6～8 次为一疗程。

（4）注意事项：全身或局部紫外线照射时应将非治疗部位遮盖好，以避免不必要的超量照射；同时应戴墨镜或以布巾遮盖眼部，以免发生电光性眼炎。光敏治疗的患者在疗程中应避免日晒，保护皮肤和眼睛。

（5）临床应用

适应证：①全身照射适用于佝偻病、骨软化症、骨质疏松症、过敏症、疖病、免疫功能低下、玫瑰糠疹、银屑病等。②局部照射适用于皮肤皮下化脓性感染、急性神经痛、急性关节炎、急性支气管炎、肺炎、支气管哮喘、伤口感染或愈合不良等。③体腔照射适用于口腔、咽、鼻、外耳道、阴道、直肠、窦道等腔道感染。④光敏治疗适用于银屑病、白癜风等。紫外线血液照射充氧疗法适用于高脂血症、高黏滞血症、脑梗死、冠心病、肺心病、突发性耳聋等。

禁忌证：恶性肿瘤、心肝肾衰竭、出血倾向、活动结核、急性湿疹、红斑性狼疮、日光性皮炎、光过敏性疾病、应用光敏药物（光敏治疗时除外）。紫外线血液照射充氧疗法还禁用于脑出血。

4．激光疗法

（1）概述：激光是受激辐射放大的人工光，既具有一般光所具有的物理特性，又具有亮度大、单色性好、定向性强、相干性好等特点。应用激光治疗疾病的方法称为激光疗法（图 4-46）。

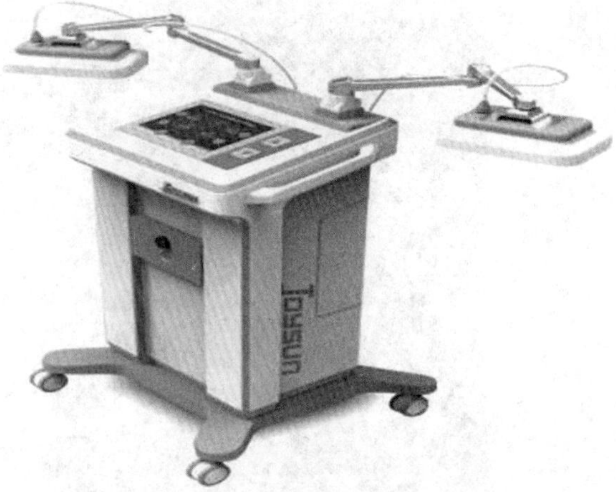

图 4-46　激光治疗仪

（2）治疗作用

1）低强度激光对组织产生刺激激活作用，改善组织血液循环，加快代谢产物和致痛物质的排出，增强组织代谢，加速组织修复，并可提高免疫功能。近年研究发现，低强度激光血管内照射有改善血液流变学与血流动力学、改善微循环、降低血脂的作用。

2）高强度激光对组织作用时产生高热效应，蛋白质变性凝固，甚至炭化、汽化，可使组织止血、黏着、焊接或切割、分离。

3）光敏治疗时血卟啉（HpD）等光敏剂在血液中达到一定浓度而聚集于肿瘤细胞内，在激光照射下被激活而发出荧光，可用于对肿瘤的诊断定位，高能态血卟啉与氧结合后发生光动力学效应而产生对细胞有毒的单线态氧而损伤杀灭肿瘤细胞。

4）治疗技术：低强度激光疗法：采用氦-氖（He-Ne）激光器，输出红光激光。近年还采用砷化镓（AsGa）与镓铝砷（Ga-Al-As）半导体激光器，输出红光、红外激光。高强度激光疗法：采用二氧化碳（CO_2）激光器、掺钕钇铝石榴石（N_dYAG）激光器，输出红外激光，还有氩离子（Ar^+）激光器，输出绿光、蓝紫光。这些激光器的功率均为瓦级。进行激光外科治疗时，将聚集光束对准病患部位，瞬间产生组织凝固、炭化、汽化，较小病灶可一次消除，较大病灶可分次处理，也可以通过内镜进行体腔内治疗。

5）光敏诊治：对 HpD 皮肤划痕过敏试验阴性的患者，由静脉滴入 HpD，48～72 小时后照射激光。多采用氩离子激光或其他红光激光，可在体表直接照射或通过内镜光导纤维进行体腔内照射。一般只治疗一次，必要时一周后再治疗一次。

（3）临床应用

1）适应证：低强度激光体表照射适用于皮肤皮下组织炎症、伤口愈合不良、口腔溃疡、窦道、脱发、面肌痉挛、变态反应性鼻炎、耳郭软骨膜炎、带状疱疹、肌纤维织炎、关节炎、支气管炎、支气管哮喘、神经炎、神经痛、外阴白色病变等。高强度激光治疗适用于皮肤赘生物，宫颈糜烂，胃肠、支气管膀胱内肿物，手术切割、止血等。光敏治疗适用于皮肤及口腔、食管、胃、膀胱等体腔内肿瘤。

2）禁忌证：恶性肿瘤（光敏治疗时除外）、皮肤结核、活动性出血、心肺肾衰竭。低强度激光血管内照射禁用于脑出血。

（三）冷热疗法

1. 冷疗法的作用及注意事项

（1）冷疗的作用

1）减轻局部充血或出血：冷疗法使毛细血管收缩，降低血管的通透性，从而减轻局部充血。

2）控制炎症扩散：在炎症早期应用冷疗法可控制炎症的扩散与化脓。如临床上用于鼻部软组织炎症早期。

3）减轻疼痛：冷疗法可抑制细胞活性，使神经末稍的敏感性降低而减轻疼痛；同时，用冷后血管收缩，渗出减少，从而减轻局部组织内的张力，减轻对神经末稍的压迫而减轻疼痛。

4）降低体温：冷直接和皮肤接触，通过传导作用散热，降低体温。

（2）注意事项

1）禁忌擦拭胸前区、腹部、颈部后面、足掌心，以免引起不良反应。

2）拭浴过程中注意观察患者反应，如出现面色变白、打冷颤、呼吸不正常时，应立即停止擦拭并报告医生。

3）擦拭腋窝、肘窝、手心、腹股沟、膝盖后面处稍用力并延长擦拭时间，以促进散热。

4）擦浴整个过程不宜超过 20 分钟。

2. 热疗法的作用及注意事项

1）促进浅表炎症的消散和局限：热疗可使局部血管扩张，血流速度加快，有利于身体中毒素的排出；并可改善血液循环，增强新陈代谢和白细胞的吞噬功能。在炎症早期用热疗，可以促进炎性渗出物吸收与消散；炎症后期用热疗，可促进白细胞释放蛋白溶解酶，有助于坏死组织的清除与组织修复，使炎症局限。

2）缓解疼痛：热疗能降低痛觉神经的兴奋性，改善血循环，减轻炎性水肿及组织缺氧，加速致痛物质（组胺等）的排出；又由于渗出物逐渐吸收，从而解除对局部神经末梢的压力；温热还能使肌肉、肌健、韧带等组织松弛，可解除因肌肉痉挛、强直而引起的不适感。

3）减轻深部组织的充血：热疗可使局部皮肤血管扩张，血流量增加，全身循环血量重新分布，减轻深部组织的充血。

4）保暖：热疗可促进血液循环，维持正常体温，使患者感到温暖舒服。常用于危重患者、儿童、老年及末梢循环不良患者的保暖。

(四) 超声波疗法

1. 概述　超声波是每秒振动频率在 20 kHz 以上的机械振动波。以超声波治疗疾病的方法称为超声波疗法。在超声波治疗的同时以超声波将药物透入的疗法称为超声透入疗法（图 4-47）。超声波在介质中传播时能量逐渐被吸收而衰减，在空气中衰减迅速。

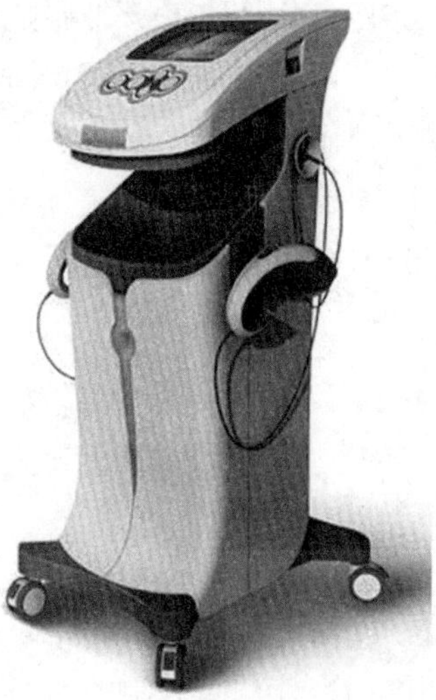

图 4-47　超声波治疗仪

2. 治疗作用　超声波的机械振动作用于人体时引起微细按摩效应、温热效应，以及多种理化效应而产生治疗作用。

1）神经兴奋性降低，神经传导减慢，有较好的镇痛、解痉作用。

2）加速局部组织血液循环，提高细胞膜通透性，改善组织营养，促进水肿消散。

3）刺激组织再生，骨痂生长。

4）促进结缔组织分散，松解粘连，软化瘢痕。

5）作用于神经节时可以调节其分布区神经血管和内脏器官功能。

6）动物实验示超声波有溶栓作用。

3. 治疗技术　传统的超声波疗法多采用频率为 800 kHz 的超声波，有连续波与脉冲波两种。近年研究采用 1～3 MHz 高频超声及 30～50 kHz 低频超声进行治疗。超声波治疗仪有 1 个或数个声头（换能器），各声头的直径不同，或输出的频率不同。常用的治疗方法有：

（1）接触法：先在治疗部位上均匀涂抹接触剂（声头耦合剂），接触剂的成分主要为石蜡油、甘油、凡士林、水等。进行超声透入疗法时可采用拟透入药物（如维生素、可的松等）的乳剂作为接触剂，或将药物加入接触剂中。再将声头置于治疗部位上。调节输出后操作者手持声头固定不动或缓慢做螺旋形或直线形反复移动，务必使声头紧压在皮肤上，不得留任何空气间隙。固定法时超声强度 0.1～0.5 W/cm^2，治疗 3～5 分钟；移动法时 0.5 W/cm^2，5～10 分钟，视部位大小而定。本法适用于表面较平坦的部位。

（2）水下法：在水槽或水盆内盛入经煮沸并且不含气泡的 36～38℃温水，患者治疗部位浸入水中，声头亦放到水面以下，距离皮肤表面 1～5 cm，固定或移动，强度和时间与接触法相同。本法适用于表面凹凸不平的手、足。

（3）水囊法：将不含气泡的水灌满小塑料袋或乳胶薄膜袋，袋的大小与治疗部位的大小相应，扎紧袋口，袋内不得有气泡。在患者治疗部位上涂接触剂后将水袋置于其上，再在水袋上面涂以接触剂，使声头紧压水袋进行治疗，本法适用于面积较小、表面不平的部位。

4. 注意事项　超声波治疗时声头与治疗部位之间不得有空气间隙，以免超声衰减，影响透入人体。切忌声头在空载时输出超声，以免损坏声头内的晶片。在骨表面治疗时，因超声引起骨膜振动，易致疼痛或热损伤，超声强度不宜过大。

5. 临床应用

（1）适应证：神经痛、软组织损伤、皮肤皮下粘连、关节纤维性强直、注射后硬结、血肿机化、狭窄性腱鞘炎、瘢痕增生、关节炎、冠心病等。

（2）禁忌证：恶性肿瘤、急性炎证、活动性出血，以及孕妇下腹部、眼、睾丸、小儿骨骺等部位。

（五）磁疗法

1. 概述　应用磁场治疗疾病的方法称为磁疗法，或称磁场疗法（图 4-48）。磁疗法操作简便，便于应用。

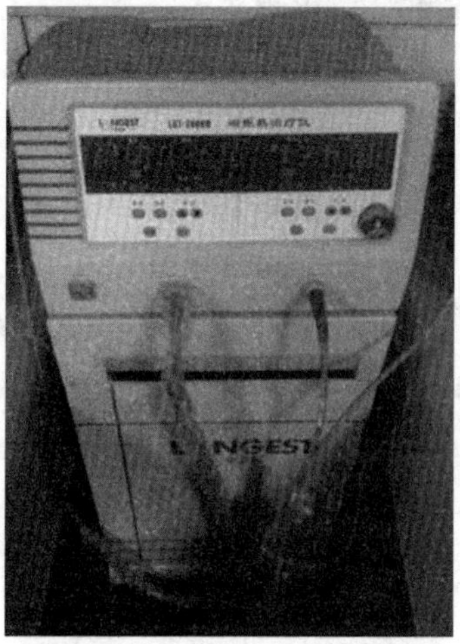

图 4-48　磁场治疗仪

2. 治疗作用　磁场作用于人体时可以改变人体生物电流与磁场的大小与方向，改变代谢与生物化学过程，也能通过穴位刺激影响经络的感传。

（1）降低神经末梢的兴奋性，提高痛阈，缓解疼痛。

（2）改善局部血液循环，促进渗出物吸收。

（3）使血管通透性增高，促进炎症产物排出，并增强免疫功能，促进炎症消散。

（4）加强大脑皮质的抑制过程，可改善睡眠调节自主神经的功能。

（5）强磁场对癌细胞有抑制、杀伤作用。

3. 治疗技术与临床应用

（1）静磁场疗法：应用恒定磁场治疗疾病的方法称为静磁场疗法。①直接敷磁法：将直径 1 cm 左右、表面磁感应强度为 0.05～1.1 T 的磁片敷贴于治疗部位皮肤上，每个部位可敷贴 1～2 片，同名极并列或异名极并列，总共最多 6 片。本法适用于软组织损伤、软组织炎症、关节炎、神经痛等。②间接敷磁法：将磁片缝制于衣服或用品上成为磁疗乳罩、磁疗腰带、磁疗腹带、磁疗护膝等磁疗用品，磁片通过织物间接作用于治疗部位。本法适用于乳腺小叶增生、腰背肌筋膜炎、胃肠功能紊乱、关节炎等。③耳磁法：将磁珠或小磁片敷贴于耳部穴位上，本法适用于神经症、溃疡病、支气管哮喘、胆石症等。

（2）动磁场疗法：应用动磁场治疗疾病的方法称为动磁场疗法。①旋转磁场疗法：采用旋磁治疗仪进行治疗的方法为旋转磁场疗法，其磁感应强度为 0.06～0.15 T，治疗 15～20 分钟，每日 1 次，10～15 次，适用于网球肘、软组织损伤、肋软骨炎、颞颌关节炎等。②电磁疗法：采用电磁治疗仪进行治疗的方法为电磁疗法，治疗时可根据治疗部位及病情选用不同脉冲频率与磁感应强度，磁感应强度为 0.1～0.8 T 不等，治疗局部可产生温热感，治疗 15～20 分钟，每日 1 次，10～15 次为一疗程，适用于关节炎、扭伤、骨性关节病、跟骨骨刺、神经痛等。

4. 注意事项

（1）磁片、磁头不得撞击、火烤，以免破坏磁场。

（2）勿使手表靠近磁片、磁头。

（3）永磁体磁片可反复使用多年，疗程结束后可妥善保存备用。

（4）进行直接敷磁法或耳磁法后，每 5～7 天检查一次局部皮肤，如无不良反应，可在原部位连续敷贴；如出现水疱，可改用间接敷磁法或更换敷贴部位，在磁片下垫一层纸或纱布。

（5）少数人进行磁疗尤以头颈部磁疗后出现头晕、恶心、心悸、气短等反应，轻者不需处理，可继续磁疗；重者一般于减少所敷的磁片或减弱磁感应强度后或停止磁疗后反应即消失，无后遗症。

（6）磁疗禁用于戴有心脏起搏器者。

（六）冲击波疗法

冲击波是利用高压导致水分爆炸而产生的声波能量，这些声波由反射器反射后集中成高能量的冲击波（图 4-49）。冲击波的能量是超音波的一千倍左右，在人体造成物理冲击，刺激生长激素释放，导致微血管新生，达到组织再生以及修复的功能，对肌腱筋膜病变的慢性疼痛及骨折未愈合有很好的疗效。

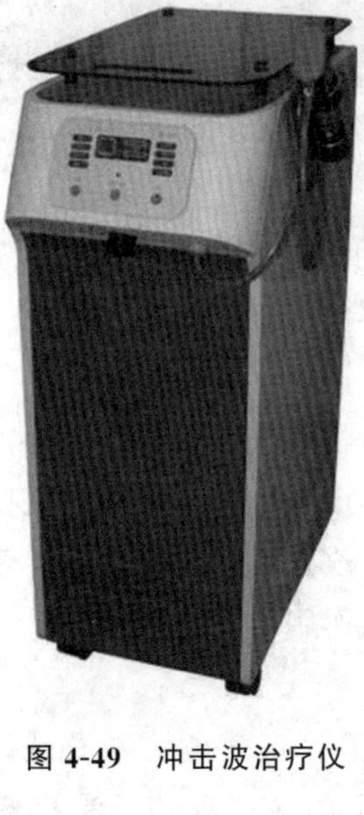

图 4-49　冲击波治疗仪

1. 适应证　肩峰下滑膜炎、肱二头肌长头肌腱炎、肱骨内上髁炎、弹响髋、胫骨结节骨骺炎。

2. 禁忌证

（1）全身性因素：严重的胀痛装有心脏起搏器患者，出血性疾病使用抗免疫药剂者，各类肿瘤患者，血栓形成患者，骨未成熟痛者，孕妇、妊娠者。

(2) 局部因素：各种感染及皮肤破溃症、肌腱及筋膜急性松动关节内渗液者，冲击波焦点位于胫及脊髓组织者，冲击波焦点位于大血管及全身神经走行冲击波缩及骨感染者，大段骨缺损大于1 cm者。

3. 冲击波治疗的注意事项及健康教育

(1) 进行冲击波治疗时，应除去病员局部身上衣物，询问患者身体健康情况，解除患者精神紧张情况，随时注意患者表情。

(2) 爱护理疗仪器，使用前检查，使用后擦拭，定期检查维修。要避免震动损坏导子。理疗机器每次治疗后应有数分钟的休息。

（许明军　陈　芳）

第七节　水　疗

一、水疗的作用机制

应用液态的水与身体各部分密切接触、传递刺激而产生治疗作用称为水疗法。水疗是古老的物理疗法，近年人们更进一步研究与发展了水疗在康复治疗中的良好作用。

1. 温度作用　水的比热大，热容量大，导热性强，因此，水疗的温度作用明显。可使血管扩张充血，促进血液循环，使神经兴奋性降低，肌张力下降，疼痛减轻。浴水中加入适量气体可增加温度的刺激作用。

2. 机械作用　水的静压可增强呼吸运动和气体代谢，压迫体表静脉和淋巴管，促使血液和淋巴液回流。水的浮力可使浸入水中的身体或肢体重量减轻，更便于活动和功能训练。水流对皮肤有温和的按摩作用。水射流对人体有较强的机械冲击作用，引起血管扩张，神经兴奋性增高。

3. 化学作用　水是良好的水溶剂，可以溶解许多物质，水中加入某种药物、化学物质或气体，会产生明显的化学刺激作用，致机体产生相应的反应。

二、水疗的适应证与禁忌证

1. 适应证　皮肤瘢痕增生、粘连、血肿机化、关节纤维性强直、肩关节周围炎、狭窄性腱鞘炎、注射后浸润、静脉炎后硬索、慢性盆腔炎、肠粘连、神经痛等。

2. 禁忌证　包括恶性肿瘤、急性炎症、出血倾向、局部有金属异物、装有心脏起搏器者，以及心区、孕妇腰腹部位等。

三、水疗常用技术

（一）浸浴

患者的全身或一部分浸入水中进行治疗的方法称为浸浴。

1. 全身淡水浴　浴盆内注入 2/3 水量（200～250L）的淡水，患者半卧于浴盆中，头颈胸部在水面以上。

2. 温水浴与不感温水浴　温度分别为 36～38℃及 33～35℃，每次 10～20 分钟，每日 1 次，10～15 次为一个疗程，有较明显的镇静作用，适用于兴奋过程占优势的神经症、痉挛性瘫痪等患者。

3. 热水浴　温度在 39℃以上，每次 5～10 分钟，每日或隔日 1 次，10 次为一个疗程，有明显的发汗、镇痛作用，适用于多发性关节炎、肌炎等患者，治疗时需用冷毛巾冷敷额部，以防过热。

4. 冷水浴与凉水浴　温度分别在 25℃以下及 25～32℃，每次 3～5 分钟，隔日 1 次，10 次为一个疗程，有提高神经兴奋性作用，适用于抑制过程占优势的神经症。

（二）全身药物浴

在浸浴的淡水中加入适量药物，药物通过皮肤产生治疗作用，有的药物蒸气通过呼吸道吸入也产生治疗作用。

1. 盐水浴　浴水中加入海盐 1～2 kg，水温 38～40℃，适用于多发性关节炎、肌炎、神经炎等。

2. 松脂浴　浴水中加入松脂粉或松脂流浸膏 50～100 g，水温 36～38℃，适用于兴奋过程占优势的神经症、高血压病Ⅰ期等。

3. 苏打浴　浴水中加入碳酸氢钠 75～100 g，水温 37～38℃，适用于银屑病等皮肤角质层增厚的皮肤病。

4. 中药浴　浴水中加入一定成分的中药，用以治疗皮肤病、关节炎等。

（三）全身气泡浴

空气压缩机向浴盆底面或四壁压入气泡，使浴水中含有直径 0.2 mm 以上大小不等的气泡。气泡浴除具有淡水浴的上述作用外，气泡破裂所产生的机械力对体表起微细按摩作用；气泡附着于体表时因其导热性小于水而形成温差，有助于改善血液循环。气泡浴时多采用 37～38℃的温水，每次 10～20 分钟，每日或隔日 1 次，15～20 次为一个疗程，适用于肢体瘫痪、周围血液循环障碍等患者（图 4-50）。

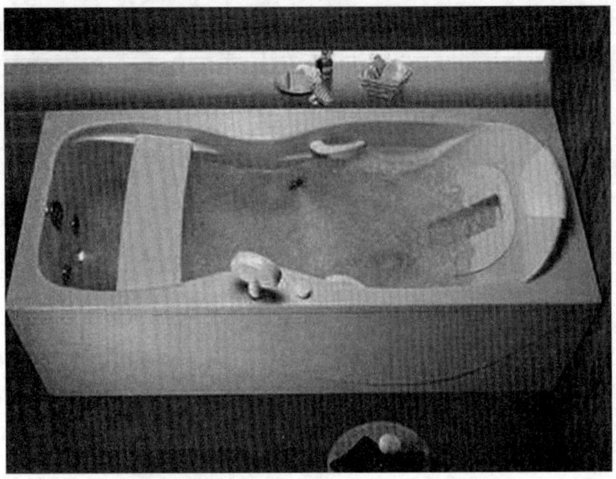

图 4-50　气泡浴盆

（四）漩涡浴

漩涡浴槽中装有涡流发生器，可使水发生漩涡，水流对人体发生较强的机械刺激作用，同时具有气泡的作用、温度的作用。漩涡浴有全身浴、上肢浴、下肢浴等不同方式。治疗时可使喷嘴对准治疗的重点部位，水温37～42℃，15～30分钟，每日或隔日1次，10～20次为一个疗程。适用于关节炎、肌炎、神经痛、肢体瘫痪、雷诺病等患者。

(五) 蝶形槽浴

1. *治疗机制*　应用蝶形槽进行水浴治疗的方法称为蝶形槽浴，又称哈伯特槽浴（图4-51）。浴槽附有涡流发生器、气泡发生器、局部喷射装置、水循环过滤装置。有的还有运送患者的升降装置。蝶形槽浴的横截面呈蝶形或8字形，可供患者上下肢伸展活动。

2. *治疗方法*

(1) 治疗时浴槽内注入2/3水量的淡水，水温38～42℃，可根据治疗需要加入氯化钠或抗感染药物。

(2) 活动不便的患者躺在担架上，由升降装置送入水槽中。患者半卧于水中，露出头颈胸部，治疗时可加用涡流、气泡、水流喷射。

(3) 治疗师在槽浴外为患者做水中按摩，协助患者做水中运动，每次治疗10～20分钟，治疗完毕以升降装置将患者送出浴槽。

(4) 每日或隔日治疗1次，适用于肢体瘫痪、周围血液循环障碍、关节功能障碍、大面积烧伤、压疮等。

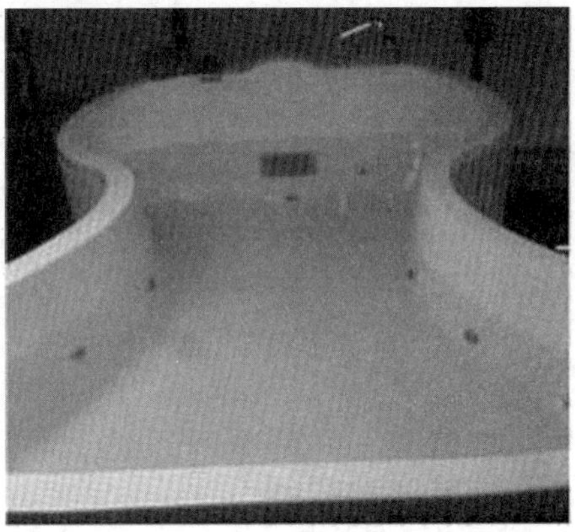

图4-51　蝶形槽浴

(六) 水中运动

1. *治疗机制*　在水池中进行运动训练的方法称为水中运动，有温热、浮力、运动等作用。水中运动池的一端较浅，另一端较深，池中设有治疗床（椅）、肋木、双杠等设备，以及充气橡皮圈、软木、泡沫塑料块等。

2. *治疗方法*

(1) 水温38～42℃，每次治疗15～30分钟，每日或隔日1次，15～20次为一个疗程。

(2) 患者在水中躺（或坐）在治疗床（椅）上，或抓住栏杆沿浮力方向运动或在水面上做水平面支托运动。或借助漂浮物做反浮力方向的抗阻运动，或借助双杠、栏杆作步行训练、平衡训练、协调训练。

(3) 由于水有阻力，各种活动宜缓慢进行，可由治疗师保护和指导水中运动。

(4) 适用于脑卒中偏瘫、颅脑损伤、脊髓损伤、关节活动功能障碍、强直性脊柱炎、类风湿关节炎、周围神经损伤等患者。

三、水疗的注意事项及健康教育

（1）水疗前后需测量患者的生命体征。

（2）水疗前需用消毒药水冲洗会阴部及双脚浸泡消毒药水中 10 分钟，水疗前后均用温热水冲洗。

（3）水疗室应光线充足，通风良好，地面防滑，室温 22～23℃，相对湿度在 75%以下。

（4）应保证水源清洁，无污染。浴器尤其是烧伤患者所用的浴器及浴水、浴巾等用品，使用后应及时消毒。定时做细菌学检查。

（5）水疗禁用于传染病、心肺肝肾功能不全、严重动脉硬化、恶性肿瘤、妊娠、活动性出血、发热、皮肤破溃、炎症感染者。

（6）患者饥饿或饱餐后 1 小时内不得进行水疗，水疗前排空二便，妇女月经期暂停水疗。

（7）体弱、行动不便、年老、年幼患者进行水疗时需注意保护，防止跌倒或淹溺。

（8）全身水疗后应立即穿衣，休息 20～30 分钟，适量饮水，必要时测心率、血压，无不良反应后方能离去。

（9）水疗环境潮湿，预防跌倒，水疗后注意保暖，预防感冒。

（许明军　李久虎）

第八节　运动疗法

一、肌力训练

（一）训练目的及原则

1. 训练目的　训练的目的并非使肌肉纤维数量增加，主要是使肌肉产生适应性改变，从而增强肌力。

2. 训练原则　应遵循阻力训练原则、超量恢复原则等。

（二）适应证与禁忌证

1. 适应证　失用性、神经源性肌萎缩、关节源性肌无力、脊柱不稳等。

2. 禁忌证　关节肿胀急性炎症期、骨折未愈合又未作内固定、骨关节肿瘤、全身情况较差、严重的心肺功能不全等。

（三）训练方法

1. 等长训练　等长抗阻训练时，肌张力明显升高，但不产生关节运动。10 次/组，10 组/天，肌肉每次持续收缩 6 秒，组间休息 10 秒（图 4-52）。

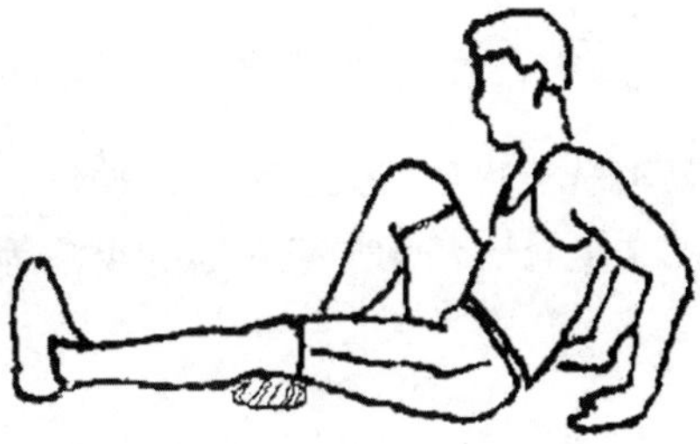

图 4-52　股四头肌等长训练

2. 等张训练　训练时作用于肌肉上的阻力恒定，产生关节运动，但肌张力不变。10 次/组，10 组/天，肌肉每次持续收缩 6 秒，组间休息 10 秒（图 4-53）。

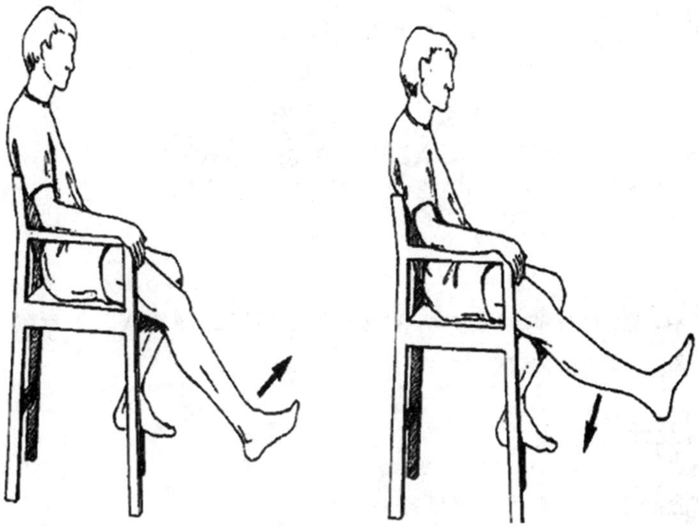

图 4-53　股四头肌等张训练

3. 等速训练　必须借助专门的等速训练器进行训练。适用于 3 级以上肌力的患者训练。

4. 主动训练　适用于 3 级以上肌力的患者训练，训练时需注意正确的姿势和体位。

（四）注意事项

（1）根据患者的肌力水平选择合适的运动量。

（2）训练中根据肌力的变化要注意阻力的调节。

（3）选择合适的训练地点、体位、姿势。

（4）注意观察心血管的反应，避免用力时憋气。

二、关节活动度训练

（一）训练目的及原则

1. 训练目的　目的是运用多种康复训练的方法增加或维持关节活动度，提高肢体运动能力，预防并发症。

2. 训练原则　遵循早期活动、无痛原则，做到全范围活动，并结合软组织的牵伸动作。

（二）适应证与禁忌证

1. 适应证　骨折固定术后、韧带重建术后、关节粘连、偏瘫、截瘫等。

2. 禁忌证　关节不稳定、骨折未愈合、活动加重疼痛和炎症等。

（三）训练方法

1. 被动运动　患者通过自身或外力（人或器械）的辅助下完成关节的全范围活动。每一动作重复30次，每天2次（图4-54）。

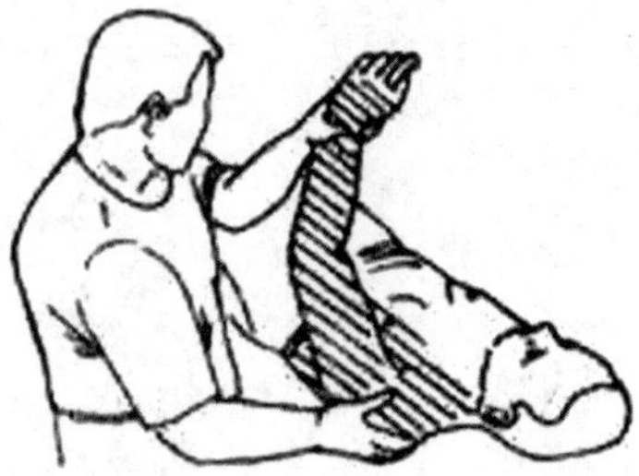

图4-54　肩关节的被动活动

2. 主动运动　患者通过自身肌肉的主动收缩来完成指定的动作或关节运动，从而维持和增加关节活动度。每一动作重复30次，每天2次。

（四）注意事项及健康教育

（1）病情稳定的情况下，关节活动越早越好。

（2）活动训练时要达到关节的全范围。

（3）训练后如果患者炎症反应和疼痛加重，应立即停止。

（4）训练必须结合患者情况制订合理、安全、有效的训练计划。

三、软组织牵伸训练

（一）训练目的及原则

1. 训练目的　运用自身或外力（人工、机械等）拉伸短缩或挛缩的组织，并使其延长，重获组织的伸展性和弹性，降低肌张力，改善或恢复关节的活动范围。

2. 训练原则　遵循无痛原则，早期进行。

（二）适应证与禁忌证

1. 适应证　各种原因（制动、内外固定、失用等）所致的软组织挛缩、粘连、关节活动受限等。

2. 禁忌证　关节内或关节周围组织急性炎症期、新近发生的骨折、牵伸时出现剧烈疼痛、神经损伤或修复术后1个月内、已经出现关节僵硬等。

（三）训练方法

1. 被动牵伸　通过治疗人员徒手或利用器械对活动受限的关节和挛缩的组织进行拉长（图4-55）。

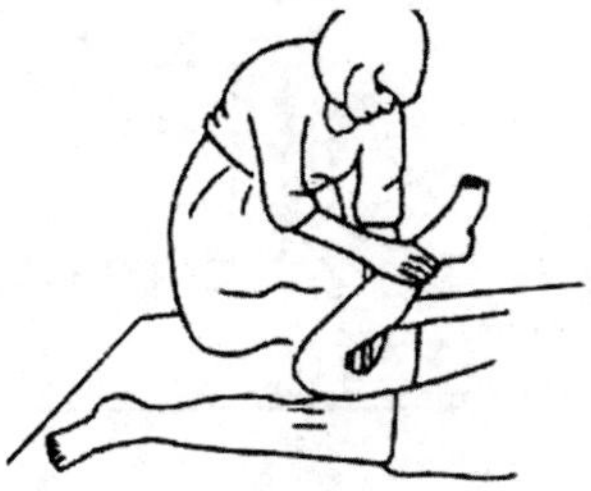

图4-55　股四头肌的被动牵伸（患者俯卧，将小腿屈曲向臀部靠近）

2. 自我牵伸　指患者利用体位改变、肢体运动、自身重量等作为动力来源将肢体移动到某一位置的软组织拉伸训练。机械牵伸不少于 20 分钟，被动牵伸一般 15 秒/次、3～5 次/组、1～2 组/天（图 4-56）。

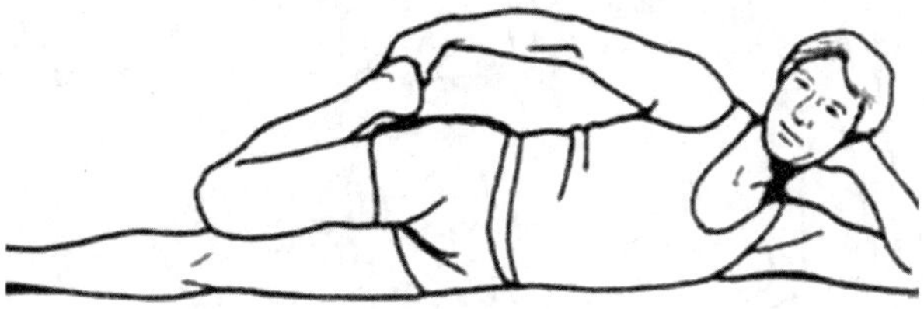

图 4-56　股四头肌的自我牵伸（侧卧，将小腿屈曲向臀部靠近）

（四）注意事项及健康教育

（1）计划牵伸的部位先行功能评估，明确受限的关节和挛缩的组织。

（2）避免过度牵伸引起组织水肿。

（3）避免过度牵伸张力低下的组织。

（4）注意牵伸技术参数的设置，包括体位、方向、强度及时间。

四、平衡、协调性训练

（一）训练目的及原则

1. 训练目的　利用多途径的康复训练手段，激发姿势反射，加强前庭器官的稳定性和提高肢体的控制能力。

2. 训练原则　遵循由易到难的原则，强调重复性训练、针对性训练、综合性训练。

（二）适应证与禁忌证

1. 适应证　各种原因所致的平衡、协调功能障碍等。

2. 禁忌证　骨折、关节脱位未愈合者，重度认知功能障碍，严重疼痛或肌力、肌张力异常而不能维持平衡或致协调障碍等。

（三）训练方法

1. 平衡训练　包括卧位训练（图 4-57）、坐位训练、立位训练（图 4-58）。

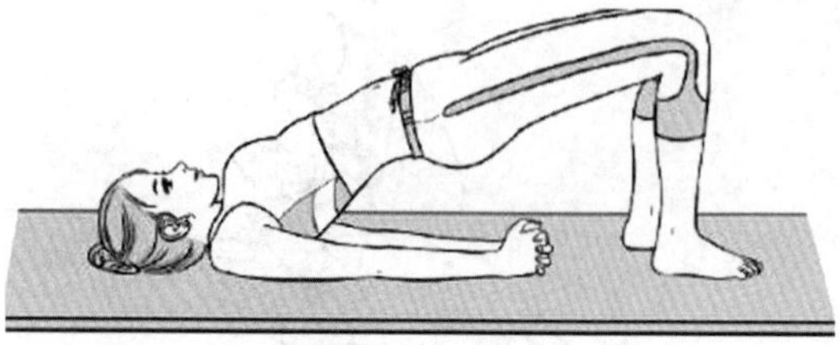

图 4-57　卧位训练

（桥式运动以脚和肩部为支点，躯干和骨盆向上抬起，并保持在同一直线上）

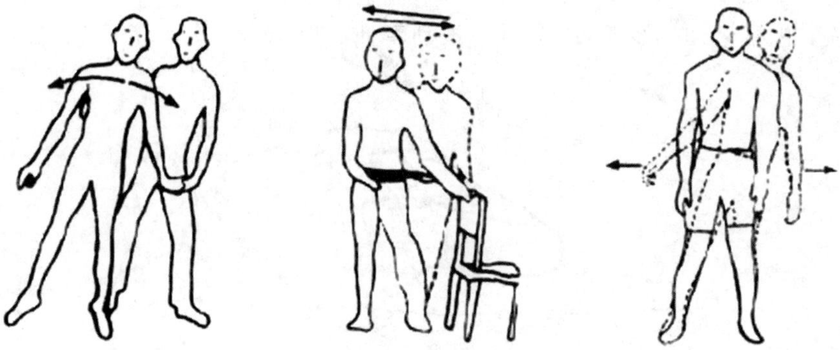

(1)　(2)　(3)

图 4-58　立位训练

（立位平衡训练患者可前后、左右转移重心）

2. 协调性训练

（1）轮替训练：根据关节活动的方向交替以相同的动作活动双侧的肢体，并逐渐加快速度。

（2）方向性动作训练：指鼻、对指练习等。

（四）注意事项及健康教育

（1）平衡功能训练时，可以通过镜子进行姿势矫正。

（2）平衡训练中，患者在安全的条件下不要立即去帮助，治疗者可通过口令引导患者保持姿势。

（3）当患者有严重的心肺疾患、重度感染或严重的痉挛等，则不适合训练。

（4）患者训练时要有人在旁边进行监护，以免发生跌倒。

五、心肺功能训练

（一）训练目的及训练原则

1. 训练目的　采用积极主动的心理、身体、行为及社会活动的综合训练及再训练的方法，帮助心肺功能疾患的患者改善和缓解症状，提高其生活质量。

2. 训练原则　遵循早期锻炼、个体化治疗、循序渐进、持之以恒的原则。

（二）适应证与禁忌证

1. 适应证　包括支气管炎、肺气肿、胸膜炎、胸部手术后、肺结核、尘肺，慢性心力衰竭、高血压、冠脉旁路移植术后、心脏瓣膜移植术后等。

2. 禁忌证　所有未经医生批准和未经治疗师评估的心肺疾患。

（三）训练方法

1. 缩唇呼吸　用鼻吸气、呼气时嘴唇缩紧呈吹口哨状，吸与呼时间比为 1∶2。做到深吸慢呼，缩唇程度以不感到费力为宜。

2. 腹式呼吸　卧位，手置于腹部，吸气时腹部的手有向上抬起的感觉。呼气时，腹部的手轻加压力，用缩唇呼吸呼出气体，呼与吸时间比为 2∶1（图 4-59）。

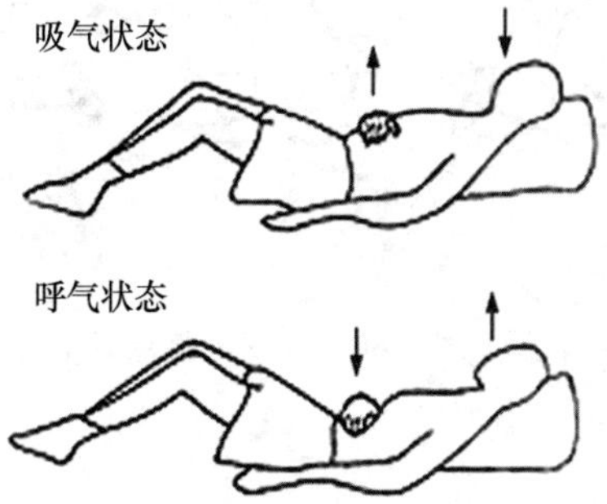

图 4-59　腹式呼吸

3. 咳嗽训练　坐位下深吸气后闭气 2 秒，然后突然发“K”的声音伴连续两次的双重咳嗽。术后患者可抱枕练习，减轻伤口疼痛。

4. 有氧训练　大肌群参与的中等强度、节律性、持续时间长，周期性、动力性，以提高机体代谢能力的训练方法。该训练必须在医生或治疗师指导下完成。

（四）注意事项及健康教育

（1）对有呼吸困难的患者，给予氧气吸入，维持呼吸通畅。

（2）尽量不要让患者努力呼吸，呼气时需有意识放松，避免增加气道阻塞，诱发支气管痉挛。

（3）训练时避免呼吸急促和过度换气，做 3～4 次呼吸训练即可。

（4）患者需要了解自己的病情并加强自我生活习惯的管理。

六、神经发育疗法（以 Bobath 技术为例）

（一）基本目的及原则

1. 基本目的　Bobath 技术是以运动发育控制理论为基础，通过抑制不正常的反射、姿势及异常模式，尽可能地诱发正常的运动，以提高患者功能、活动及参与能力的治疗技术。

2. 治疗原则　遵循早期进行、循序渐进、个体化治疗、整体治疗的原则。

(二) 适应证与禁忌证

1. 适应证　脑瘫、偏瘫、截瘫、帕金森等。

2. 禁忌证　生命体征不稳定。

(三) 常用技术

1. 控制关键点　在不同体位下通过对患者身体关键部位进行操作，达到抑制异常运动模式的目的。关键点包括：头、躯干、胸骨柄下段、肩、骨盆、拇指等（图 4-60，图 4-61）。

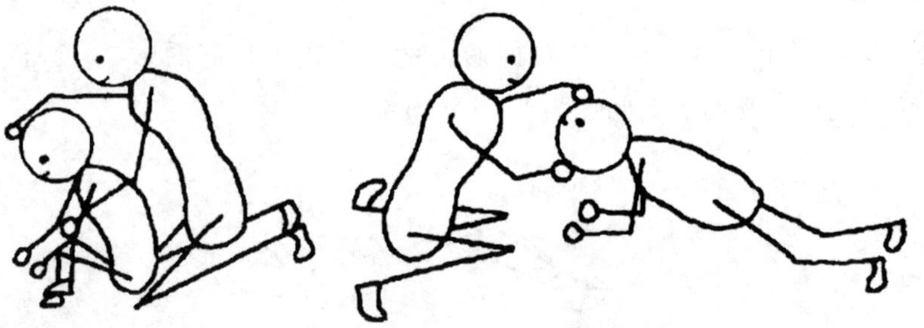

(1)　　(2)

图 4-60　头部关键点调节

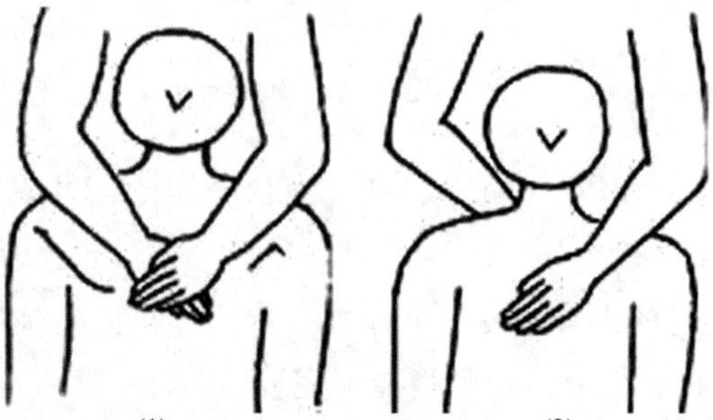

(1)　　(2)

图 4-61　胸部关键点调节

2. 良肢位摆放　要求患侧上肢外展、外旋，伸肘，前臂旋后，伸腕或指、拇指外展，下肢轻度屈髋、屈膝，内收、内旋，背屈踝、趾（图 4-62）。

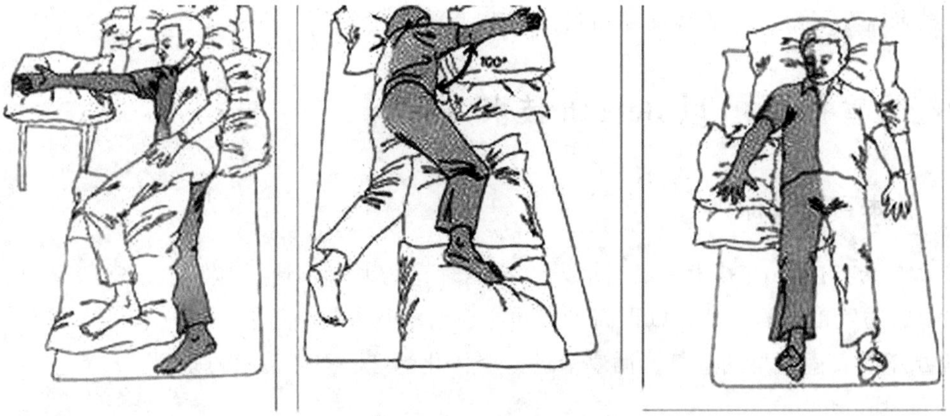

图 4-62　良肢位摆放

3. 促进正常姿势反应 包括翻正反应、平衡反应等。

(四) 注意事项及健康教育

(1) 给予患者及家属必要的解释和心理支持，使患者积极配合，主动参与。

(2) 治疗者必须具备有一定的神经解剖及神经生理学等医学基础知识。

(3) 关键点的手法操作动作应缓慢，避免引起肌张力增高。

(4) 治疗时应遵循运动发育的规律，循序渐进。

(刘 飞 彭丹丹)

第九节 作业治疗

一、骨骼肌肉系统疾病和烧伤的作业治疗

1. 基本目的 作业疗法是采用有目的、有选择性的作业活动（工作、劳动以及文娱活动等各种活动），使患者在作业中获得功能、活动及参与的能力。

2. 训练原则 骨科疾病患者应遵循整复、固定、功能锻炼的原则。

3. 适应证 上、下肢骨折，手部骨折，骨关节炎，关节置换术后，截肢，断肢再植，烧伤等。

4. 作业治疗的方法

(1) 不同阶段，应选择与之相适应的作业活动种类和时间。

(2) 被选择的作业活动应符合患者的需求，具有趣味性，能使患者积极主动参与。

(3) 作业活动可按照需求的技能设计。如单侧上肢骨折的患者需要训练用单手梳洗、穿脱衣物、书写、开门等；人工髋关节置换的患者需要训练体位转移等技巧。

5. 作业治疗的注意事项及健康教育

(1) 上肢是一个功能单位，主要注重手的运用。

(2) 要关心患者的如厕、床椅转移、上下台阶以及出入浴盆、厨房等能力。注意地面地毯放置的安全性，必要时指导患者改造环境、设置无障碍设施，预防跌倒。

二、成人神经系统疾病的作业治疗

此部分主要介绍脑卒中的作业治疗。

1. 基本目的 采用各种作业治疗手段，最大限度地促进功能障碍的恢复。充分强化和发挥残余功能，通过代偿、辅具或环境改造等，使患者生活自理，回归家庭和社会。

2. 训练原则 遵循早期介入、循序渐进、持之以恒、团体协作的原则。

3. 适应证 各阶段的脑卒中。

4. 作业治疗方法

(1) 急性期作业治疗：良肢位摆放、体位转换、肢体被动活动等（图 4-63)。

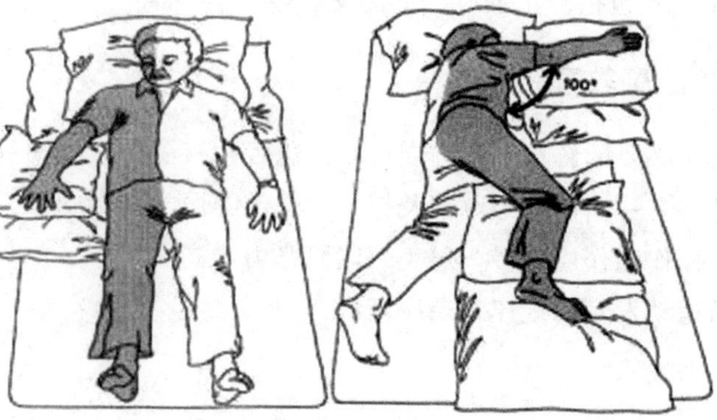

图 4-63 良肢位摆放

（2）恢复期作业治疗：床上与床边活动、坐位活动训练、坐位站起训练、转移训练、平衡训练等（图 4-64，图 4-65）。

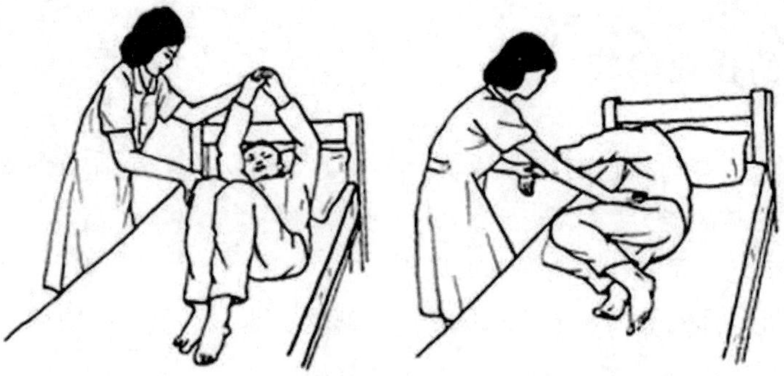

图 4-64 体位转移

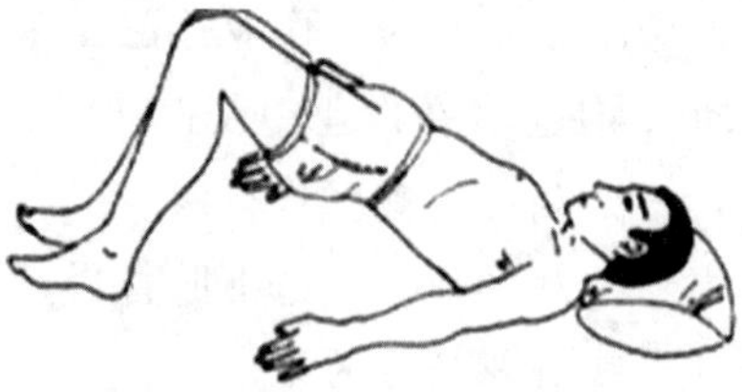

图 4-65 桥式运动

（3）后遗症期作业治疗：主要以强化和代偿训练、环境改造、职业训练为主。

4. 注意事项及健康教育

（1）预防在转移、搬运过程中的摩擦及长时间固定体位形成压疮。

（2）注意预防体直立低血压、肩手综合征、肢体痉挛等的出现。

三、发育及发育障碍的作业治疗

1. 基本目的及训练原则

（1）训练目的：利用作业活动的设计，调动患儿的各种感官参与，促进感觉功能的整合与协调发展，使之能主动地配合训练。让患儿把新学的技能能转移到实际生活中去，为生活自理、回归家庭和社会创造积极条件。

（2）训练原则：早发现、早治疗，促通与抑制训练并用，家庭训练和医院训练相结合。

2. 适应证　脑瘫、精神发育迟滞、学习障碍、自闭症等。

3. 作业治疗方法　促进上肢粗大运动功能及手的精细运动功能，发展日常生活活动技巧，环境改造和辅助技术等。

4. 注意事项及健康教育　作业治疗要符合患儿的兴趣，尽可能地主动参与，注意患儿的安全。

四、心理社会障碍的作业治疗

1. 基本目的　主要治疗目的是协助训练及支持心理社会功能障碍者恢复生活和工作的信心，积极地适应和融入生活环境，从而回归家庭和社会。

2. 适应证　脑器质性与躯体疾病所致的精神障碍，精神分裂症，情感型、偏执型障碍，心理、生理、精神障碍，人格障碍与性心理障碍等。

3. 作业治疗方法　以小组活动的方式开展社交技巧训练、日常生活技巧训练、文娱训练等。

4. 注意事项及健康教育　多鼓励患者积极主动参与各项社会、家庭活动，提高其参与活动的信心和能力，活动中注意保护患者及自身的人身安全。

五、环境改造的健康教育

环境改造是指对存在永久性功能障碍或缺失的患者，对其环境进行适当的调整，使环境更能够适应其工作、生活、学习的需要。环境改造包括：辅助器具的使用、环境物理结构的改造、使用物件的改造及作业活动的调整。同时，更需要社会公共的无障碍设施的支持。

（刘　飞　彭丹丹）

第十节　言语、心理疗法

一、言语训练

（一）基本目的

言语治疗的目的是通过给予某种刺激，使患者做出反应。促进交流能力的获得或再获得。正确的反应要反复强化（正强化），错误的反应要加以更正（负强化）。

（二）适应证

原则上所有的言语障碍都是治疗的适应证，但有明显的意识障碍、情感或行为异常的患者和精神障碍患者不适宜行言语训练。

（三）常见的言语训练

1. 失语症的训练　包括听理解训练、阅读理解训练、语言表达训练、构音训练、文字表达训练、音乐训练等。

2. 构音障碍训练

（1）舌唇运动：训练唇的开合，舌的前伸、后缩、上举、向两侧的运动等。

（2）发音训练：舌唇运动改善后让患者练习无声的构音动作，最后轻声地引出靶音。

（3）减慢言语速度：让患者随节拍和拍击节律进行训练。

3. 语言发育迟缓训练　共分为五个阶段。

（1）阶段1的训练：训练时利用各种方法、玩具，使儿童能充分注意外界的存在。

（2）阶段2的训练：训练儿童对日常事物的理解、选择和匹配能力，并能听懂事物的名称和要求。

（3）阶段3的训练：此阶段的儿童为事物的符号形式形成阶段。训练顺序为：符号形式形成-言语理解-言语表达。

（4）阶段4的训练：此阶段的儿童要扩大词汇量，并把已学过的词组成词句，从不完整句到主谓宾句、简单修饰句等。

（5）阶段5的训练：此阶段的儿童主要学习组词成句的规则，能理解和自己说出被动句。

（四）注意事项及健康教育

（1）抓住训练时机。

（2）注重反馈的重要性、关注患者的状态。

（3）确保交流手段。

（4）合理安排训练的次数和时间。

二、吞咽障碍训练

（一）吞咽障碍训练的目的

早期进行吞咽功能训练，可防止咽下肌群失用性萎缩，加强舌和咀嚼肌的运动，提高吞咽反射的灵活性，改善摄食和吞咽能力，减少并发症。同时可以增强患者自我生存的能力，提高生活质量，减少社会、家庭的负担。

（二）适应证

脑血管疾病后引起的吞咽功能障碍，如进食困难、饮水呛咳等。也适用于神经、肌肉病变。

（三）训练方法

1. 间接训练法　口唇闭锁练习、下颌运动训练、舌的运动训练、冷刺激、构音训练、声带内收训练、咳嗽训练、促进吞咽反射训练等。

2. 直接训练法　如进食训练等。

（四）注意事项及健康教育

（1）训练过程中遵循循序渐进原则，注意安全，预防误吸及食物呛咳引起的窒息。

（2）进食过程中保持安全舒适的体位。

三、肢体功能障碍的心理康复训练

（一）肢体功能障碍患者的心理康复原理

心理康复要从生物-心理-社会角度出发，运用心理支持、认知行为疗法等方法，对肢体功能障碍患者出现的心理问题和障碍制订出个性化方案进行干预。提高患者自我认知能力、培养健全的人格、提高社会适应能力。

（二）适应证

脑卒中、脑外伤后抑郁，截瘫的心理应激反应，帕金森患者的情绪问题，关节功能障碍患者的情绪问题等。

（三）临床常见的训练方法

1. 脑血管意外的心理康复训练方法　主要有心理支持、人际关系治疗、认知行为治疗、婚姻家庭治疗等心理康复方法。

2. 脊髓损伤后的心理康复训练方法　针对患者不同心理阶段采取相应的训练方法。

（1）无知期：此时不宜和患者过早谈及真实病情，以免引起患者强烈的情绪反应。

（2）否认期：尊重患者，认真倾听患者的想法。逐渐透露真实的病情，使患者在不知不觉中逐步接受自己的病情。

（3）抑郁期：主要采用共情的方法与患者沟通，帮助患者疏导抑郁的情绪。

（4）被动依赖期：帮助患者建立一个比较合理的认知模式，让他们学会应对各种问题的策略和方法。

（5）适应期：以行为治疗和认知行为治疗的方法帮助患者学习一些人际交往的技巧，以便更好地适应家庭和社会。

3. 截肢后的心理康复　常采用心理支持治疗、认知治疗、放松治疗等。

（四）注意事项及健康教育

（1）治疗环境一定要安全。

（2）治疗者要与患者建立良好的治疗关系，做到换位思考。

（3）帮助患者充分利用自身资源，提供鼓励支持，并创造适当的挑战机会。

（4）必要时给予患者家属心理支持和帮助，为患者提供良好的家庭环境。

（刘　飞　彭丹丹）

第十一节　假肢、矫形器应用的健康教育

一、假肢技术的应用

（一）假肢使用、训练技术（以大腿假肢为例）

1. 站立位的平衡训练　见图4-66。

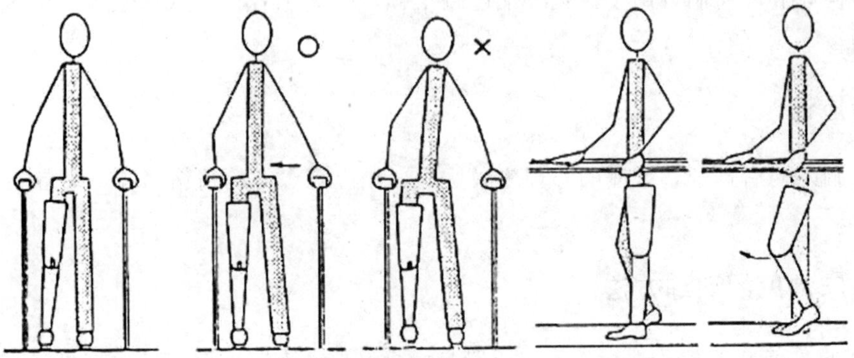

图 4-66　站立位的平衡训练

2. 平衡杠内前后踩脚训练　见图 4-67。

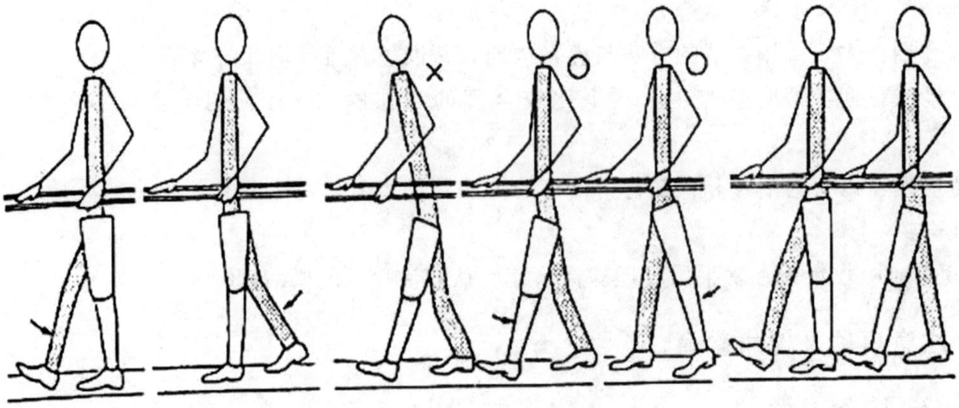

图 4-67　平衡杠内前后踩脚训练

3. 平行杠内的步行训练　见图 4-68。

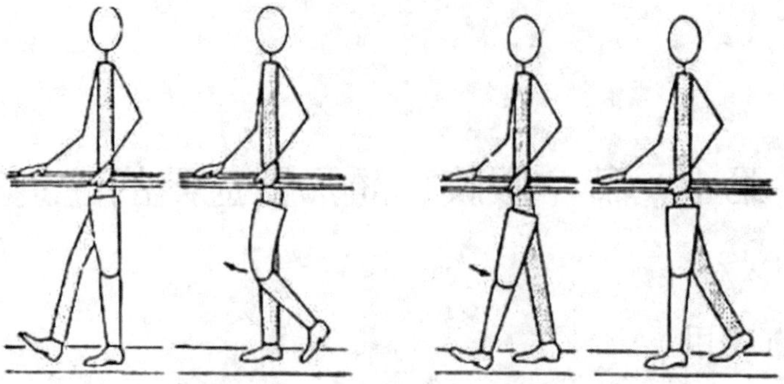

图 4-68　迈步训练和交替迈步行走

(二) 假肢使用的健康教育

残端的绷带包扎是关键（图 4-69）。

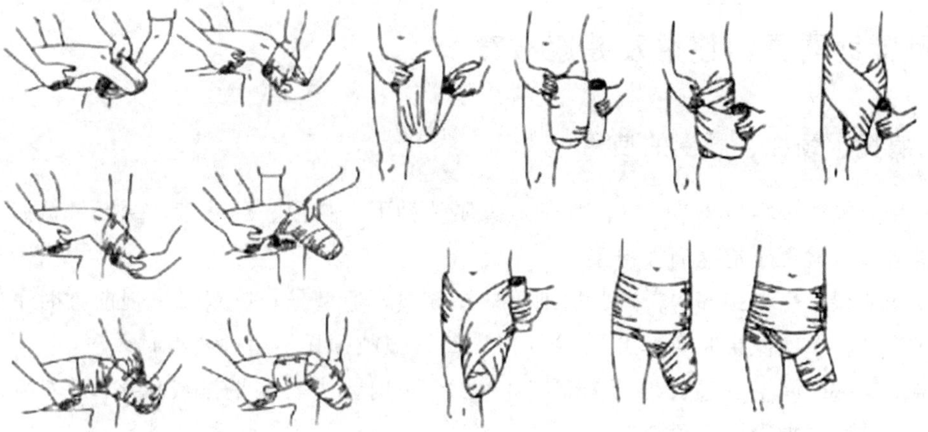

图 4-69　下肢的残端包扎

二、常用矫形器的应用

(一) 脊柱矫形器的使用及健康教育

1. 颈椎矫形器　用于需要固定或保护的颈部疾病（寰枢关节半脱位、颈椎骨折、先天性斜颈等）。症状缓解后应及时更换限制性较小的颈围或停止使用，并适当进行颈部肌力训练，防止肌萎缩。

2. 胸腰骶椎矫形器　用于腰肌损伤、椎间盘突出、椎体滑脱、压缩性骨折等，可增加胸腰椎稳定性，控制活动、缓解疼痛。病情缓解后应行适当的功能训练。

3. 脊柱侧弯矫形器　主要用于 Cobb 角在 20°～45°的脊柱侧弯患者，并需要每天做矫正体操辅助治疗。

(二) 踝足矫形器的使用及健康教育

踝足矫形器主要用于神经损伤、足踝关节骨折、肌肉韧带软组织损伤、足踝发育畸形等。

1. 中枢、周围神经损伤　通过佩戴矫形器，可控制患侧肢体在站立行走过程中的异常活动和肌痉挛，提高步行的稳定性和协调性，预防足部畸形的发展。

2. 足踝骨折、脱位　常用的足踝矫形器有低温板材定制类和软性踝足矫形器（如弹性绷带、护踝）。

(三) 髋膝踝足矫形器的使用及健康教育

主要适用于小儿麻痹后遗症、脊髓损伤、脊椎裂等疾病引起的截瘫。以膝踝足矫形器为基础，增加了髋关节铰链和骨盆带。对于大部分的患者会存在穿脱不便的情况，因此，增强上肢肌力是关键。

(四) 低温支具的使用及健康教育

低温热塑板材的强度相对较低，因此，主要用于上肢矫形器的制作和配置，部分可用于维持躯干、下肢的稳定性。使用低温热塑板材矫形器时应在生物力学基础上，通过矫形器的作用使关节置于功能位，保持肢体的良好对线。

三、常用辅助器具的使用及健康教育

（一）肩托、颈托、腰围的使用

（1）肩托要确保包容肩关节，在治疗师或家属帮助下牵拉前、后粘带，绕至健侧腋下处固定。粘带牵拉应松紧适度，避免压迫健侧腋神经。

（2）颈托应根据患者颈部的长短、粗细等选择佩戴合适型号，以双目平视前方时下颌与胸骨柄上缘的垂直距离为准。单次佩带时间为1～2个小时，每日佩戴颈托不超过8小时。

（3）腰围穿戴时间不宜过长，单次穿戴1～2个小时，当长期坐车或伏案工作时可延长穿戴时间。有的腰围含有乳胶或橡胶，需预防过敏。

（二）弹力袜的使用

（1）根据患者的腿部症状选择合适的弹力袜压力。

（2）根据病变的部位及尺寸选择适当的长度及型号。

（三）矫形鞋垫的的使用

（1）根据患者脚型选择鞋垫型号，可根据实际使用者进行裁剪。

（2）应尽量穿戴运动鞋使用，这样鞋垫的功能会最大化。

（3）对于穿戴时有不适感的患者，需及时复查调整鞋垫。

（4）在经济条件允许的情况下，可选择2～3双鞋垫交替使用，方便更换，同时，也可延长鞋垫的使用寿命。

（刘　飞　阮　玥）

第五章　常见疾病的康复护理知识

第一节　腰腿与肩颈疾病康复的健康教育

一、腰椎间盘突出症的健康教育

（一）概念

腰椎间盘突出症是指由于椎间盘变性、纤维环破裂，导致髓核突出刺激或压迫神经根所引起一系列症状的临床综合征。好发于青壮年，男性多于女性。是下腰痛最常见的原因之一，可因椎间盘退行性变、医源性损伤、职业、体育活动、吸烟、寒冷、肥胖等因素诱发。

（二）临床表现

1. 疼痛

（1）腰痛：是最早出现的症状。腰痛程度轻重不一，轻者卧床休息后症状减轻，咳嗽、喷嚏或者用力大便时疼痛加重，严重者疼痛剧烈，不能翻身。

（2）坐骨神经痛：大部分下腰段椎间盘突出都伴有坐骨神经痛，典型的症状是疼痛从下腰部向臀部、大腿后方、小腿外侧直到足部放射。

（3）下肢放射痛或牵涉痛：因突出的髓核刺激坐骨神经，使疼痛放射到患侧下肢及踇趾出现“过电样”症状。牵涉性痛是由于神经受损后，导致该神经支配区的肌肉、关节同时出现的疼痛。

2. 功能障碍

（1）感觉障碍：表现为下肢麻木、发凉、疼痛敏感及感觉减退等症状。

（2）运动功能障碍：出现肌力减退，严重者肌力完全丧失。

（3）反射功能障碍：可出现大小便障碍，女性可出现会阴部麻木、刺痛、排便及排尿困难，男性则会有阳萎等功能障碍。

（4）腰部活动障碍：腰部在各方面活动均受影响，尤以后伸功能明显受限。

（5）日常生活能力障碍：多因疼痛、腰部活动障碍、反射功能障碍等影响患者穿衣、如厕、步行、上下楼梯、床椅转移、大小便的自理能力。

3. 步态和姿势异常　疼痛较重的患者常伴间歇性跛行。其步态特点为患肢迈步较小，常以足尖着地，迅速更换到健侧足，导致步态不稳。

4. 心理障碍　患者因疼痛及下肢感觉异常，担心预后及害怕手术，易产生焦虑紧张的心理症状，严重时影响日常工作和生活，因此伴有各种神经精神症状。

（三）康复训练方法及注意事项

详见第九章康复护理保健操。

（四）健康教育

1. 护理知识指导

（1）疼痛护理指导：观察疼痛的时间、性质、程度和诱发因素，疼痛可采用药物治疗、物理治疗（牵引疗法、手法治疗、冰敷），还可以指导患者听舒缓音乐、深呼吸及全身放松训练等方法来缓解。

（2）用药护理指导

1）非甾体消炎镇痛药，如乙酰氨基酚、双氯芬酸钠等。这类药物对胃肠道刺激较明显，宜饭后30分钟服用，遵医嘱按时、按量服药。尽量做到超前镇痛。

2）有肌痉挛的患者可以加用肌肉松弛剂，如氯唑沙宗、乙哌立松。

3）脱水剂：为减轻神经根水肿，可选用甘露醇注射液静脉滴注，应用时密切观察注射部位有无肿胀、疼痛，血管有无发红等，防止药物外渗到血管外。

4）辅助性镇痛药，包括抗抑郁药、抗痉挛药等，与非甾体消炎药合用可以增强镇痛效果。

（3）体位护理指导

1）卧床休息是腰椎间盘突出最基本的治疗方法。急性期应绝对卧硬板床休息，可减轻椎间盘的压力，利于椎间盘的营养物质供给，使损伤的纤维环得到及时修复，突出的髓核部分回纳，促进静脉回流，消除神经根周围水肿，加速炎症的消退。卧床时间一般不应超过1周，以免引起腰背肌肉的萎缩。卧床期间注意同轴翻身，避免扭曲身体。

2）仰卧位时行屈髋屈膝体位，腰部可垫薄枕，有利于放松腰部肌肉。

3）保持正确的上下床方法：下床前先将身体移向床边，再同轴翻身侧卧，双下肢慢慢放于床边，用上肢支撑身体坐起；上床前在床边坐好，用上肢支撑躯干慢慢侧身躺下，再将下肢移动到床上，躺好后再同轴翻身仰卧。

4）恢复期保持正确的坐立姿势，坐位时使用高靠背椅，身体靠向椅背坐直，使膝与髋保持同一水平，同时在腰部衬一靠垫，避免坐低凳。

5）行走时抬头挺胸收腹，使腹肌有助于支持腰部。

（4）功能锻炼指导：坚持功能锻炼可以防止关节挛缩、肌萎缩及神经根粘连，增加腰背肌的力量。锻炼方法包括五点支撑式、三点支撑式和飞燕式训练，腰部的前屈、后伸、左右侧屈练习等。

（5）牵引护理指导：牵引可使椎间隙增宽，椎管容积增加，有利于突出的髓核回纳，减轻对神经根的压力，缓解神经根周围软组织的痉挛。牵引时注意牵引的重量与时间。牵引的重量通常为体重的50%，不低于25%。牵引时间一般为20～40分钟。牵引时躯干保持在同一条直线上，避免扭曲。牵引完毕应卧床休息20～30分钟以维持牵引效果。

（6）腰围的使用指导：急性期、牵引后、长期卧床后离床时应遵医嘱佩戴好腰围，以维持腰椎的稳定性。根据体型选择腰围，佩戴时注意上下位置合适，一般上缘在肋弓，下缘在髂嵴下，松紧合适，离床活动时佩戴，卧床休息时松开。当症状消失后及时取下腰围，避免长期佩戴导致腰背肌肉萎缩，应加强自身肌肉力量的锻炼，恢复肌肉的作用。

（7）心理护理：护理人员应全面了解患者的心理特征及面临的心理问题，以理解、同情、诚恳的态度，和蔼的语言取得患者的信赖，增加患者的安全感，使其身心放松，减轻焦虑、烦躁等。

2. 预防知识指导

（1）妇女在妊娠期和哺乳期由于内分泌的改变，下腰部和骨盆的肌肉、关节囊及韧带松弛，下腰椎负荷增大，椎间盘内压升高，容易发生腰椎间盘突出。因此，在妊娠期、哺乳期应避免重体力劳动。女性还应避免和减少穿高跟鞋，减轻腰部负担，保护腰椎。

（2）男性应戒烟，因为烟中的某些化学物质可使血管收缩，管腔变窄，椎间盘缺血缺氧，椎间盘营养状况恶化，从而加速椎间盘退变。同时，吸烟可引起咳嗽，咳嗽又导致椎间盘内压力升高，从而加重腰椎间盘突出。

（3）肥胖者应减肥，以减轻腰椎负荷。

（4）日常姿势指导：正确的日常生活姿势是预防腰椎间盘突出的重要因素。常用的日常正确的姿势包括：

1）坐姿端正，尽量选择高靠背的椅子并在腰部垫软枕，同时背部、臀部紧靠椅背，双脚平放在地上，屈膝屈髋 90°，切忌半坐卧位姿势。

2）平卧位睡觉时可屈膝或在膝关节下方垫软枕，使背部肌肉放松。

3）站立位时收腹挺胸，头保持中立位，避免弓腰塌背。

4）拖地、洗衣、刷牙等日常活动尽量避免弯腰动作，可以采取调节拖把的长度、调整姿势，使腰部保持直立，以免加重椎间盘突出；搬重物时采取屈膝屈髋下蹲，重物尽量靠近身体，之后慢慢起身，尽量做到不弯腰（图 5-1）。

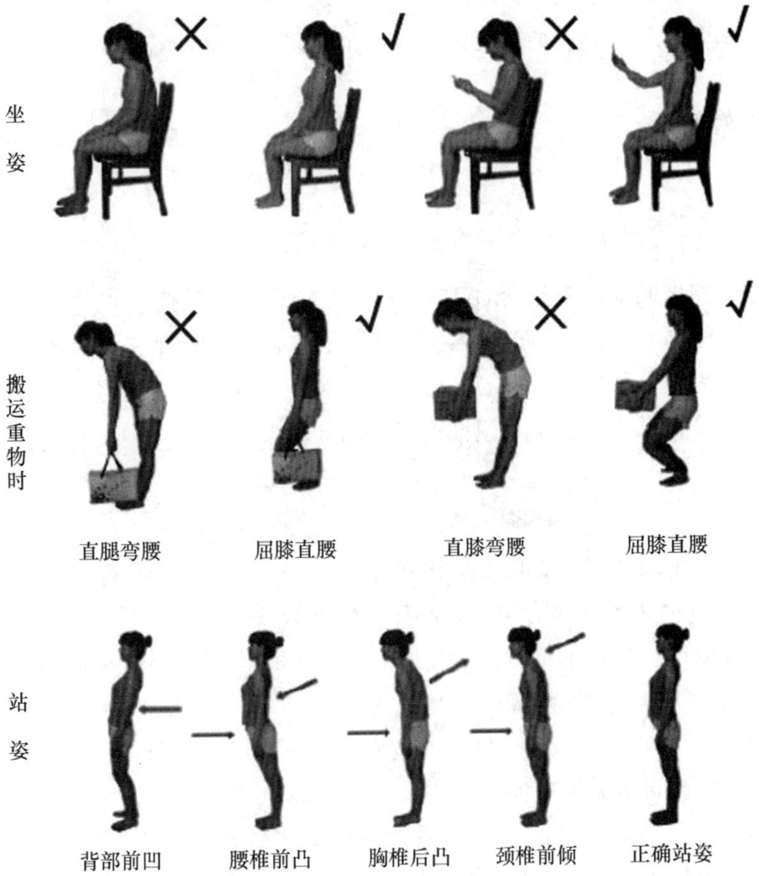

图 5-1　日常生活正确与错误姿势

（5）根据个人情况还可以进行如倒走、游泳、打太极拳、做广播体操、健美操等体育活动。

3. 居家指导

（1）预防便秘：饮食宜清淡，多饮水，进食含纤维素丰富的蔬菜和水果，如韭菜、芹菜、洋葱、木耳、香菇等。忌食生、冷、油腻食物。

（2）日常生活指导

1）电视机的高度合适，应以人体坐位平视为宜。座椅的高度应以坐位膝关节屈曲90°为宜，软硬适中，身体靠向椅背坐直，并在腰部加靠垫，避免弓腰塌背。

2）注意腰部保暖，防止腰腿受凉，以免风寒湿邪侵入患病部位；夏季室内空调温度不宜过低，以保持24～26℃为宜。

（3）根据个人需要进行家庭环境、工作环境及设施的改造。如厕所尽量改造成坐式马桶；改造家庭常用设施的高度，如厨房灶台及水池的高度等，尽量减少弯腰动作。

（4）工作中应注意姿势正确、劳逸结合。尽量避免长时间保持同一坐位、站位姿势，应定期调整姿势或站起来活动腰部。特别是弯腰或反复扭身的工作，要定期更换姿势，使疲劳的肌肉得到放松。腰部劳动强度大的工人，必要时佩戴腰围保护腰椎。

（5）运动前应做好热身准备，运动量由小到大，避免腰部过度疲劳。运动中注意正确姿势。

4. 复诊指导

（1）出院后出现疼痛卧床休息后仍不能缓解，应及时复诊。

（2）服用药物期间出现胃肠道不适及其他不适，及时复诊。

（3）出院后一周及时复诊，若情况良好，每三个月复诊一次，若有不适立即随诊。

二、颈椎病的健康教育

（一）概念

颈椎病是一种因颈椎间盘组织退行性改变及其继发的病理改变，累及周围组织结构（神经根、脊髓、椎动脉、交感神经），引起一系列功能障碍的临床综合征。近年来青少年发病逐年增多。颈椎病患者可出现多种特异性表现：如厌食、恶心、呕吐、便稀、便秘、心动过速、冠脉供血不足、心绞痛、呼吸或吞咽困难、血压异常等许多似乎与颈椎病无关的症状。

（二）临床表现

颈椎病因临床分型不同，临床表现也不相同。

1. 神经根型颈椎病　主要表现为颈、肩部疼痛伴上肢放射痛，颈后伸时加重；颈部活动受限。上颈椎病变疼痛可向枕部放射，枕部感觉障碍或皮肤麻木。下颈椎病变疼痛可向前臂放射，部分患者手指出现麻木。可伴有头痛、头晕、视物模糊、耳鸣等症状。

2. 脊髓型颈椎病　早期表现为颈肩痛伴四肢麻木，下肢肌力下降，行走时有踩棉花的感觉。晚期一侧下肢或双下肢瘫痪，严重者发展至四肢瘫痪、大小便障碍。

3. 交感型颈椎病　大多有轻微的颈肩部痛及交感神经的刺激症状，表现为头晕、头痛、头沉重感、偏头痛、眼睑无力、视物模糊、瞳孔扩大、眼窝胀痛、流泪、耳鸣、耳聋、心律失常；肢体或面部区域性麻木，出汗异常等表现。

4. 椎动脉型颈椎病　可由于椎基底动脉供血不足而出现改变体位时突发眩晕、恶心、呕吐、四肢无力、视物不清，甚至可出现晕倒。症状严重者，或病程长久者，可出现脑干供血不足，进食呛咳，咽部异物感，说话吐字不清，以及一过性耳聋、失明等症状。

5. 混合型　同时具备两种或以上类型的表现。

6. 颈型　仅有颈部的酸胀不适、疼痛、板滞甚至僵硬等症状。

(三) 康复训练方法及注意事项

合理适度的锻炼如颈椎操可调整颈部肌肉组织间的相互关系，使神经肌肉得到有规律的牵拉，对巩固疗效、预防复发有积极意义，详见第九章康复护理保健操。

(四) 健康教育

1. 护理知识的指导

(1) 药物指导：非甾体类抗炎镇痛药如吲哚美辛（消炎痛）、美洛昔康等应饭后半小时服用，服药期间注意观察有无胃肠道反应。

(2) 选择合适的枕头：合理的枕头对治疗和预防颈椎病特别重要，枕头的选择必须具备两个要点：科学的高度和舒适的硬度。枕高应结合个体体型，一般以枕高 8～15 cm 为宜，枕的两端应比中央高出 10 cm 左右，以保证维持颈椎的生理弯曲（图 5-2），以睡醒后颈部轻松无不适为原则。

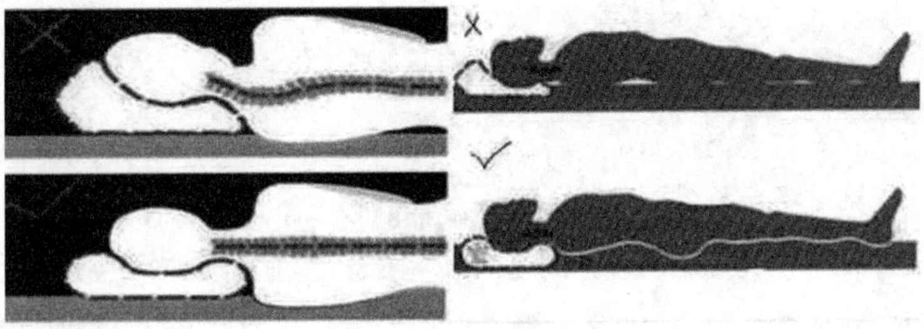

图 5-2　合适的枕头

(3) 保持良好的睡姿：良好的睡姿对脊柱的健康非常重要。睡眠以仰卧为主，侧卧为辅，侧卧时膝关节微屈对置。避免俯卧、半俯卧或上、下段身体扭转睡等不良睡姿。

(4) 颈托和围领使用指导：主要起制动和保护作用，有助于组织的修复和症状的缓解。颈托和围领的高度必须合适，以保持颈椎处于中立位为宜。使用时机为起床活动时佩戴，卧床期间可以不佩戴，长期应用可引起颈背部肌萎缩，关节僵硬，不利于康复。

(5) 牵引护理指导：颈椎牵引前应检查牵引器各部件是否完好，牵引的角度根据病变的部位而定，不能随意调节。牵引时头部保持中立位，不能左右扭动，不宜过多讲话，牵引过程中出现不适或症状加重，应立即停止牵引或调整牵引重量，并随时观察患者的反应。颈椎牵引的重量由 6 kg 开始，逐步增加，最大不超过 15 kg。每次牵引时间通常为 20～30 分钟，每日牵引 1～2 次，10～20 天为一疗程。年老体弱、颈椎不稳、脊髓型颈椎病患者要慎用。

2. 预防知识指导

(1) 避免诱发因素：积极预防如落枕、受凉、过度疲劳、姿势不良、咽喉部炎症等因素，防止诱发颈椎病的发生。

(2) 使用合理的枕头：枕头的曲线造型应符合颈椎的生理弯曲。枕芯可以承托颈椎全段，透气性好，避免潮湿。

(3) 正确的工作姿势指导：不良姿势容易导致颈部疲劳及慢性劳损，增加颈椎病发生的机会。工作时应劳逸结合。

1）长期伏案工作者应在 1～2 小时变换体位 1 次，有目的地进行头部的左、右转动，转动时动作应缓慢，轻柔，以达到最大的活动范围为准，缓解颈椎的疲劳。

2）有条件者可以改造工作环境，根据自身体型调整桌面与椅子的高度，纠正头、颈、肩、背的姿势，保持头、颈、胸的正常生理曲线，避免头颈部过度后仰或过度前屈。

3）谈话、看书时要正面注视，不要过度扭屈颈部，防止姿势不良诱发颈椎病（图 5-3）。

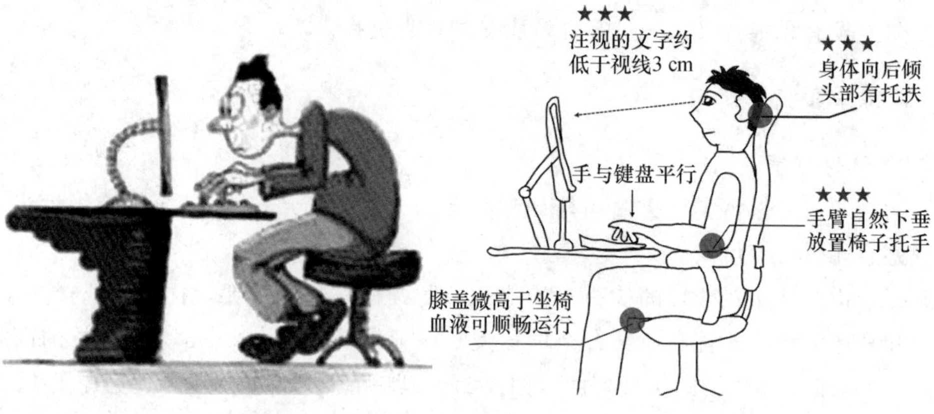

错误姿势　　正确姿势

图 5-3　错误与正确的工作姿势

3. 居家指导

（1）保持室内空气清新、干燥、阳光充足，室温宜偏暖。注意颈部的保暖，忌吹风受寒或淋雨受寒。

（2）枕头与睡眠：枕头中央应略凹进，高度为 8～15 cm，颈部应枕在枕头上，不能悬空，使头部保持略后仰。习惯侧卧位者，应使枕头与肩同高。睡觉时不要躺着看书，也不要长时间将双手放在头上方。

（3）纠正不良姿势，减少劳损。每低头或仰头 1～2 小时，需要做颈部活动，以减轻肌肉紧张度。看书、写字不要驼背、过分低头，桌宜高，凳子宜低，坐、站、行保持躯干挺直（图 5-4）。

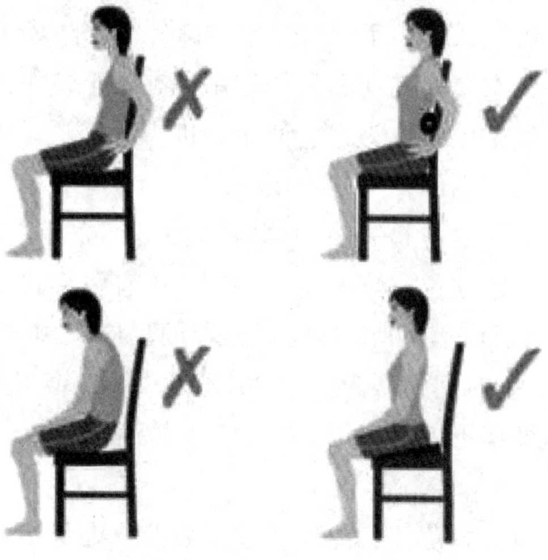

图 5-4　不良坐姿与正确坐姿

（4）避免做颈部过伸过屈活动：在进行洗脸、刷牙、饮水等日常动作时，不要过分低头或仰头。

（5）避免各种生活意外及运动损伤，如乘车中睡眠，急刹车时极易造成颈椎损伤，故坐车时尽量不要打瞌睡。劳累或走路时要防止闪、挫伤。

(6) 饮食上摄取营养价值高的食品，如豆类、瘦肉、海带、紫菜、木耳、新鲜蔬菜、水果等，可增强体质，对防止颈椎病进一步发展更加有益。

4. 复诊指导

(1) 出院后一个月及时来医院复诊，以得到更为专业的指导，维持治疗效果。

(2) 不明原因出现颈肩部疼痛加重者。

(3) 出现头晕目眩、头痛、耳鸣、失眠多梦、肢体麻木、心悸气短、倦怠无力等不适症状时。

(4) 在进行锻炼时出现疼痛或其他不适休息后不能缓解者。

(5) 颈肩部发生扭伤或其他外伤时。

(6) 睡醒后若感颈部僵痛不适，休息后仍不能缓解者。

三、骨性关节炎的健康教育

(一) 概念

骨性关节炎是一种以关节软骨的变性、破坏及骨质增生为特征的慢性骨关节病，又称退行性关节病和增生性关节病，是常见的慢性关节疾病。好发于负重较大的膝关节、髋关节、脊柱关节。发病率随年龄增长而增加，女性多于男性。发病与遗传、内分泌、代谢障碍、外伤、劳损等因素有关。

(二) 临床表现

1. 疼痛　关节疼痛是最突出的表现。负重或过度活动后疼痛加重，休息后缓解。疼痛因气候突变会加重。

2. 关节肿胀　受累关节出现肿胀，皮温升高。

3. 活动受限　受累关节活动有不同程度的受限，早期主要由于肿胀疼痛引起，活动受限程度较轻。晚期则由于关节骨质破坏，纤维骨质粘连引起，活动受限程度较重。活动时伴各种不同响声，如吱嘎声、摩擦声。

4. 畸形　受累关节外形发生改变，出现不同程度的畸形。

(三) 康复训练方法及注意事项

1. 急性期　进行绷劲练习、直抬腿练习，增加股四头肌肌力，稳定膝关节。具体方法如下：

(1) 绷劲练习：患者仰卧位，全身放松，双下肢自然伸直，用力绷直双腿，膝关节用力向床面下压，使大腿肌肉收缩保持 5～10 秒，放松 2 秒，在不增加疼痛的前提下尽可能多做。

(2) 直抬腿练习：患者仰卧位，全身放松，将一侧膝关节完全伸直慢慢抬高，与床面呈 15°。然后保持此姿势，直到无力维持为止。将腿放在床上休息片刻，继续进行第二次直抬腿练习。3～4 组/日，20 次/组，组间休息 30 秒。双侧交替进行（图 5-5）。

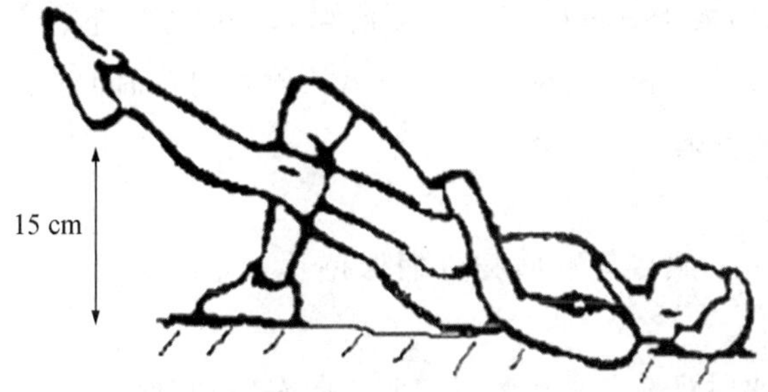

图 5-5　直抬腿练习

（3）使用拐杖练习：调节拐杖高度距离腋窝一拳高，使用拐杖时，拐杖旁开脚边 12～20 cm，双手握住拐杖手柄来支撑体重，而不是直接将拐杖顶于腋窝，以防损伤臂丛神经。如一侧肢体不能负重，行走时拐杖与患腿同时移动，再移动健腿；如双侧肢体均不能负重，患肢随拐杖一起移动即可。

2. 恢复期

（1）静蹲练习：背靠墙，双足分开，与肩同宽，逐渐向前伸，使身体呈现出下蹲的姿势，使小腿长轴与地面垂直。下蹲的角度以膝关节不超过脚尖，每次蹲到无法坚持为一次，休息 1～2 分钟，然后重复进行。每天重复 3～6 次为宜（图 5-6）。

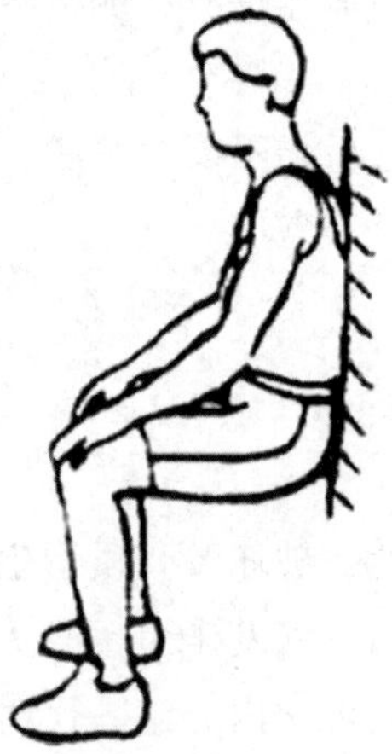

图 5-6　静蹲练习

（2）关节操：恢复期进行关节操练习可以很好地改善关节活动能力、恢复关节活动度、预防关节僵硬。在行关节操练习前可以对受累的关节进行按摩或热疗，可促进关节周围的血液循环，防止锻炼时引起损伤。练习时动作应缓慢，用力均匀，尽量达到关节最大的活动范围，训练以不引起关节明显疼痛为度。具体做法：

1）手指关节练习：①手指自然放松，慢慢用力握紧，保持片刻，慢慢张开手指。②手指自然放松，各指用力分开，保持片刻，再慢慢并拢。③手指自然放松，各指尖轮流与拇指对指。

2）腕关节体操：①双上肢放于体侧，将前臂抬起，掌心向下，腕关节上下摆动作伸曲练习。②双上肢放于体侧，将前臂抬起，掌心向下，腕关节左右摆动作尺桡侧练习。③双上肢放于体侧，将前臂抬起，掌心向下，手做环绕活动。

3）肘关节体操：①双上肢放于体侧，将前臂抬起，屈肘手触肩，复原。②两臂自然靠在身边，轮流屈伸肘。

4）前臂旋转体操：①准备姿势：双上肢放于身体两侧，慢慢抬起前臂屈肘呈 90°。②将前臂慢慢旋转，使手掌向上。③将前臂慢慢旋转，使手掌向下。

5）肩关节体操：①两臂放于身体两侧，慢慢抬起向正前方平举、上举，保持片刻慢慢放下；向臂侧平举、上举，保持片刻慢慢放下。②两臂放于身体两侧，向背后伸直后引，躯干挺直。③上肢伸直做肩关节环绕或在屈肘的姿势下肩关节环绕。

6）脊柱体操

①颈部屈伸运动：低头下颌尽量贴向胸骨柄保持片刻，将头复原至中立位；仰头尽量后仰保持片刻，将头复原至中立位。

②转体运动：坐位，曲肘双手交叉互握于胸前。向左转动身体及头部，目视左肘保持片刻，慢慢复

原；向右转动身体及头部，目视右肘保持片刻，慢慢复原。

③躯体侧屈运动：取站立位，向上高举右臂，垂左臂，身体向左侧屈曲，保持片刻，慢慢复原；向上高举左臂，垂右臂，上体向右侧屈曲，保持片刻，慢慢复原。

7）髋关节体操：①仰卧位双下肢伸直，轮流屈髋屈膝，伸直下肢。②仰卧于床上，双下肢伸直自然放松，保持中立位，一侧腿尽量移向床边保持片刻，复原，再尽量移过对侧腿保持片刻，复原。两侧腿交替进行。

8）膝关节体操：①仰卧位，双下肢自然伸直，屈曲膝关节，使足跟尽量靠近臀部。②坐位屈曲膝关节，将膝关节慢慢伸直至最大范围，然后放下。

9）踝关节体操：①坐位或仰卧位，踝关节保持中立位，用力勾起脚尖，使踝关节屈曲保持片刻，复原，再用力下压脚尖保持片刻，复原。②坐位或仰卧位，踝关节保持中立位，足尖用力向内摆保持片刻，复原；再用力向外摆保持片刻，复原。③坐位或仰卧位，踝关节保持中立位，足踝做绕环运动，左右交替。

注意事项：康复训练时注意训练的力度及频次，减轻关节负担，避免劳损。训练时注意患者的感受，锻炼强度应适中，循序渐进，以免加重损害。应根据关节炎症情况和心肺功能确定其强度。

（四）健康教育

1. 护理知识指导

（1）日常生活功能训练：鼓励患者尽量独立完成日常生活活动训练，如进食、洗澡、穿衣、修饰等，提高患者的自理生活能力。

（2）矫形器及辅助用具的应用：对四肢关节有功能障碍的患者，应训练健肢操作和使用辅助器具。夹板、拐杖、轮椅等辅助器具的使用可以减少关节负重，缓解疼痛，减轻关节畸形发展，防止关节进一步受损。

（3）合理用药：关节炎早期、关节肿胀和疼痛明显时，应遵医嘱使用糖皮质激素类、消炎镇痛药（非甾体抗炎药）以及免疫抑制剂，以减轻炎性渗出，缓解肿胀、疼痛和僵硬，控制病情。用药期间注意观察药物的不良反应，如有无胃肠道不适、出血、胰肝脾等脏器的损害。同时应合理、按时服药，不可随便停药。

（4）合理指导患者及家属：指导患者及家属掌握疾病的相关知识，了解康复治疗和训练的重要性，鼓励患者树立战胜疾病的信心。患者应在家人的协助下进行适当的功能锻炼，以维持和改善关节的功能和减少并发症的发生。家属应辅助并监督患者进行各种功能锻炼，提高日常生活活动能力，满足其基本生活需要，并给予鼓励和体贴。根据残疾的程度，学会轮椅、拐杖等辅助用具的使用。

（5）心理护理：骨性关节炎目前无特异疗法，因带病生存期长，容易产生异常的心理状态。及时给予患者心理干预有利于维护正常的免疫功能，教育患者面对现实，鼓励其参与病情讨论，共同制订康复计划，并获得必要的家庭支持。

2. 预防知识指导

（1）避免参加对关节冲击力大的健身运动，尽量减少上下楼梯、爬山、长时间行走等运动，减少下蹲动作，必要时使用坐便器。

（2）受累关节坚持进行等长收缩、等张收缩锻炼，还可以做关节操，这都可以有效预防关节僵硬，改善关节活动能力，恢复关节的活动范围。

（3）长时间运动后加强休息，避免劳累。必要时使用辅助工具。

(4) 坚持低盐、低胆固醇、高钙、清淡饮食，肥胖者应注意减肥，减轻关节负担，避免损伤。

(5) 指导患者合理、按时服用药物，不要随便停药。

(6) 在日常生活中应重视保护关节，不可过度负重。合理使用关节，应多以大关节、强关节代替小关节、弱关节，以健全的关节代替有病变的关节，以减轻受累关节的负担。

(7) 保持良好的姿势，休息时关节应保持功能位，工作中应采用省力动作及姿势，并经常更换姿势，避免引起关节劳损或损伤。

3. 居家指导

(1) 患肢出现疼痛不适时应卧床休息，局部可行冰敷。卧床时间要适度，不可过长，以防造成关节僵硬、肌萎缩和体能下降。若休息及局部处理后仍不能缓解，应及时就医。

(2) 注意关节的防寒保暖，防止外伤。

(3) 居家环境安全，保持地面干燥，穿防滑鞋，不干重体力劳动如提重物、拖地等活动，减轻对受累关节的劳损。

(4) 指导 ADL 方面训练：日常生活中应重视保护关节，合理使用关节，减轻关节的疼痛及炎症，可以使用轮椅、拐杖等各种辅助器具协助完成日常生活活动，以弥补关节功能缺陷，减轻关节的负担。同时坚持功能锻炼，如受累关节等长收缩、等张收缩，还可以做关节操。这都可以有效预防关节僵硬，改善关节活动能力，恢复关节的活动范围，提高生活自理能力。

4. 复诊指导

(1) 急性期患者出现疼痛不适时卧床休息。若休息后仍不能缓解，应及时就医。

(2) 使用糖皮质激素类、消炎镇痛药（非甾体抗炎药）以及免疫抑制剂，应合理、按时服药，不可随便停药，及时复诊。

四、骨质疏松症的健康教育

（一）概念

骨质疏松症是一种以骨量减少、骨组织显微结构破坏，骨强度降低导致骨骼脆性增加，以骨痛、易于发生骨折为主要表现的全身性骨代谢疾病。该病可发生于不同性别和任何年龄，但多见于绝经后的妇女和老年男性。

（二）临床表现

1. 疼痛　腰背痛是骨质疏松症最常见的症状。表现为腰背酸痛或周身疼痛，疼痛沿脊柱向两侧扩散，仰卧或坐位时疼痛减轻，直立位后伸或久立、久坐时疼痛加剧，弯腰、咳嗽、大便用力时加重。严重时翻身、起立、坐及行走都有困难。初起时的腰部疼痛只在活动时出现，稍微休息即可缓解。随着时间的推移，骨质疏松程度加重，将出现持续的腰背部疼痛，有时还伴有多处骨关节痛和神经放射痛。

2. 肌痉挛　部分患者出现腓肠肌阵发性痉挛，俗称“小腿抽筋”。

3. 驼背　多在疼痛后出现。脊椎的椎体逐渐变形，腰椎生理前凸消失，出现驼背畸形。随着年龄增长，骨质疏松加重，驼背曲度加大。老年人骨质疏松时椎体压缩，每椎体缩短 2 mm 左右，身长平均缩短 3～6 cm。

4. 骨折　往往是骨质疏松症的首发症状或就医的主要原因。骨折多半因轻度外伤或日常活动后引起。发生骨折的常见部位为肋骨、腰椎、髋部、桡、尺骨远端和股骨的近端。

（1）髋部骨折：以老年骨质疏松症患者多见，常于摔倒或挤压后发生。

（2）腰和胸椎压缩性骨折：胸椎压缩性骨折常导致胸廓畸形。可出现胸闷、气促、呼吸困难，甚至发绀等表现，易并发肺部感染。

（3）脊柱压缩性骨折：常见于绝经后骨质疏松症患者。

（三）康复训练方法及注意事项

1. 运动疗法

（1）上肢肌力和耐力的训练：进行握力训练及上肢外展等长收缩训练可以防治肱、桡骨的骨质疏松。方法为：①让患者握弹力球，训练双上肢的肌力及握力；②患者站位，双上肢自然垂于身体两侧，双上肢握拳同时外展与身体呈 90°，保持 10 秒后放松，重复 5 次，每日 2～3 次。

（2）下肢肌力训练：可以防治股骨近段的骨质疏松。方法为：

1）坐位：伸直下肢做踝关节的屈伸训练和轮流伸膝训练。

2）扶持立位：患者处于立位，站直，手扶在稳定的栏杆或是椅背上，膝保持伸直轮流向前抬腿 45°。

3）立位：原地高抬腿踏步。

（3）躯干伸肌等长运动训练防治胸腰椎的骨质疏松。方法为：

1）腰背肌伸展训练

①患者坐于椅子上或站位，抬头、挺胸，双上肢屈肘 90°，双手握拳。双肩缓慢从前往后展，反复前后画圈。

②患者坐于椅子上或站位，抬头、挺胸，全身放松，双手十指交叉放于枕后，深吸气，同时双肩后展，双肩放松还原的同时深呼气。重复 5 次，每日 2～3 次。

2）腰伸肌和臀大肌的训练：患者趴于床面，双手掌撑于床面，双下肢膝跪于床面，一侧下肢保持膝跪位，另一侧下肢伸膝抬起，左右交替，重复 5 次，每日 2～3 次。

3）腹肌训练

①患者仰卧位，双上肢放于身体两侧，双下肢并拢，脚尖绷直，双下肢尽量抬离床面，维持 5 秒钟后放松，重复 5 次，每日 2～3 次。

②患者仰卧位，屈髋屈膝，膝关节屈曲 90°，双手交叉置于腹部，头尽量向上抬起维持 5 秒钟后放松，重复 5 次，每日 2～3 次。

2. 平衡能力训练准备动作　患者取站立位，双足分开与肩同宽，全身放松。

（1）摆臂运动：双上肢放松，垂于身体两侧，双臂同时向前向后摆动，重复 5 个八拍，每日 2～3 次。

（2）侧体运动：患者向上举起左上肢，左上肢及上身尽量向右侧屈，右手紧贴于身体，掌心贴于大腿处，坚持 5 秒后恢复，左右交替进行。重复 5 次即可，每日 2～3 次。

（3）转体运动：患者坐于床边，全身放松，双臂屈曲平举，双手于胸前重叠。上半身转体向右，目视右肘，坚持 5 秒后复原，左右侧交替进行，重复 5 次即可，每日 2～3 次。

（4）练习太极拳：有助于改善平衡功能，减少摔倒。根据体能选择练习动作。

3. 有氧运动　每日可进行慢跑或步行 2 000～5 000 m。

4. 训练的注意事项

（1）运动量应由小到大，循序渐进，根据患者自身的情况适时调整训练的时间和强度，病情较重的患者或年老体弱者运动时间和量应酌情减少。

(2) 训练需持之以恒，以保持训练的效果。

(3) 锻炼时学会自我监管，既要坚持锻炼，也要平心气和，不可急于求成，量力而行，在锻炼中注意自我保护，以防止运动损伤或骨折的发生。

(四) 健康教育

1. 护理知识指导

(1) 疼痛护理：疼痛明显者遵医嘱使用止痛药物，注意观察药物的副作用。疼痛缓解后鼓励患者参加户外活动，接受充分的阳光照射有助于皮肤合成更多的维生素 D，提高人体对钙的吸收能力。

(2) 用药指导：钙剂的服用对骨质疏松症非常重要，补钙一年以上才有增加骨密度的作用，须坚持服药。钙剂宜在饭后 1～1.5 小时服用，同时宜食用含蛋白质丰富的食物，多食食醋，利于钙电离被人体吸收。口服钙剂易形成尿结石，服药时应多饮水，注意复查血钙和尿钙，以免产生高钙血症和高尿钙症，以致发生尿道结石。服用二膦酸盐时应空腹，服药后 30 分钟保持直立位，防止药物对上消化道损伤。

(3) 饮食指导：适量进食蛋白质及含钙和磷丰富的食物、蔬菜和含有丰富维生素 C 的水果，如牛奶、鱼、豆制品；橙、柑、奇异果为佳，减少钠盐摄入及少吃腌制食物，如榨菜、腊味食品、罐头食物等，可减少钙质流失。

(4) 保持正确的姿势：卧位时枕头尽量低，使背部肌肉保持挺直；坐位时应双足触地，挺腰收颈，椅高及膝；站立时有意识地把脊背挺直，肩膀向后伸展，挺直腰部并收缩腹肌增加腹压，使臀大肌收缩，做吸气的动作使胸廓扩展，伸展背部肌肉；其次是面向前方，收回下颚，双肩落下。尽量做到读书或工作时不向前弯腰，尽可能地避免持重物走路。

(5) 支具、矫形器的使用指导：根据患者骨折的部位、性质等情况为患者制作合适的支具、矫形器和保护器具，达到固定制动、减少负重、缓解疼痛、矫正畸形、预防骨折发生的目的。在使用支具、矫形器、辅助器时讲解佩戴的目的及方法，注意观察佩戴部位的皮肤，佩戴的松紧度、位置是否合适。

(6) 心理护理指导：骨质疏松症患者常因不明原因的疼痛、骨骼变形、骨折等易出现焦虑、紧张、郁闷的心理，护士应及时了解患者的心理问题，给患者讲解疾病的相关知识及其预防与治疗的方法，减轻患者的心理负担，增强信心，积极配合治疗。

2. 预防知识指导

(1) 预防骨折：日常有意识的锻炼对预防骨质疏松性骨折有很重要的意义，但需要适当的安全保护，应根据自身的抗骨折能力选择运动类型及强度。在锻炼中应注意动作的多样性，使全身骨骼在各个方向上受应力刺激，以增加骨骼在各个方向上的强度。骨质疏松症患者在进行锻炼时应注意选择合适的运动量，运动强度以中、低强度为宜，一般以达到靶心率为目标。

(2) 预防跌倒：跌倒是引起骨折最常见的原因。指导患者进行脊柱灵活性、增强平衡协调性和下肢肌力的练习。

(3) 改变生活方式：养成不挑食的习惯，经常摄入含钙、磷及蛋白质丰富的食物，如蔬菜、水果、牛奶，多食豆制品等，并注意补充维生素 D 含量较高的食物（如动物肝脏、蛋黄）；适当补充可改善骨质疏松症状的营养物质，如钙、磷、镁、锌、维生素 D、K；对于结石的患者要慎进高钙饮食，以免出现其他并发症。

（4）戒烟酒，避免喝过多的碳酸饮料，避免长期饮用浓茶、咖啡。

（5）选择合适的娱乐活动。娱乐活动是集参与性、运动性、趣味性和艺术性为一体的治疗方式，不仅可以提高患者的运动能力，还可以调节情绪、舒畅心情、减少孤独感和达到养生益寿的目的。在选择娱乐活动时应注重安全性原则。

3. 居家指导

（1）保证充足睡眠。

（2）预防外伤：对于居家的患者，活动时动作要慢，居家环境应安静整洁，保证室内光线充足，地面干燥，无障碍物，地毯要固定。预防跌倒，采取切实有效的防跌倒措施，如穿戴髋保护器、正确使用助行器等。

（3）家庭环境的改造：对家庭环境做一定的调整，减少活动场所中容易导致患者跌倒的障碍物。增加一定的防护设备，增加照明设施，合理摆放家具，减少发生意外的可能。如在走廊、厕所安装扶手，进行门栏、厕所、浴室地面和坐便器的改进等。

（4）衣着宽松舒适，穿防滑鞋，鞋子合脚且富于弹性，鞋底纹路较深。

（5）保持良好的坐卧姿势。卧位时选择硬板床并使用较低的枕头，尽量使背部保持挺直；站位时肩膀向后伸展，收腹挺胸；坐位时椅高及膝，双足着地，颈腰保持直立。

（6）选择合理健康的生活方式，多接触阳光，促进钙质的吸收；适量运动，每日户外散步 5 000～10 000步。

（7）日常生活能力指导：骨质疏松症患者因肌力、耐力、心肺功能的下降，特别是有骨折的患者均有可能导致日常生活能力的降低，指导患者及家属进行日常生活能力训练，讲解训练的目的及意义，以尽早达到生活自理。

（8）骨折发生后的正确处理：骨折发生后应及时到医院就医，根据医生的建议采取合适的治疗方法，同时应在医生的指导下尽早进行关节的功能锻炼。

4. 复诊指导

（1）骨质疏松症的患者需要长期服用钙剂，钙剂连续服用一年才能发挥作用，所以一年内都要来医院复诊，查看骨密度及骨质疏松症的治疗效果。

（2）若患者有腰背酸痛或周身疼痛及加重时，及时复诊。

（3）若出现新的骨折，应及时复诊。

（4）若是脊柱变形或是变形加重，一定要及时到医院复诊。

五、肩周炎的健康教育

（一）概念

肩周炎又称粘连性肩关节滑囊炎，是肩周肌肉、肌腱、韧带及关节囊等软组织的慢性炎症。多见于中老年人，50 岁左右的人比较常见，女性多于男性。办公室的工作人员由于长期伏案工作，肩部的肌肉常处在紧张状态，故 50 岁以下人中也不少见。中医认为本病由肩部感受风寒所致，又因患病后肩关节僵硬，活动受限，好像冻结了一样，所以称“冻结肩”“肩凝症”。

（二）临床表现

1. 肩关节疼痛　疼痛是肩周炎最突出的症状。主要表现为肩关节周围疼痛，初始症状往往较轻，肩部呈阵发性疼痛，以后疼痛逐渐加剧或钝痛，或刀割样痛，且呈持续性，夜间加重，影响睡眠。气候变化或劳累后常使疼痛加重，疼痛可向颈项及上肢（特别是肘部）扩散，也可向下放射至腕部及手指。当肩部受到碰撞或牵拉时，常可引起撕裂样剧痛，尤其是在肩关节内旋、后伸、上举、外展等运动时更加明显，甚至剧痛难忍。肩痛昼轻夜重为本病一大特点，若因受寒而致痛者，则对气候变化特别敏感。

2. *肩关节活动障碍* 肩关节向各方向活动均可受限，以外展、上举、内旋、外旋更为明显，一般活动受限发生在疼痛症状明显后的3～4周，早期的肩关节功能活动受限可能是疼痛导致。后期随着病情发展，会引起关节囊及肩周软组织的粘连、挛缩，使肩关节僵硬，肌力逐渐下降，肩关节各方向的主动和被动活动均受限，严重影响日常生活活动。

3. *肌肉痉挛与萎缩* 三角肌、冈上肌等肩周围肌肉早期可出现痉挛，晚期可发生失用性肌萎缩，出现上臂上举不便，后伸不能等症状，此时疼痛症状反而减轻。

（三）康复训练方法及注意事项

1. *“爬墙”运动* 患者站立，患侧靠墙，手指逐渐向上爬行直至疼痛而不能向上。或面向墙壁站立，患肢屈肘90°，手扶墙上将手努力向上爬，直到出现轻微疼痛（图5-7）。

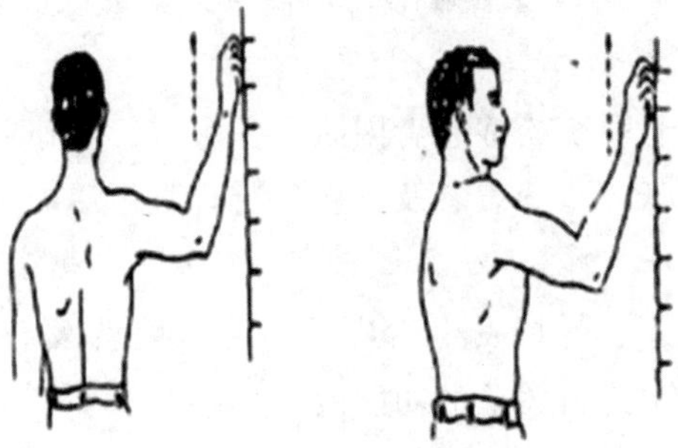

(1) (2)

图5-7 “爬墙”运动

2. *拉轮练习* 在墙或树上安滑轮，并穿过一绳，两端各系一小木棍，往复拉动锻炼（图5-8）。

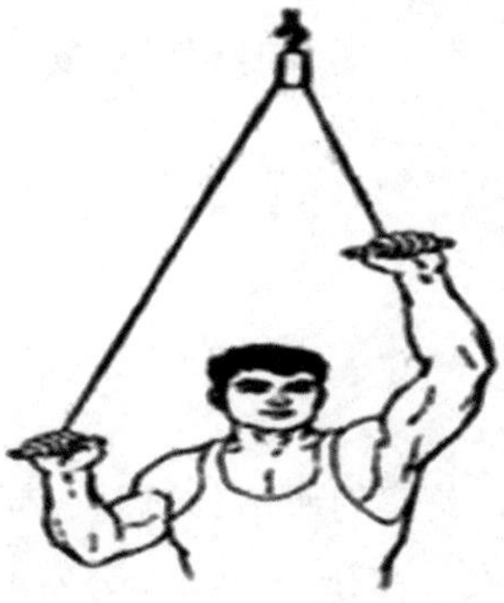

图5-8 拉轮练习

3. *揽腰练习* 将双手放在腰后相握，以健手拉患肢，使肩内旋、内收，逐渐增加摸背程度（图5-9）。

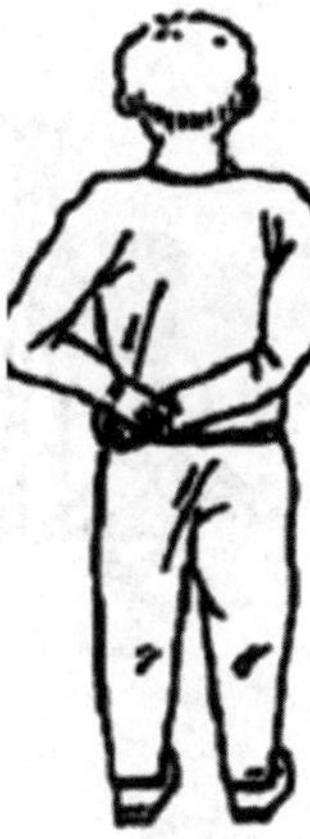

图 5-9　揽腰练习

4. 展翅　站立，双臂自然下垂，然后伸直，手心向下缓缓向上用力抬起，到最大限度后停 10 秒左右，然后回到原处，反复进行。

5. 梳头　双手交替动作，由前额、头顶、枕后、耳后向前，纵向绕头一圈，类似梳头动作，每组 15～20 次，每日 3～5 组。

6. 钟摆运动　是肩周炎早期的自我治疗方法之一。体前屈 90°，健侧上肢支撑于桌子上，患侧上肢自然下垂向前后、内外摆动，画圈摆动，幅度由小到大，手握重物，重量从 1 kg 开始逐渐增加至 5 kg，每次20～30 分钟，每天 1～2 次（图 5-10）。

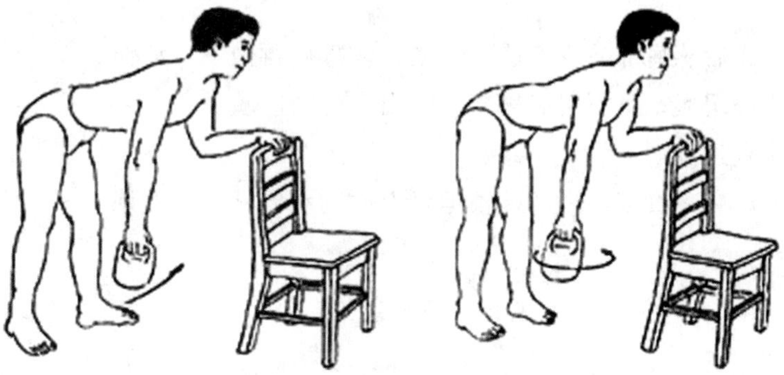

图 5-10　钟摆运动

7. 体操棒运动　以健侧肢体带动患侧肢体做各轴向运动。

（1）前上举：以健侧手臂带动患臂，缓慢向前并上举，重复 15～30 次。

（2）患侧上举：以健臂带动患臂缓慢向患侧的侧方上举，重复 15～30 次。

（3）做前上举后将体操棒置于颈后部，并还原放下，重复 15～30 次。

（4）两臂持棒前平举，做绕圈运动，正反绕圈各重复 15～30 次。

（5）将棒置于体后，两手分别抓握棒两端，以健臂带动患臂做侧上举，重复 15～30 次。

（6）将棒斜置于体后，先患侧手抓住上端，健侧手抓下端，以健臂带动患臂向下做患肩外旋动作，重复 15～30 次，然后换臂，健侧手抓上端，患侧手抓下端，健臂上提做患肩的内旋动作，重复 15～30 次（图 5-11）。

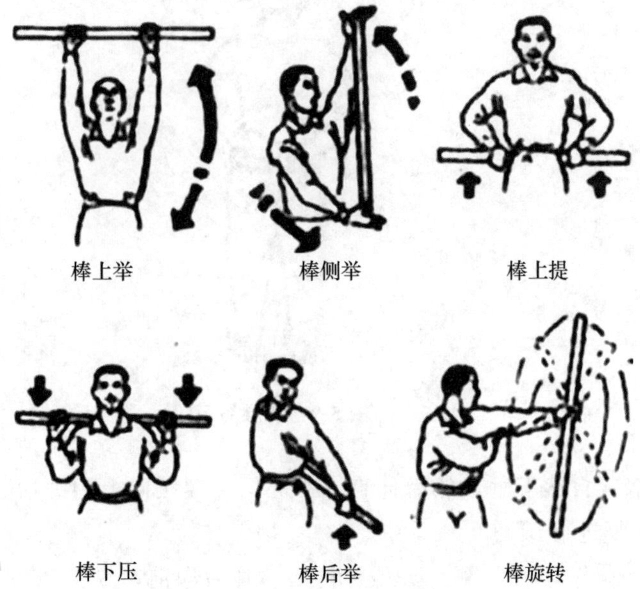

图 5-11　体操棒运动

8. 注意事项

（1）上述练习只允许在无痛或微痛范围内进行，因疼痛常可反射性地引起或加重肌痉挛，对功能恢复不利。

（2）如一动作完成后感肩部酸胀不适，可稍作休息后再做下一动作。

（3）每一动作均应缓慢，且不引起疼痛，若出现疼痛应减量。

（4）练习的动作宜逐渐增大。

（5）上述锻炼方法宜一日多次进行，根据以上原则和要领进行锻炼。

（四）健康教育

1. 护理知识指导

（1）疼痛护理指导

1）肩周炎患者肩周疼痛多表现为持续性、夜间自觉症状加重，早期可服用消炎镇痛或舒经活血药物，也可外用止痛喷雾剂、红花油等。如疼痛持续、影响夜间入眠时，可短期服用非甾体消炎止痛药，并适量加用口服肌肉松弛剂。

2）可采用中、高频电疗，磁疗，超声波等物理因子治疗改善循环、止痛。

3）讲解疾病的相关知识，教会患者自我控制和处理疼痛的方法，指导患者进行放松训练等缓解疼痛。

（2）药物护理指导：讲解药物的服用方法及服用时间、药物的作用。服用消炎止痛药时注意观察有无胃肠道反应，如恶心、呕吐及食欲减退等不良反应。

（3）急性期不宜做肩关节的主动活动，可采用物理治疗、热敷、按摩等方法综合治疗，热敷时注意不要烫伤。

（4）保持良肢位：仰卧时在患侧肩下垫一薄枕，使肩关节呈水平位，保证关节及周围肌肉、韧带获得最大的放松和休息；健侧卧位时，在患者胸前置普通枕头，将患肢放置在上面；尽量避免患侧卧位，以减少对患肩的挤压。尽可能避免俯卧位，以免影响呼吸道的通畅及颈肩部的生理曲度。

（5）保护肩关节：在同一体位下避免长时间患侧肩关节负荷，维持良好姿势，减轻对患肩的挤压，维持足够的关节活动度，及时进行肌力训练。疼痛明显时应卧床休息，防止肩关节过多运动，疼痛减轻后及时使用患侧进行 ADL 技能训练。

2. 预防知识指导

（1）防受寒、过劳及外伤，尽量避免使用患侧的手提举重物或过多活动肩关节，以免造成疲劳性损伤。

（2）肩关节劳损或损伤后应及时治疗，以防引起后遗症。

（3）锻炼是预防和治疗肩周炎的有效方法，中老年患者可进行体操、太极拳、哑铃等练习。

（4）积极治疗可能引起肩周炎的相关疾病，如糖尿病、颈椎病、肩部和上肢损伤、胸部外科手术以及神经系统疾病，患有上述疾病的人要密切观察是否产生肩部疼痛症状，肩关节活动度是否减小，并应进行肩关节的主动运动和被动运动训练，以保持肩关节的活动度。

（5）对已发生肩周炎的患者，除积极治疗患侧外，还应对健侧进行预防。

3. 居家指导

（1）积极治疗原发病，预防肩周炎的发生。

（2）在发作期应减轻持重，避免提抬重物，减少肩部活动。

（3）可用湿热毛巾覆盖肩周疼痛区域热敷，以温度舒适为宜，每晚 20～30 分钟，以促进局部血循环，缓解肌肉痉挛，减轻疼痛。

（4）如果有内分泌等系统疾病，如糖尿病、骨质疏松症等，一定要及时治疗，否则肩周炎不易缓解。

（5）戒除吸烟、大量饮酒等不良嗜好，以减轻组织损伤。

（6）纠正生活、工作中的不良姿势，避免固定姿势超过 1 小时。

（7）进行穿脱衣服、梳头、洗脸等动作训练，以增强并保持肩关节的功能及提高日常生活的能力。

（8）平时应注意气候变化，注意肩部保暖。

（9）改变患者对疼痛的认知和处理，帮助患者学习自我控制疼痛和处理疼痛的方法。

4. 复诊指导　有下列情况出现的患者应及时到医院复诊。

（1）肩关节的疼痛已经影响日常生活。

（2）进行锻炼后肩关节周围出现疼痛 2 小时不能自行消失的。

（3）肩关节出现不明原因的活动受限。

六、下腰痛的健康教育

下腰痛是指以腰骶关节为中心，从第 4 腰椎到骶骨的不适感，可累及马尾和坐骨神经。下腰痛不是一种独立的疾病，而是由多种原因引起的临床综合征。多发生于体力劳动者，男性多于女性，是危害人们健康的常见病和多发病。

急性腰扭伤

（一）概念

急性腰扭伤是指因姿势不当、突然的急性应力和（或）脊柱结构上的缺陷等，在劳动或运动过程中腰部肌肉、筋膜、韧带和小关节承受超负荷牵拉或嵌压引起的损伤，并表现出一系列的临床症状。

（二）临床表现

1. *疼痛* 损伤后腰部一侧或两侧当即发生疼痛，有时也可以在受伤后半天或隔夜才出现疼痛。表现为局部疼痛十分剧烈，并随着局部活动、振动而加剧，平卧后则可减轻。

2. *活动受限* 腰背部活动可使损伤的组织应力增加导致疼痛加剧，从而导致活动受限，尤以向健侧屈、旋转及前屈为甚。

3. *肌肉痉挛* 受损肌肉由于疼痛及其他各种病理因素可引起反射性痉挛，呈条索状。由于肌肉痉挛，肌肉纤维频繁收缩而使其代谢产物增加，从而导致疼痛加剧，并加重肌肉痉挛，以致形成恶性循环。

（三）康复训练方法及注意事项

1. *卧床休息* 是急性腰扭伤后最基本的治疗，有利于解除腰肌痉挛，减轻疼痛，促进损伤组织的修复和愈合。急性腰肌和筋膜扭伤卧床休息应在1周以上，急性腰部关节扭伤应坚持卧床3～4周，以保证损伤组织充分修复。

2. *腰背肌功能锻炼方法* 详见第九章康复护理保健操。

（1）五点支撑法：患者仰卧位，用头、双肘及双足跟着床，腰部部及臀部离床，腹部前凸，稍倾放下，重复进行。

（2）三点支撑法：患者仰卧位，双手放于胸前，用头和双足跟支撑身体抬起腰臀部。

（3）飞燕式：患者俯卧位，双手后伸放至臀部，腹部紧贴床面，头胸部和双下肢同时抬离床面，如飞燕，然后放松。

3. *注意事项* 在不引起疼痛的前提下锻炼，循序渐进，持之以恒。

（四）健康教育

1. *护理知识指导*

（1）休息：急性损伤在24～48小时内应静卧硬板床，局部冰敷每2小时1次，尽可能避免弯腰，下床应佩戴腰围，避免腰部再次扭伤。

（2）药物指导：损伤24～48小时后可将布洛芬软膏、正红花油等外用药倒于手心少许，在患处搓揉至发热。内服药有阿司匹林、舒筋活血片等，起到消炎、止痛、活血作用，观察有无恶心、呕吐等胃肠道反应。

（3）补充营养，宜清淡为主，合理搭配膳食。

2. *预防知识指导*

（1）加强腰背肌功能锻炼，使腰背肌力量增强，起到肌肉腰围的作用。

（2）改善劳动条件，尽量避免从事繁重的体力劳动。

（3）劳动时注意力集中，集体抬扛重物时用力得当，使用腰围增加脊柱稳定性。

（4）运动前做好准备活动，尤其是腰部的准备活动，如前后弯腰、左右转身、上跳下蹲、伸长缩短等。

（5）运动时保持姿势正确，用力得当，动作协调平衡不要过猛。

3. *居家指导*

（1）发生腰扭伤后要停止活动，立即卧硬板床休息，床垫避免过于松软。腰下可垫一薄枕，以减轻疼痛。

（2）扭腰 24～48 小时内可采用冰敷，每次 15 分钟，每 2 小时 1 次。

（3）注意腰的保护，避免从事超负荷的工作，如弯腰提重物等。

（4）可酌情做些扭腰动作，但不能过快过猛，宜循序渐进。

（5）注意生活姿势，避免长时间维持在某一姿势，尤其是坐位。女性做完家务劳动如拖地、洗碗后，一定要适当休息，注意腰部的保护，以缓解腰部的压力。

（6）掌握正确的劳动姿势，起身时应以下肢用力为主，站稳再迈步，搬、提重物时取半蹲位，使物体尽量贴近身体。

（7）对腰背部肌力较弱或强度较大的活动，应预先用宽腰带将腰背部保护起来，以增加腰背部肌力。

4. 复诊指导　有下列情况出现的患者应及时到医院复诊。

（1）腰部出现不明原因的酸胀不适感。

（2）腰部出现疼痛适当休息后，疼痛并未有所缓解者。

腰肌劳损

（一）概念

腰肌劳损又称功能性腰痛、慢性下腰损伤、腰臀肌筋膜炎等，是腰部肌肉及其附着点筋膜或骨膜的慢性损伤性炎症，是腰痛的常见原因之一。主要症状表现为腰或腰骶部酸胀痛，疼痛可随气候变化或劳累程度而反复发作，如日间劳累加重，休息后可减轻。

（二）临床表现

1. 慢性腰痛　主要为腰部酸痛或胀痛，部分刺痛或灼痛，休息时减轻，劳累时加重，适当活动或改变体位时减轻，活动过多又加重。

2. 腰部活动受限　自觉腰部活动不适，尤其弯腰受限明显，少数患者因腰部疼痛出现活动障碍。

3. 步态和姿势异常　患者身体后侧肌肉挛缩，骨盆前倾和腰椎曲度增大，产生姿势异常，较重患者步态拘谨，步行缓慢，形成异常步态。

（三）康复训练方法及注意事项

1. 腰部回旋运动　双足分开与肩同宽，双手叉腰，做好预备姿势。腰部做顺时针及逆时针方向旋转各 1 次，然后由慢到快、由小到大，交替回旋 8 次。

2. 腰部前屈后伸运动　是腰肌劳损康复训练中最有效的方法。两足分开与肩同宽站立，两手叉腰，做好预备姿势。做腰部充分前屈和后伸各 4 次，运动时要尽量使腰部肌肉放松。

3. “拱桥式”运动　仰卧，双腿屈曲，以双足、双肘和头后部为支点用力抬高臀部，如拱桥状。反复锻炼 20～40 次。

4. 俯卧位锻炼法　俯卧在床上，腹部支撑床面，双上肢和双下肢后伸，头和胸部尽量抬起并后仰，停留数秒钟后放松。反复操作 5 次。

（四）健康教育

1. 护理知识指导

（1）在疼痛发作急性期，适当卧床休息，卧床以硬板为宜，严重者可在腰部两旁置沙袋制动。

（2）用药指导：应用消炎止痛药及舒筋活血的中药，注意观察有无胃肠道反应。

(3) 饮食指导：进食清淡、易消化的食物，忌油腻、辛辣刺激食物，戒烟酒。注意减肥，控制体重。

(4) 指导患者卧硬板床，过软的床垫不能维持脊柱的正常生理曲度，如为木板床，则应在上面加一层 10 cm 厚的软垫。

2. 预防指导

(1) 纠正不良的工作姿势，如弯腰过久或伏案过低等。防止过度劳累，工作中或劳动中注意劳逸结合。

(2) 运动指导：有目的地进行腰背肌锻炼，增加腰部肌肉的力量，如进行体侧弯练习、伸腰练习等。

(3) 肥胖者应减肥，以减轻腰部的负担。

(4) 注意劳动时腰部用力应适当，不可强力举重，不可负重久行，坐、卧、行走保持正确姿势。

(5) 避免腰部跌、仆、闪、挫，是预防腰肌劳损的重要方面。

3. 居家指导

(1) 做好腰部保暖措施，避免潮湿、寒冷刺激。改善阴冷潮湿的生活、工作环境，勿坐卧湿地，勿冒雨涉水，劳作汗出后及时擦拭身体，更换衣服，或饮姜汤水驱散风寒。根据天气变化及时增添衣物。

(2) 睡眠时保持脊柱的生理弯曲。

(3) 掌握正确的日常生活姿势，避免腰部外伤。如从地上提取重物时，应屈膝蹲下，重物尽量靠近身体，从高处取物时不可用力牵拉身体。

(4) 日常锻炼：可试着倒走，倒走时穿平底鞋，小步慢走，运动量以腰部不感觉到累为宜，可以少量多次进行锻炼。也可以在家中赤足或穿平底鞋，前脚掌踩在厚度约为 20 mm 的书上，坚持直立，坚持直立的时间以能耐受为度。

(5) 注意自我调节，避免长期固定在一个动作上和强制的弯腰动作；日常生活中卧硬板床休息。

4. 复诊指导　有下列情况出现的患者应及时到医院复诊。

(1) 腰部出现酸胀及疼痛，活动过多时加重休息后无缓解者。

(2) 长期的腰腿疼痛不能改善者。

（余新华　徐　航）

第二节　骨折康复的健康教育

一、肱骨干骨折的健康教育

（一）概念

肱骨干骨折是发生于肱骨外科颈下 1～2 cm 到肱骨髁上 2 cm 段内的骨折。肱骨干骨折好发于骨干的中部，上部最少。桡神经通过肱骨干中下 1/3 段后外侧，故损伤后易发生桡神经损伤。下 1/3 骨折易发生不连接。肱骨干骨折为临床上最常见的骨折，若处理不当，可造成神经损伤、血管损伤、断端分离及骨折延迟愈合或不愈合，甚至出现肌肉坏死挛缩的严重后果。

（二）临床表现

1. 症状　患侧上臂局部肿胀、疼痛、压痛剧烈，伤肢肢体有环形压痛，皮下瘀斑和功能障碍。无移位的骨折局部往往无明显的疼痛。

2. 体征　患侧上臂出现成角畸形、假关节活动、骨擦音或骨擦感、患肢短缩等。伴有桡神经损伤时可出现典型垂腕、垂指畸形，患肢手掌指关节不能背伸，拇指不能伸展，前臂旋后障碍和手背桡侧皮肤感觉减退或消失。

（三）康复训练方法及注意事项

骨折复位固定后即开始伤肢未固定关节的功能锻炼，并加强全身功能锻炼，逐步增加功能锻炼的范围和力量，练习强度和频率以不感到疼痛和疲劳为宜，使骨折能早日愈合。

1. 早期　复位固定后即可开始手指屈伸活动练习，1 周内逐渐增加掌、腕关节活动的练习，并做患肢上臂肌肉的主动收缩活动，加强两骨折断端在纵轴上的挤压力。如做握拳、伸指、屈腕、伸腕和主动耸肩动作 10～20 次，活动强度和频率以不引起疼痛为宜。禁止做上臂旋转活动。伴桡神经损伤者，安装弹性牵引装置，使屈肌群能经常被动伸展。

2. 中期　2～3 周开始练习肩、肘关节活动。

（1）伸屈肩、肘关节：健手握住患侧腕部，使患肢向前伸展，再屈肘后伸上臂（图 5-12）。

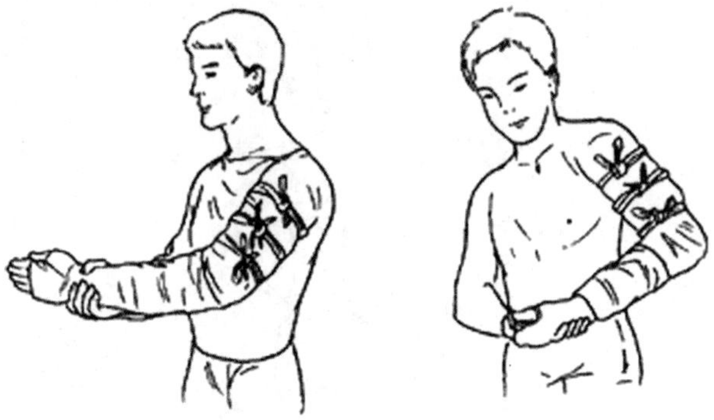

图 5-12　伸屈肩、肘关节功能锻炼

（2）旋转肩关节：身体向患侧倾斜，屈肘 90°，使上臂与地面垂直，以健手握患侧腕部，做划圆圈动作（图 5-13）。

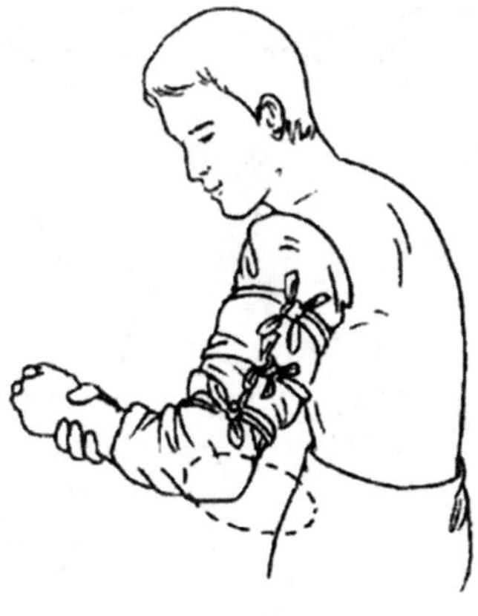

图 5-13　旋转肩关节功能锻炼

（3）双臂上举：两手置于胸前，十指相扣，屈肘 45°，用健肢带动患肢，先使肘屈曲 120°，双上臂同时上举，再慢慢放回原处（图 5-14）。

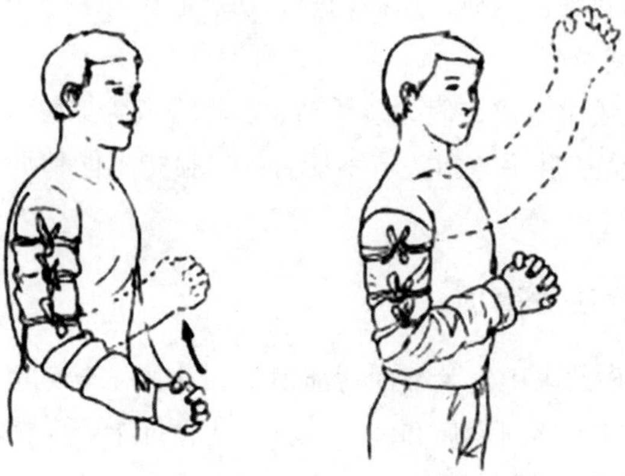

图 5-14　双臂上举功能锻炼

3. *后期*　4 周后全面进行肩关节活动练习。

（1）外展、外旋运动（举臂摸头）：用患侧手触摸头顶后逐渐向对侧移动，去触摸对侧耳朵及枕部。

（2）外展、内旋、后伸运动（反臂摸腰）：将患侧手置于背后，再用健侧手托扶去触摸健侧肩胛骨（肩内旋），用患侧手指背侧触摸臀部（后伸运动）（图 5-15）。

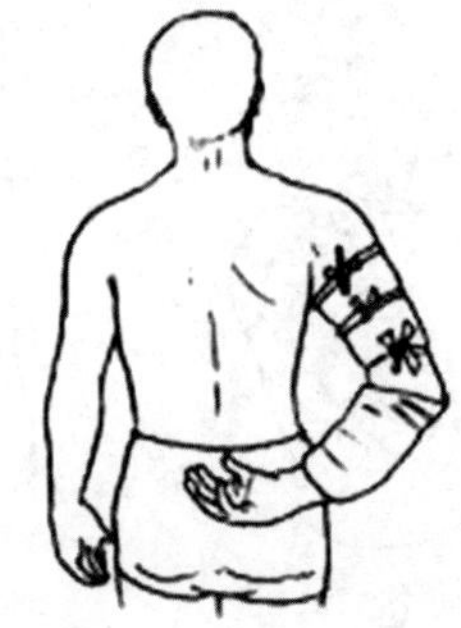

图 5-15　反臂摸腰功能锻炼

（3）肩关节环转：如划圆圈，向前弯腰，使上臂自然下垂，顺时针在水平面圆圈活动上肢（图 5-16）。

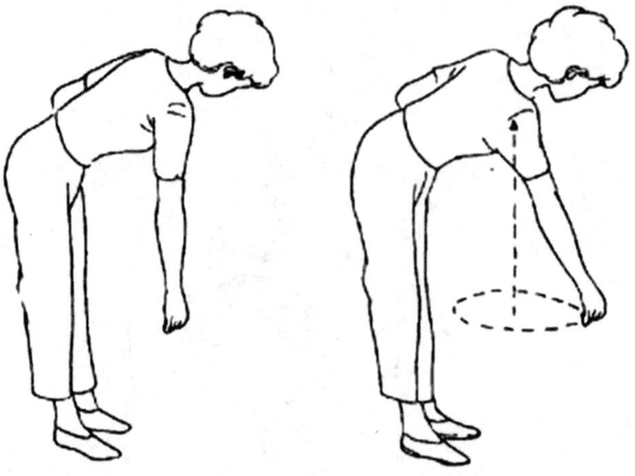

图 5-16　肩关节环转功能锻炼

（4）双臂轮转（划船动作）：可使肩、肘、腰、腿、颈部均得到锻炼。

（5）手爬墙练习。

（四）健康教育

1. 护理知识指导

（1）骨折固定后严密观察石膏夹板的位置和绷带的松紧度，尤其是骨折后最初4～5天，应随时调节绷带，以防过紧、过松造成骨折移位或肢体远端缺血等症状。

（2）手术后抬高患肢前臂，观察引流量，保持引流管通畅；密切观察末梢的感觉及运动功能。

2. 预防知识指导

肱骨干骨折伴有桡神经损伤时，患肢伸指、伸腕动作障碍，短期内症状改善不明显，治疗周期长，患者心理压力大，易产生急躁悲观的情绪。可介绍患者口服营养神经药物并配合理疗，介绍成功病例，鼓励患者主动配合治疗。

3. 居家指导

（1）饮食：多进食高蛋白质、富含维生素、钙质丰富的食物。

（2）体位：确保外固定的稳定，悬吊石膏者2周内不能平卧，只能取坐位或半卧位，讲解此种体位的治疗意义，取得其配合。

（3）功能锻炼：院外继续进行患肢功能锻炼，循序渐进，骨折4周内严禁做上臂旋转活动。

4. 复诊指导

（1）“U”形石膏固定的患者，在肿胀消退后，石膏固定会松动，应及时来院复诊。

（2）悬吊石膏固定2周后来院更换长臂石膏托，维持固定6周左右再拆除石膏。

（3）手术后定期复查X线片，了解骨折移位或愈合情况。伴桡神经损伤者，定期复查肌电图，了解神经功能恢复情况。

二、肱骨髁上骨折的健康教育

（一）概念

肱骨髁上骨折是发生于肱骨干与肱骨髁交界处的骨折，即肱骨远端内外髁上方的骨折，多见于10岁以下的儿童，多由间接暴力引起。根据暴力引起的骨折类型和移位方向，分为屈曲型和伸直型肱骨髁上骨折。

（二）临床表现

1. 症状　肘部肿胀、畸形、疼痛和功能障碍，可出现皮下瘀斑或水疱。

2. 体征

（1）伸直型骨折时，尺骨鹰嘴与远端骨折片向后方突出，出现“靴状畸形”，骨折近端前移，外形似肘关节脱位，但因骨折时其肱骨内外上髁与尺骨鹰嘴仍保持肘后三角的关系，可伴骨擦音、反常活动等。若伴正中神经、桡神经或尺神经损伤，可表现为手的感觉异常或运动功能障碍。若肱动脉受压或挫伤，则可出现血管痉挛而致前臂缺血，表现为剧痛，局部肿胀，皮肤苍白、发凉、麻木，桡动脉搏动减弱或消失，被动伸指疼痛等表现。

（2）屈曲型骨折可因肘后软组织少、骨折断端锐利刺破皮肤形成开放性骨折。

（三）康复训练方法及注意事项

（1）复位和固定当日可做握拳、屈伸指活动，第 2 天增加腕关节屈伸活动。胸前悬挂前臂吊带悬挂患肢，做肩关节前后左右摆动练习，1 周后增加肩部主动练习，包括肩部屈、伸、内收、外展与耸肩，并逐渐增加运动幅度和强度。

（2）3 周后去除固定，主动行肘关节屈、伸练习和前臂旋前、旋后练习。伸直型骨折着重恢复屈曲活动度，屈曲型骨折则增加伸展活动度，禁忌做反复粗暴屈、伸肘关节动作，以免发生骨化性肌炎。

（四）健康教育

1. 护理知识指导

（1）无移位或移位很小的骨折，可单纯中立位石膏固定 3～4 周，然后开始练习肘关节伸屈活动。

（2）对骨折移位严重或旋转移位，局部明显肿胀、影响手法复位或手法复位失败者，某些陈旧性移位骨折行手术治疗的患者，术后应密切观察患肢有无血管痉挛、肌肉供血不足的症状，一旦发现，立即通知医生采取减压措施，挽救患肢。更要维持有效固定，保持患肢于功能位。

2. 预防知识指导　患者因意外加上患肢的疼痛，易产生恐惧和紧张的情绪，护士应以敏捷的动作和温和的言语安慰患者，取得患者信任，解除顾虑，取得配合。对需手术的患者，应向患者讲清手术的必要性，以及术前和术后的相关注意事项。

3. 居家指导

（1）饮食：给予高热量、高蛋白质、含钙质丰富的饮食，多食新鲜蔬菜和水果。

（2）体位：用前臂吊带或三角巾将患肢托起，以减轻肢体肿胀和疼痛。经常检查固定位置，查看有无松动，局部有无压迫症状，保持患肢处于功能位。

（3）功能锻炼：按照锻炼计划进行功能锻炼，最大限度地恢复患肢功能。

4. 复诊指导

（1）石膏固定者如果出现患肢皮肤发冷、发绀、疼痛或感觉麻木等异常，应及时就诊。

（2）定期复查 X 线片，了解骨折愈合情况，便于及时调整固定，以防畸形愈合。

三、尺桡骨干双骨折的健康教育

（一）概念

尺桡骨干双骨折在前臂骨折中多见，占各类骨折的 6%左右，常见于幼儿和青少年。因骨折后常导致复杂的移位，使复位很困难，故易发生骨筋膜室综合征。

（二）临床表现

1. 症状　患侧前臂肿胀、疼痛、畸形和功能障碍，可出现肢体短缩和成角畸形。

2. 体征　骨折有移位时可出现骨擦音或骨擦感，以及异常活动。严重时可出现骨筋膜室综合征的早期表现。尺骨上 1/3 骨折合并桡骨小头脱位，称为孟氏（Monteggia）骨折。桡骨干下 1/3 骨折合并尺骨小头脱位，称为盖氏（Galeazzi）骨折。

（三）康复训练方法及注意事项

（1）功能锻炼于复位固定后即可开始。初期可练习上臂和前臂肌肉收缩活动，做用力握拳、充分屈伸手指的动作。

（2）2 周后局部肿胀消退，开始练习肩、肘、腕各关节活动，频率和幅度逐渐增加，3 周内避免前臂的旋前、旋后动作。

（3）4 周后练习前臂旋转和用手推墙动作，使两骨折端之间产生纵轴挤压力。

（4）7～8 周后，如 X 线片显示骨折已临床愈合，即可拆除外固定，充分进行各关节全面的功能锻炼。

（四）健康教育

1. 护理知识指导

（1）抬高患肢，有利于静脉血回流。

（2）对有石膏固定者，确保患肢摆放舒适，并注意石膏护理。密切观察指端色泽、皮温、感觉及运动功能。如出现患肢持续性剧烈疼痛，皮肤苍白，皮温升高，肿胀明显，感觉麻木，不能活动，被动伸指时疼痛加剧，动脉搏动减弱或消失，应立即拆除所有外固定，切开减压，给予消肿治疗。

（3）有伤口引流者，应保持管道通畅，并准确记录引流量。

（4）及时发现并发症，尽早进行处理。

2. 预防知识指导　由于前臂具有旋转功能，骨折后患肢的协调性和灵活性丧失，给生活带来极大不便，患者易产生焦虑和烦躁情绪。应做好安抚工作，并给予生活帮助。

3. 居家指导

（1）饮食：进食高热量、高蛋白质、含钙质丰富的饮食，多饮水，多食新鲜蔬菜和水果。

（2）体位：行长臂石膏托固定者，卧床时抬高头肩部，患肢垫软枕与躯干平行。离床活动时，患肢肘部用三角巾悬吊于胸前。

（3）功能锻炼：耐心向患者做好解释工作，强调功能锻炼对恢复的重要性，调动主观能动性，积极进行功能锻炼，早日恢复手的功能。

4. 复诊指导

（1）石膏固定期间如出现患肢肢端疼痛、麻木、感觉异常等，应及时来院复诊。

（2）骨折后 1 个月、3 个月、6 个月复查 X 线片，了解骨折愈合情况，便于及时调整固定，以防畸形愈合。

四、股骨颈骨折的健康教育

（一）概念

股骨颈骨折多发生于中老年人，以女性多见，其发病率随着人均寿命的逐年增长而增加。骨质疏松是引起股骨颈骨折的重要因素。

（二）临床表现

患者有跌倒史，伤后患侧髋部疼痛，移动时患肢疼痛加剧，不敢站立或行走。患肢出现典型的肢体短缩、外展、外旋畸形。髋部有压痛，叩击足跟部或大粗隆部时髋部疼痛。嵌插骨折时，有时仍能骑车或行走，使无移位的稳定骨折变成移位的不稳定骨折，易造成漏诊。

1. 内收骨折　为不稳定性骨折，指远端骨折线与两髂嵴连线所形成的夹角（Pauwels 角）大于 50°。

2. 外展骨折　为稳定性骨折，指 Pauwels 角小于 30°。

（三）术后康复训练方法及注意事项

（1）术后2日可坐起，坐起时不能交叉盘腿，保持患肢外展中立位。指导行患肢股四头肌等长收缩、踝关节和足趾背伸跖屈活动，每小时1次，每次5～20分钟。在锻炼患肢的同时，指导行双上肢和健侧下肢全范围关节活动和功能锻炼。

（2）2周后坐轮椅下床活动。

（3）3～4周可扶双拐下地，患肢不负重，后逐渐换单拐部分负重活动。

（4）6个月后去拐，可完全负重行走。

（四）健康教育

1. 护理知识指导

（1）观察生命体征变化，并注意患者意识状态。

（2）保持患肢外展中立位，定时抬臀，减轻骶尾部皮肤压力。

（3）伤口引流管护理：保持引流管通畅，妥善固定，避免扭曲、打折，观察并记录引流液的色、质、量。

（4）留置尿管护理：嘱患者多饮水，每日2500 ml以上，夹闭尿管定时开放，3日内拔除尿管，以防泌尿系统感染。

（5）注意观察切口情况，有无红、肿、热、痛等感染迹象，监测体温、血象、红细胞沉降率是否正常。

（6）观察患肢感觉和运动功能，有无下肢神经损伤、感觉障碍、肢体肿胀等。

2. 预防知识指导　老年人意外受伤，常常自责，顾虑手术效果，担心骨折预后，易产生焦虑、恐惧心理。应给予耐心的开导，介绍骨折的特殊性和治疗方法，并给予悉心照顾，以减轻或消除其心理问题。

3. 居家指导

（1）饮食：多食含钙质丰富的食物，饮食宜清淡，以防发生骨质疏松，促进骨折愈合。

（2）体位：保持患肢外展中立位，防止外旋。

（3）功能锻炼：继续功能锻炼，避免增加关节负荷的运动，如体重增加、长时间的行走和跑步等。

（4）洗澡用淋浴，如厕用坐式马桶。指导患者不做盘腿动作，不坐矮凳或沙发，不弯腰拾物，不爬坡。

4. 复诊指导

（1）局部出现红、肿、热、痛等感染迹象，应及时复诊。

（2）遵医嘱定期复诊，完全康复后每年复诊1次。

五、股骨干骨折的健康教育

（一）概念

股骨干骨折好发于青壮年，是指股骨转子下2 cm至股骨髁上2 cm之间的骨折，约占全身各类骨折的6％。

（二）临床表现

1. *症状* 局部出现剧烈疼痛、肿胀、畸形明显，肢体活动受限，不能站立。

2. *体征* 骨折远端肢体扭曲异常，出现反常活动、骨擦音，可因损伤大动脉大量出血而出现休克症状和体征。若损伤血管和神经，可出现肢体远端血液循环、感觉和运动功能障碍。

（三）康复训练方法及注意事项

1. *炎性期（1～7天）* 术后第2天开始，患者以卧床为主，不负重，指导行股四头肌等长收缩练习。练习方法：患肢伸直绷紧足尖，每次收缩3～5 min后放松，反复练习数十次，3～4次/天，与此同时，练习踝关节的背伸跖屈，避免足下垂。功能锻炼以让患者感到疼痛但又可以忍受为宜。蹬床尾5～10分/次，2次/天。

2. *骨痂形成期（7～28天）* 在骨痂形成期，患者要从不负重行走逐渐过渡到部分负重行走。让患者用患肢轻踩人体秤，使人体秤的指针指在5 kg左右，让患者反复感受此时患肢所承受的力量。然后让患者扶拐在床边站立5～10 min，患肢所承受的力量约为5 kg，以后逐渐延长站立时间。开始行走时，指导掌握正确的行走方法：患肢前伸，重心前移，单拐行走时，拐的支撑与患肢应是一致的。

3. *骨痂成熟期（4～6周）* 继续部分负重训练。由部分负重过渡到完全负重，直至患肢负重的重量相当于自身的体重。

（四）健康教育

1. *护理知识指导*

（1）观察脉搏、血压变化，伤口局部渗血以及负压引流情况，如有异常，及时通知医生并做相应处理。

（2）注意观察患肢的感觉及运动功能，防止腓总神经受压。

（3）术后遵医嘱给予抗生素治疗，观察药物疗效，避免发生药物不良反应。

（4）并发症的预防。主要有下肢深静脉血栓、肺部感染、压疮、肌萎缩等。

（5）加强功能锻炼。术后第2天即可开始股四头肌等长收缩练习，以促进局部血液循环，防止肌肉收缩和关节僵硬。

2. *预防知识指导* 由于股骨干骨折多由强大暴力所致，骨折时常伴有严重软组织损伤，大量出血、内脏损伤、颅脑损伤等可危及生命安全，患者多恐惧不安，应稳定患者的情绪，配合医生采取有效的抢救措施。

3. *居家指导*

（1）饮食：鼓励进食促进骨折愈合的饮食，如鸡蛋、牛奶、排骨汤等。

（2）体位：抬高患肢，高于心脏水平。

（3）功能锻炼：继续功能锻炼，单腿逐渐负重，直至患肢单腿站立能够负担全身重量后，即可逐渐弃拐，并强调术后第2、4、6周准时来院复查，经X线片证实已有连续骨痂形成时，在医生的指导下方可释放轴向应力。

4. *复诊指导*

（1）1个月后可以拆除石膏下地，但患肢不负重，3个月后根据X线片确定骨折愈合后患肢可负重。

（2）若骨折已骨性愈合，可酌情使用单拐而后逐渐弃拐行走。

六、胫腓骨骨折的健康教育

（一）概念

胫腓骨骨折指胫骨平台以下至踝以上部分发生的骨折，是最常见的长骨骨折，占全身各类骨折的13%～17%，以青壮年和儿童居多。

（二）临床表现

1. 症状　局部疼痛、肿胀、畸形和功能障碍，不敢站立和行走。

2. 体征　可有反常活动，常伴有腓总神经或腘动脉损伤。开放性骨折可见骨折端外露。胫骨上1/3骨折，由于骨折远端向上移位，可导致胫后动脉损伤，造成小腿缺血或坏死。胫骨中1/3骨折，胫前区和腓肠肌区张力增高，可导致骨筋膜室综合征。胫骨下1/3骨折，由于血液循环差，软组织覆盖少，易发生骨折延迟愈合或不愈合。

（三）康复训练方法及注意事项

（1）无论采取何种方法固定，早期都应进行股四头肌的等长收缩、足趾的主动屈伸和髌骨被动活动。

（2）行跟骨牵引者，还应做髌骨被动活动和抬臀运动，防止跟腱挛缩。

（3）内固定术后第3天可做膝关节的屈伸活动；外固定术后5～7天可扶拐患肢不负重下床活动，外固定去除后充分练习各关节，逐渐负重活动。

（4）禁止做患肢旋转活动，因其影响骨折端的固定，导致骨不连。

（四）健康教育

1. 护理知识指导

（1）闭合复位石膏外固定者，严格执行石膏护理常规，密切观察患肢的血液循环情况，抬高患肢，促进血液回流。

（2）采用小夹板治疗者，定期查看小夹板的松紧度及肢体有无疼痛、麻木等。

（3）使用外固定架术后置小腿中立位并抬高，伤口肿胀者，要密切观察渗血量，防止活动性出血，及时更换敷料，预防针眼感染，每日用75%乙醇或用0.5%聚维酮碘消毒针眼周围皮肤，尽早活动。

（4）切开复位内固定者，观察伤口渗血情况以及引流液的性质和量，保证伤口敷料清洁干燥，鼓励和督促患者做股四头肌收缩活动，术后第3天可做膝关节屈伸活动，防止肌肉收缩和关节僵硬。

2. 预防知识指导　由于小腿肌肉丰富，骨折时常合并软组织挫伤、血管损伤，加上骨折后的固定，很容易造成骨筋膜室综合征的发生。向患者和家属介绍本征的发生机制、临床表现，特别强调其危害性，提高警惕，以便早期发现征象，尽早处理，避免发生严重后果。同情理解患者，讲解有关疾病的知识和治疗的大致过程，介绍成功病例，稳定患者情绪。

3. 居家指导

（1）饮食：进食高蛋白质、高维生素、含钙质丰富的饮食，加强营养，促进骨折愈合。

（2）体位：嘱患者平放患肢，不能抬高，以免加重组织缺血；不热敷或按摩，以免温度升高加快组织代谢。

（3）功能锻炼：石膏固定者要经常检查足趾的背伸和跖屈活动情况，以判断腓总神经是否受压。扶拐下床活动时，患侧肢体全足底着地，防止摔倒。加强患肢膝、踝关节屈伸锻炼，如有踝关节功能障碍，可行踝部旋转、斜坡练步等；踝关节僵硬者，可行踝关节的下蹲背伸和站立屈膝背伸等。

4. 复诊指导　出院后 3 个月、6 个月、1 年复查 X 线片，以了解骨折愈合情况。

七、踝关节骨折的健康教育

（一）概念

踝关节骨折是最常见的关节内骨折，多见于青壮年。此类骨折多由间接暴力引起，如足于内翻或外翻位时负重，由高处坠落足在内翻、外翻或跖屈位着地。

（二）临床表现

踝部肿胀、疼痛，有皮下出血和功能障碍。

（三）康复训练方法及注意事项

（1）踝部固定或手术麻醉消退后，即对肿胀足背进行按摩，并鼓励患者主动活动足趾、踝背伸和膝关节屈伸活动。以促进血液循环，减轻水肿，促进功能恢复，但应限制踝关节跖屈，以免影响骨折处稳定。

（2）双踝骨折从第 2 周开始，加大踝关节自主活动范围，并辅以被动活动。被动活动时只能做背伸及跖屈活动，不能旋转及翻转，以免导致骨折不愈合。

（3）2 周后可扶拐下地轻负重步行。

（4）三踝骨折对上述活动步骤可稍晚 1 周，以预防踝关节僵硬。

（5）对于有骨质疏松、粉碎性骨折或有明显关节面骨折者，应进行不负重练习，通常 3 个月以后进行负重练习。

（四）健康教育

1. 护理知识指导

（1）非手术治疗患者需长期卧床，要合理安排饮食，保证营养，以促进骨折早期愈合，多吃新鲜蔬菜和水果，多饮水，增加营养，提高自身免疫力。完善各种术前检查，预防踝部压疮。

（2）手术治疗患者术后抬高患肢，高于心脏水平 15～20 cm，促进血液循环以利消肿。踝部手术中止血困难，术后渗血较多，应及时更换敷料，保持其清洁干燥，防止伤口感染。密切观察肢体远端搏动及感觉、运动，有无血管神经损伤。

（3）预防关节僵硬、感染、创伤性关节炎和畸形愈合等并发症。

2. 预防知识指导　告知患者踝关节骨折肿胀出现早且广泛，应及时到医院整复，不能拖延，否则关节肿胀后会影响复位效果。踝关节的局部肿胀将持续数月，应适当使用消肿药物。

3. 居家指导

(1) 饮食：进食高热量、高维生素、高钙的饮食，加强营养，促进骨折修复。因踝部出现骨质疏松的患者，每日到户外晒太阳1小时，或补充鱼肝油滴剂或维生素D奶、酸奶等，以促进钙的吸收。

(2) 体位：伤后早期限制踝关节跖屈，以免影响骨折处稳定。患者能行走时，可将鞋底外侧垫高0.5 cm，以便患足处于轻度外翻位，维持踝关节的稳定。

(3) 功能锻炼：骨折愈合去除外固定后，可行踝关节旋转、斜坡练步、站立屈膝背伸和蹲等自主练习，再逐步练习行走。

4. 复诊指导　出院后3个月、6个月、1年复查X线片，以了解骨折愈合情况。

八、脊柱骨折的健康教育

(一) 概念

脊柱骨折又称脊椎骨折，多由间接暴力引起，占全身各类骨折的5%～6%，以胸腰段多见。易并发脊髓或马尾神经损伤，特别是颈椎骨折-脱位合并有脊髓损伤者，高达70%，会严重致残甚至威胁生命。

(二) 临床表现

1. 症状

(1) 局部疼痛：颈椎骨折者，可有头颈部疼痛，活动受限。胸腰椎骨折者，因腰背部肌肉痉挛、局部疼痛，无法站立或站立时腰背部无力，疼痛加剧。

(2) 腹痛、腹胀：腹膜后血肿对腹腔神经节的刺激，可出现腹痛、腹胀、肠蠕动减慢等症状。

2. 体征

(1) 局部压痛和肿胀：损伤部位肿胀，局部压痛明显。

(2) 活动受限和脊柱畸形：颈、胸、腰段骨折者，常表现为活动受限和脊柱后突畸形。严重者常合并脊髓损伤而造成截瘫，可丧失全部或部分生活自理能力。

(三) 康复训练方法及注意事项

(1) 单纯压缩骨折患者卧床3日后开始腰背部肌肉锻炼，开始时臀部左右移动，然后做背伸运动，使臀部离开床面，随着腰背肌力量的增加，臀部离开床面的高度也逐渐增高。

(2) 2个月后骨折基本愈合，第3个月可以下地少量活动，但仍以卧床休息为主。3个月后逐渐增加下地活动时间。

(3) 除了腰背肌锻炼外，还应定时进行全身各关节的全范围主动和被动活动，每日数次，以促进血液循环，预防关节僵硬和肌萎缩。

(4) 稳定性骨折于伤后次日开始锻炼，不稳定性骨折可稍推后。一般应按五点支撑、三点支撑、拱桥支撑、飞燕点水的顺序及练习原则指导功能锻炼。

1) 五点支撑、三点支撑、飞燕式训练方法同椎间盘突出训练方法及图示。

2) 拱桥支撑：患者双手及双足撑起全身呈拱桥状（图5-17）。

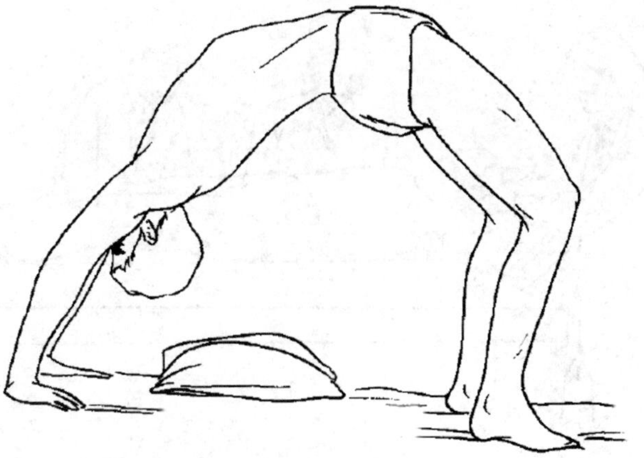

图 5-17　拱桥支撑

(5) 翻身的原则：绝对防止脊柱受伤部位出现扭转及弯曲偏斜。一般在受伤早期，至少需 2 人或 3 人翻身；4 周后骨折局部已趋稳定，只需一人即可协助患者翻身。具体的翻身方法又分为二人翻身法和三人翻身法。

1) 二人翻身法：适用于胸腰段骨折截瘫患者。

①平卧改侧卧：两名护士面向准备翻身的床侧，一人托住肩胸，一人托住腰髋，同时用力抬起患者，移向护士，将患者翻成侧卧位。切记勿使受伤部位扭转弯曲。翻身后肩至臀部用枕头抵住，上身略向后偏，以免垂直侧卧时使肩、股骨大粗隆部位过于受压。上面的腿下垫枕，以防髋内收，两足以沙袋顶住，保持踝关节于功能位，防止足下垂，下面的腿、足踝部以棉圈垫住，以防压疮。

②侧卧改平卧：两名护士同时站在床的一侧，先将枕头、垫圈去除，扶着患者的肩、背、腰、臀使其逐渐睡平，然后同样托住肩、背、腰、髋将患者移向床中央（图 5-18）。

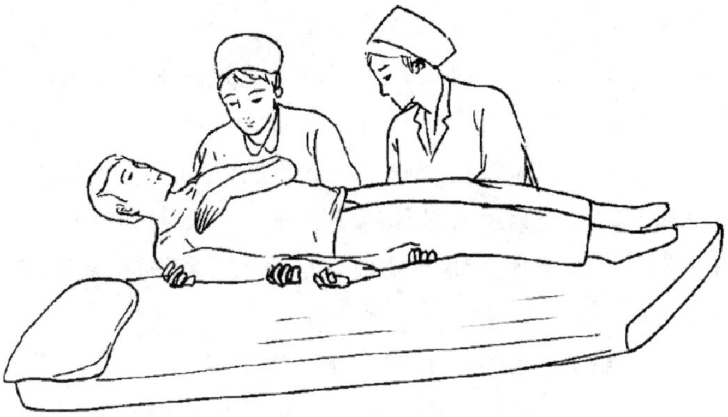

图 5-18　二人翻身法

2) 三人翻身法：适用于颈椎骨折高位截瘫患者。与两人翻身法大致相同，不同的是多一名护士专门负责头颈，翻身时始终保持头部与躯体在同一平面。侧卧仰卧均需保持头略向后伸。翻身时应注意调整尿管走向，避免高于膀胱水平（图 5-19）。

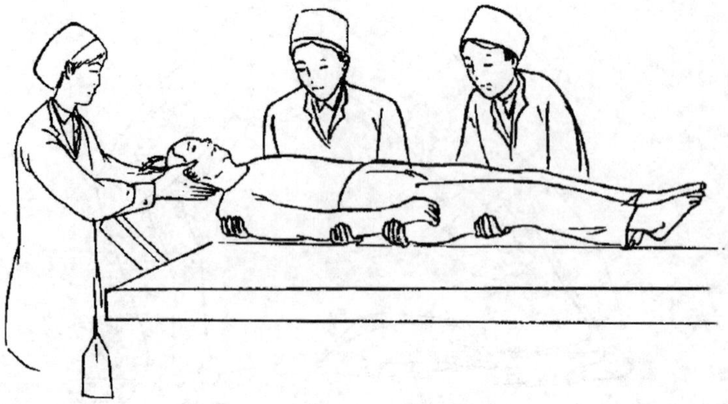

图 5-19　三人翻身法

（四）健康教育

1. 护理知识指导

（1）生命体征监测：密切监测血压、心率、心律、呼吸和血氧饱和度，观察呼吸频率、深浅度及呼吸的音调有无异常，有无憋气、呼吸困难、血氧饱和度下降等症状。警惕患者的主诉，及时唤醒患者。记录出入量，观察有无血容量不足的早期征象。

（2）体位护理：正确的搬运和翻身，保持脊柱正常的生理弯曲。

（3）切口引流管的护理：引流管一般放置 24～48 小时。严密观察切口有无红肿、渗液、渗血等情况，检查切口周围皮肤张力有无增高，当发现张力增高时应通知医生，给予脱水消肿治疗。保持负压引流通畅，定时由近心端向远心端挤压管道，防止堵管和逆行感染。记录引流液的色、质、量，如血性引流液每小时＞100 ml，连续 3 小时，提示有出血可能，需立即报告医生负压引流；如引流液颜色为淡血性或洗肉水样，24 小时引流量超过 500 ml，应考虑有脑脊液漏。

（4）脊髓神经功能观察：术后注意观察患者截瘫平面、四肢感觉、运动及肌力情况，评估手术减压效果。如发现有麻木加重、活动障碍应及时通知医生，以免脊髓受压过久造成不可逆的损伤。

（5）饮食护理：保证足够的营养摄入，提高机体抵抗力。指导患者多食富含膳食纤维的食物、新鲜水果和蔬菜，多饮水。餐后半小时顺时针按摩腹部以促进肠蠕动，预防便秘。

（6）脊髓损伤的观察和预防：观察患者肢体感觉、运动、反射和括约肌功能是否随着病情发展而变化，及时发现脊髓损伤征象，报告医师并协助处理。尽量减少搬动患者，搬运时保证患者脊柱中立位，以免造成或加重脊髓损伤。

2. 预防知识指导　由于骨折部位特殊，病情复杂，手术风险大，患者对治疗效果期望较高。术前进行积极有效的心理护理，帮助建立乐观向上的心态，对于治疗的顺利进行和术后的康复都非常重要。介绍同种病例恢复较好的患者，给予其信心。同时要帮助其解决生活上的各种需求。

3. 居家指导　向患者及家属讲解功能锻炼的重要性，指导患者进行关节的主动或被动活动、肌肉按摩，鼓励其做力所能及的生活自理工作，以防关节僵硬和肌萎缩。

4. 复诊指导　手术后第 3、6、12 个月摄片复查随访，了解内固定效果和植骨融合程度。

九、骨盆骨折的健康教育

（一）概念

骨盆骨折在躯干骨损伤中的发生率仅次于脊柱损伤，常合并静脉丛和大动脉出血，以及盆腔内脏器损伤，常因大量出血而引起休克。骨盆结构牢固，多由高能量外力挤压骨盆所致。

（二）临床表现

1. 症状　髋部肿胀、疼痛及活动受限。有大出血或严重内脏损伤者，可有面色苍白、出冷汗、脉搏细数、血压下降、烦躁不安等低血容量性休克的早期表现。

2. 体征

（1）骨盆挤压与分离试验阳性：检查者用双手挤压患者的两髂嵴，若伤处出现疼痛为骨盆挤压试验阳性。检查者双手交叉撑开两髂嵴，此时两骶髂关节的关节面更紧贴，而骨折的骨盆前环产生分离，若出现疼痛即为骨盆分离试验阳性。检查时偶尔会有骨擦音。

（2）肢体长度不对称：用皮尺测量胸骨剑突与两髂前上棘之间的距离或脐孔与两侧内踝尖端的距离，骨盆骨折向上移位的一侧长度较短。

（3）会阴部瘀斑：是耻骨和坐骨骨折的特有体征。

（三）康复训练方法及注意事项

（1）手术治疗患者术后6小时，若患者疼痛不明显，可指导其行患肢的踝关节运动，并鼓励其行健肢的主动活动。

（2）未影响骨盆环完整性的骨折患者，早期可在床上做上肢伸展运动以及下肢肌肉收缩活动；1周后可进行半卧位及坐立练习，同时做髋关节、膝关节的屈伸运动；4～6周后下床站立并缓慢行走，逐日加大活动量，然后再练习正常行走和下蹲。

（3）影响骨盆环完整性的骨折伤后无合并症患者，卧硬板床，同时进行上肢锻炼；2周后开始练习半卧位，并进行下肢肌肉收缩练习，以保持肌力，预防关节僵硬和肌萎缩；3周后在床上进行髋关节和膝关节的锻炼，由被动锻炼逐渐过渡到主动锻炼；6～8周后拆除牵引固定，扶拐行走；12周后逐渐弃拐行走。

（四）健康教育

1. 护理知识指导

（1）急救：入院后迅速建立两条静脉通道，且输液通道应建立在上肢或颈部，不宜在下肢，以免液体不能有效进入血液循环。及时输血、输液，必要时应行静脉切开，快速、有效地补充液体。迅速、有效地止血、止痛是抢救的关键。

（2）生命体征观察：严密监测生命体征及神志，每15 min监测体温、脉搏、呼吸、血压，严格交接班。留置尿管，准确记录尿量。注意患者神志及皮肤黏膜出血征象，并做详细记录。监测中心静脉压，如有严重休克发生，立即转入ICU全面监控治疗。

（3）饮食：注意加强营养，宜高蛋白质、富含维生素、高钙、高铁、粗纤维及果胶成分丰富的易消化食物，以纠正失血过多引起的营养失调。根据受伤程度决定膳食种类，必要时给予静脉高营养治疗。

鼓励患者多饮水，2 000～3 000 ml/d，顺时针按摩腹部，促进肠蠕动，预防便秘。

（4）体位：术后尽量减少大幅度搬动患者，防止内固定断裂或脱落。使用气垫床，每 2～3 小时更换一次，平卧位和健侧卧位交替，以防压疮。

（5）伤口观察：观察伤口敷料情况，若有渗血、渗液情况，应及时更换，保持敷料清洁干燥，以防感染。妥善固定引流管，保持引流通畅，以便及时引流出伤口积血，并注意观察引流液的色、质、量，做好记录。并注意观察患肢的血液循环情况。

（6）并发症的观察和处理：骨盆骨折易导致休克、腹膜后血肿、膀胱尿路损伤、直肠肛门损伤和神经损伤等并发症，严密观察病情变化，发现异常及时处理。

2. 预防知识指导　因卧床时间长，患者易产生厌烦情绪，应多开导，并取得家属的支持，共同为患者制订周密的康复计划并督促实施，鼓励患者提高治疗的积极性。

3. 居家指导

（1）遵医嘱继续合理用药。

（2）合理安排膳食，补足营养，增强体质，促进骨折愈合。

（3）按康复计划进行功能锻炼，预防关节僵硬和肌萎缩。

4. 复诊指导　出院后 1 个月、3 个月复查，检查内固定有无移位及骨折愈合等情况。

（王文杰　兰　鸿）

第三节　手外伤、断指再植术后康复的健康教育

一、手外伤的健康教育

（一）概念

双手与外界的接触最频繁，多数情况下没有太多的保护，由于受到锐利器械的切割，或受到撞击或摔伤时，导致局部皮肤、肌腱、神经、血管、骨与关节的损伤。

（二）临床表现

手部外伤后局部疼痛明显，局部可有出血肿胀，同时出现活动受限。根据受伤程度不同，局部会出现不同的表现，应注意观察局部皮肤、肌腱、神经、血管、骨与关节的情况。

1. 皮肤损伤情况　局部皮肤血液循环改变导致颜色、温度、毛细血管回流试验异常，皮肤边缘有出血伴有皮肤缺损，甚至肌腱和骨、关节外露。

2. 肌腱损伤情况　根据手指活动和伤口部位判断肌腱损伤情况。当深、浅屈指肌腱都断裂时，远近指间关节不能屈曲；当指深屈指肌腱断裂时，远侧指间关节不能屈曲。当拇长屈指肌腱断裂时，拇指指间关节不能屈曲。手背伸指肌腱断裂后，掌指关节不能伸直；拇长深指肌腱断裂，拇指指间关节不能伸直；近侧指间关节以上指背伸肌腱断裂，近侧指间关节呈屈曲畸形；中、远侧指节处伸肌腱断裂，手指末节屈曲呈锤状指畸形。

3. 神经损伤情况　正中神经损伤后，致拇指对掌功能障碍及拇、示指捏物功能障碍，手掌桡侧半、拇、示、中指和环指桡侧半掌面，拇指指间关节和示、中指及环指桡侧半近侧指间关节以远背侧的感觉

障碍。尺神经损伤后，致环、小指爪形手畸形，示指用力与拇指对指时，呈现示指近侧指间关节明显屈曲、远侧指间关节过伸及拇指掌指关节过伸，指间关节屈曲，以及手部尺侧、环指尺侧和小指掌背侧感觉障碍。桡神经损伤后，表现为手背桡侧及桡侧 2 个半手指背侧近侧指间关节近端的感觉障碍。

4. 血管损伤情况　手部如出现皮色苍白，皮温降低、指腹瘪陷、毛细血管回流缓慢或消失，动脉搏动消失，表示动脉损伤。如果皮色青紫、肿胀、毛细血管回流加快，动脉搏动良好，则为静脉回流障碍。

5. 骨与关节损伤情况　有局部疼痛、肿胀及功能障碍者，怀疑有骨与关节损伤，应拍摄 X 线正侧位片，了解骨折的类型和移位情况。

（三）康复训练方法及注意事项

手部各组织损伤及术后长期制动治疗，易造成关节僵硬、肌萎缩和肌腱粘连等，影响手功能恢复，术后应及时进行主动和被动的功能锻炼。

1. 清创缝合术后　早期指导患者练习握拳、屈伸手指，并锻炼手腕部屈伸和旋转。2 周后练习手的伸屈、内收和外展活动，以及以中指为中心的各指外展和内收（图 5-20）。

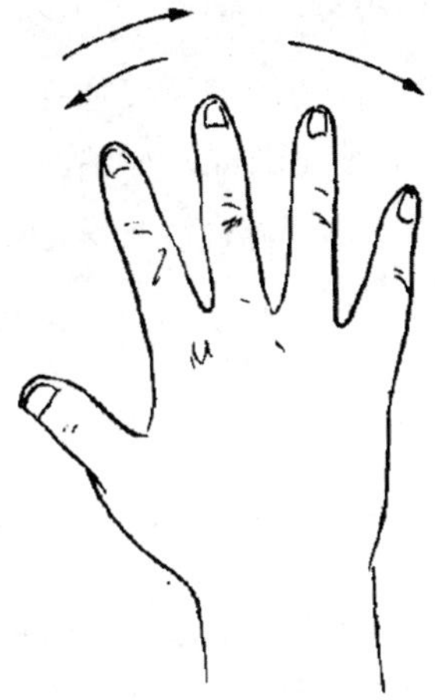

图 5-20　手指外展内收功能锻炼

2. 石膏固定期间　早期未固定的关节进行肌肉舒缩活动，拆除石膏后，进行肌肉和关节的主动被动锻炼。

3. 手部肌腱修复术后　石膏固定 3～4 周内活动未固定的关节，术后 3 周内不能活动患指；3～4 周后拆除石膏，患指进行主动和被动活动，直到伸屈功能恢复（图 5-21）。

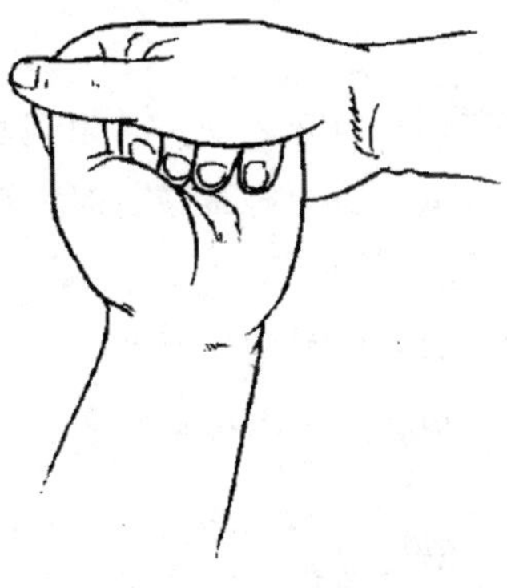

图 5-21　手指被动屈曲功能锻炼

4. 手部肌腱松解术后　肌腱粘连松解术后24小时内，患指进行主动伸指、屈掌指关节活动，慢慢过渡到抗阻力练习。

（四）健康教育

1. 护理知识指导

（1）术后制动：目的是为组织愈合创造条件，减少组织反应，减轻组织粘连及瘢痕形成。将患肢置于功能位，即保持腕关节背伸30°，掌指关节屈曲45°，指关节稍屈曲，拇指对掌位。肌腱吻合术后需要制动3～4周，神经吻合术后制动3周，关节损伤制动3周。

（2）疼痛护理：观察疼痛的诱因、程度，及时采取对症处理；及时检查外固定是否过紧，伤口有无感染征象；指导患者采取自我暗示、转移注意力等方法缓解疼痛。

（3）术后伤口护理：保持伤口敷料清洁干燥，包扎松紧适宜。观察伤口局部有无活动性出血，重点观察手指末梢血液循环情况，包括皮肤颜色、温度、肿胀等，出现异常应及时处理。

2. 预防知识指导　意外伤残和伤口剧烈疼痛易导致患者紧张、焦虑和烦躁。护士要多巡视病房，了解患者需求，及时提供帮助，使患者建立安全和信任感，以最佳的心态接受治疗。

3. 居家指导　指导患者出院后居家应继续进行功能锻炼，不要因为惧怕疼痛而减少活动时间和次数，也不能急于求成。要特别注意手的屈伸功能练习，加强掌指关节的屈曲锻炼。可以进行力所能及的家务劳动，如清扫、烹饪等，或进行职业技巧训练，如编织、打字等，以促进手功能恢复。

4. 复诊指导　出院后定期到医院复查，出现异常情况要及时就诊。石膏固定患者及时到医院拆除石膏。

二、断指再植的健康教育

（一）概念

断指再植是指把完全或不完全离断的指体，在光学显微镜的助视下彻底清创，将离断的血管重新吻合，恢复血液循环，并做骨、神经、肌腱及皮肤的整复，使其成活并恢复一定功能的精细手术。

断指多发生于锐利的刀刃造成的切割伤、电锯伤、违规操作机器撕脱伤等。断指是否适应再植，首先要看指体条件，只要两端指体结构完整，无明显挫伤及多发骨折，就具备再植条件。

（二）临床表现

断指一般以局部表现为主，较少引起全身表现，但是严重的断指及合并其他严重损伤的，有可能引起休克等全身表现。

1. 全身表现

（1）发热：局部出血，血肿吸收时出现低热表现；若出现高热，则可能发生感染。

（2）休克：当合并其他严重损伤导致全身血容量减少时，可能导致休克。

2. 局部表现

（1）疼痛：当患指受到外伤后，会引起明显的疼痛及压痛。

（2）出血和肿胀：断指导致血管损伤，局部可出血；软组织损伤后可出现水肿，严重时出现张力性水疱和皮下瘀斑。

（3）活动障碍：患指出现疼痛，功能受限。

（4）根据离断指体情况，可分为完全性断指和不完全性断指两大类。

1）完全性断指：指体远端部分完全与受伤手分离，没有任何组织相连接，或者仅有少量的组织相连，但是已失去活性，在清创时这部分组织必须清除，称完全性断指。

2）不完全性断指：手指外伤后大部分组织已离断，仅有少量皮肤软组织与受伤手相连，主要血管断裂或栓塞，不吻合血管不能成活者，称不完全性断指。

（三）康复训练方法及注意事项

断指再植成活不等于再植成功，只有再植指获得正常或接近正常指的功能，才是断指再植的目的。因此，康复训练是保证手术成功和功能康复的关键，术后康复训练分为三个阶段。

1. 术后1～4周　术后1周再植指制动，并给予抗痉挛、抗凝血和抗感染治疗，保证再植指成活；术后2～4周功能锻炼以被动锻炼为主，从再植的指尖向手掌进行向心性按摩，注意手法要温和轻柔，同时对其他健指关节进行主动和被动运动，行腕关节、肘关节和肩关节的主动运动。

2. 术后5周～3个月　尽量进行主动运动和适度的被动运动，被动运动速度以慢为宜，逐渐加大力量，每日或每周递增。如练习掌指关节、指间关节的伸屈、握拳、对掌和分指动作（图5-22）。辅助使用橡皮筋网板、螺丝与螺帽等工具训练指力。

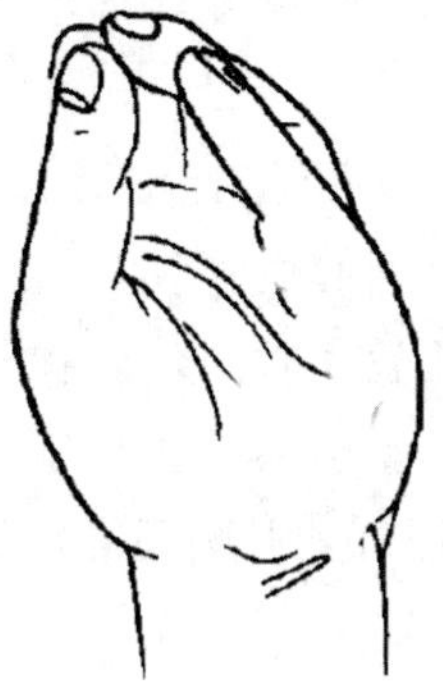

图5-22　手指对掌功能锻炼

3. 术后3个月　主动行各关节各方向的运动以及对再植指关节进行被动牵伸活动，动作须平稳缓和，手法应轻柔。在关节活动度和肌力有一定的恢复时，及时进行作业练习。可以利用简单物体帮助锻炼，重点训练患指动作的灵活性、协调性和精确性，如揉核桃、握乒乓球或健身球以锻炼手指的屈、伸、外展、内收及协调功能（图5-23）。夹持薄纸或薄木板以锻炼骨间肌力量（图5-24）；加强日常生活训练，如用匙、用筷、写字及梳头等，锻炼两手协同操作的能力。

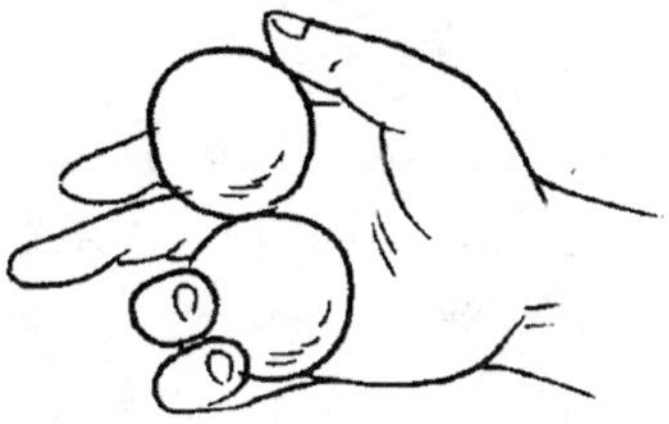

图5-23　握健身球功能锻炼

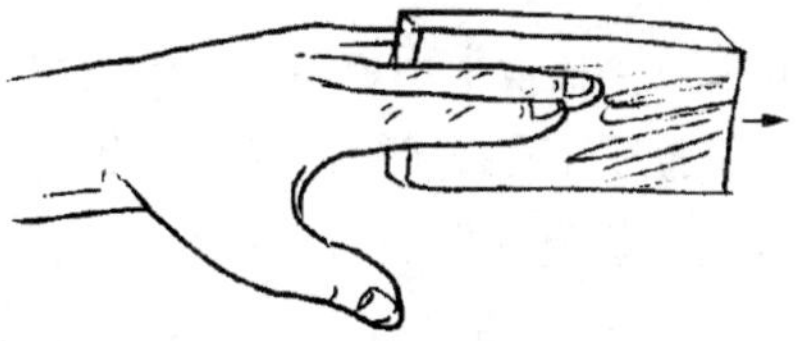

图5-24　骨间肌功能锻炼

（四）健康教育

1. 护理知识指导

（1）病房环境准备：病房舒适、通风良好，室温在20～25℃，严防寒冷刺激，备有烤灯术后局部照射；病房内严禁患者和他人吸烟，防止血管痉挛。

（2）体位护理：断指再植术后要求患者绝对卧床休息1～2周，卧床期间不允许大幅度翻身、坐起、下地，严禁侧卧位，以免肢体受压，影响再植指的血供和回流；患肢抬高，略高于心脏水平。

（3）疼痛护理：疼痛可诱发血管痉挛，术后及时评估患者的疼痛程度，定时采取镇痛措施，观察镇痛效果。也可指导患者进行呼吸调整、听音乐等方法转移注意力。

（4）再植指血液循环的观察：主要观察再植指的皮肤温度、颜色、毛细血管反流试验、指腹张力和指端侧方切口放血情况。

2. 预防知识指导

（1）休克的预防：如果患者创伤大、出血多，手术时间长，容易出血低血容量性休克，因此应严密观察病情变化，早期发现休克征象，及时处理。

（2）血管危象的预防：断指再植术后再植指因血管痉挛或栓塞易发生血管危象，一旦发生，立即通知医生松开敷料，解除血管外的压迫因素，或拆除部分缝线，清除积血以减轻局部张力，并使用罂粟碱等解痉药物，必要时行手术探查。

（3）感染的预防：伤口感染会直接影响再植指的成活。因此，术后需应用抗生素预防感染，保持局部敷料清洁干燥，渗液多时及时更换，如出现体温异常，及时查明原因并处理。

3. 居家指导

（1）告知患者术后恢复的注意事项，如再植指注意保暖，避免受寒冷刺激引起血管痉挛；坚持戒烟，不到吸烟的场所，因烟中的尼古丁会引起血管收缩，影响再植指的血液供应。

（2）告知患者因再植指感觉恢复需要较长时间，患者需要有充分的思想准备并积极配合。在感觉功能恢复前，患指对冷、热等刺激不敏感，易引起烫伤和冻伤，因此要对再植指做好保护。

4. 复诊指导　出院后继续进行功能锻炼，叮嘱患者注意观察再植指的血液循环情况，遵医嘱定期复查，如有异常及时就诊。

（王文杰　兰　鸿）

第四节　关节置换术后康复的健康教育

一、关节置换术的概念

人工关节置换术是指采用金属、高分子聚乙烯、陶瓷等材料，根据人体关节的形态、构造及功能制成人工关节假体，通过外科技术植入体内，代替患病关节功能，达到缓解关节疼痛，恢复关节功能的目的。

目前，膝关节置换和髋关节置换是人工关节置换术中最常见的两类手术，其十年的成功率已经超过90%，更有80%以上的患者可以正常使用植入的假体长达20年以上，甚至伴随其终身。除此以外，肩关节、肘关节、踝关节等关节置换也在不断发展，取得了良好的中、长期效果。随着生物材料与外科技术的进步，陆续出现了腕关节、指间关节、跖趾关节等小关节置换术，为患有严重小关节疾病的患者带来了希望。

二、常见关节置换的类型

（一）人工髋关节置换的类型

1. 股骨头置换 用人工材料置换病变的股骨头，临床常用于75岁以上髋臼无病变的头下型股骨颈骨折、股骨近端恶性肿瘤髋臼未累及者等。

2. 人工全髋关节置换 利用人工材料置换病变的股骨头和髋臼，临床常用于成人股骨头无菌性坏死、年龄55岁以上的头下型、经颈型股骨颈骨折和原发性或继发性骨关节炎等。

（二）人工膝关节置换的类型

1. 全膝关节置换术 主要用于治疗严重的关节疼痛、畸形，日常生活受到严重影响，经保守治疗无效或效果不佳的膝关节疾病，如退行性膝关节骨性关节炎、类风湿关节炎和强直性脊柱炎晚期膝关节病变和创伤性骨性关节炎等。

2. 膝关节单髁置换术 单髁假体置换术保留了骨质，而且髌股关节、前后交叉韧带和未受损的对侧半月板、关节软骨都得到完整保留，较好地保留了膝关节的运动功能和本体感觉。主要用于治疗膝关节单间隔的创伤性关节炎或骨关节炎、平台或单胫骨髁的陈旧性骨折等。

三、关节置换术后的康复训练方法及注意事项

（一）人工髋关节置换术后

分三个阶段进行训练，主要训练患肢肌力、关节活动度，并进行步态练习。

1. 第一阶段 术后1～2天，功能锻炼的目的是促进患肢血液循环，防止深静脉血栓等并发症发生，以患肢肌肉收缩和远端关节活动为主。

（1）踝泵运动：踝关节主动背伸与跖屈，使下肢肌肉等长收缩，挤压深部血管，促进血液循环。

（2）股四头肌、腘绳肌训练：患肢外展30°并保持中立位，膝关节下垫软枕，主动下压膝关节，足跟尽量向前，使大腿肌肉收缩放松。

（3）臀大肌、臀中肌训练：患者平卧伸直腿，上肢舒适地放在身体两侧，收缩放松臀部肌肉。

2. 第二阶段 术后3～5天，功能锻炼的目的是增强股四头肌和腘绳肌的肌力，改善关节的活动范围，主要进行患肢肌肉训练和髋、膝关节活动度的训练。

（1）直腿抬高训练：平卧位，患肢伸直向上抬起，使足跟离开床面20 cm以上，并停留5～10分钟，以患肢不疲劳为宜。

（2）髋、膝关节屈曲训练：平卧位，医护人员一手放在患肢膝关节下，另一手托住足跟，指导患者进行髋、膝关节的屈曲练习，以患者不疼痛为宜，逐步过渡到主动屈曲髋、膝关节，但是髋关节屈曲不能超过90°。

（3）髋关节伸直训练：平卧位，屈曲健侧髋、膝关节，主动伸直患肢髋关节，并充分伸展屈髋肌及关节囊前部。

（4）髋关节外展训练：仰卧位，患肢向外床边移动，然后慢慢恢复原位。

3. 第三阶段 术后6天～3个月，功能锻炼的目的是增强患者身体的平衡性和协调性，主要锻炼髋关节活动度和股四头肌训练，同时做好下床和步态练习。训练的方法包括从卧位到坐位、从坐位到站位

和从站位到行走的训练，同时借助助行器训练平衡能力。

（二）人工膝关节置换术后

分四个阶段进行，主要训练膝关节周围肌力、关节活动度和步态等。

1. 第一阶段 术后 2 天内，主要训练股四头肌、腘绳肌的等长收缩，同时做踝关节的背伸、跖屈运动。

2. 第二阶段 术后 3～5 天，增强股四头肌和腘绳肌的肌力训练，进行患膝关节的持续被动运动，逐步过渡到膝关节的主动伸屈练习。

3. 第三阶段 术后 6 天～2 周，鼓励患者早下床，开始扶助行器或在床尾练习站立。

4. 第四阶段 出院后，继续加强股四头肌、腘绳肌的肌力训练，并加强患肢的负重训练，加强下肢的平衡能力、本体感觉，以改善日常生活自理能力。

四、关节置换术后的健康教育

（一）人工髋关节置换术后的健康教育

1. 护理知识指导

（1）体位护理：术后去枕平卧 6 小时，在双腿间垫软枕或体位垫，使患肢保持外展 15°～30°中立位。术后 1 天采取半卧位，但屈髋不超过 90°，避免患侧卧位。术后 3～5 天，可扶助行器或双拐下地部分负重行走（图 5-25）。

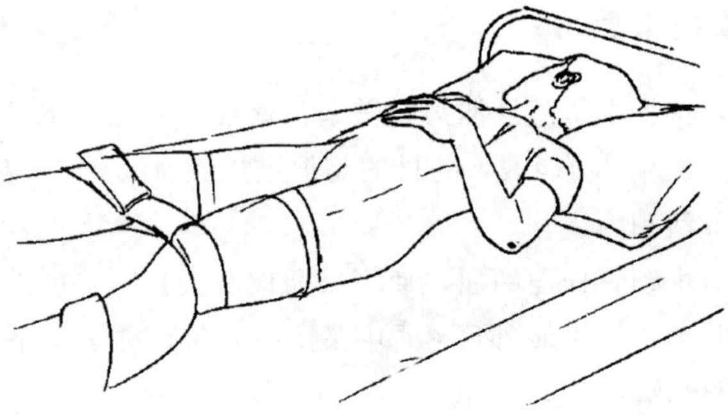

图 5-25 体位护理

（2）患肢血液循环的观察：注意观察患肢血液循环情况，包括患肢皮肤颜色、温度、感觉运动情况。

（3）伤口的观察：观察伤口敷料渗血情况和引流液的颜色、形状和量，保持敷料清洁干燥，保持引流管通畅。

2. 预防知识指导 人工髋关节置换术后可能并发关节脱位、深静脉血栓形成、假体松动和感染等。

（1）关节脱位的预防：主要与术后体位不正确、功能锻炼不当有关。搬运患者及使用便盆时注意将整个骨盆托起，切记屈髋动作，患者在翻身、取物、下床时，避免内收屈髋。

（2）深静脉血栓的预防：在进行功能锻炼的同时，使用下肢静脉泵、足底泵或口服华法令、阿司匹林等药物预防。

（3）假体松动：主要与应力遮挡引起骨量丢失有关。表现为体位改变时髋关节出现疼痛、跛行和髋关节功能减退等。

3. 居家指导

(1) 休息：术后2～3个月内以平卧位或健侧卧位为主，健侧卧位时，使用枕头分隔双下肢；不坐低矮沙发和凳子，坐在椅子上时，不要将身体前倾；不要弯腰捡拾地上物品，不要屈膝坐在床上。避免髋关节过度屈曲，少做内收、内旋动作，不盘腿，不跷“二郎腿”(图5-26)。

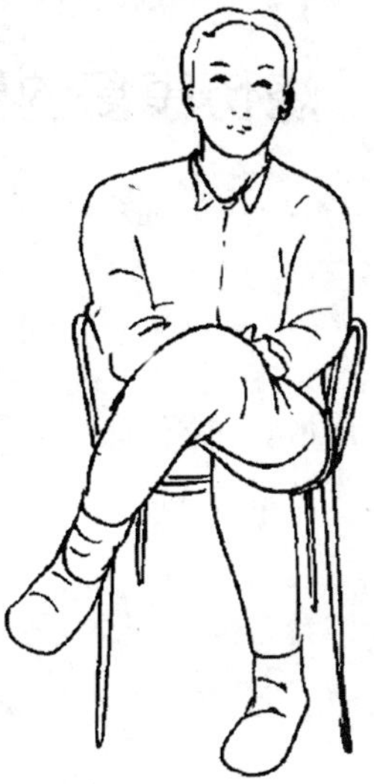

图5-26 髋关节置换术后错误姿势

(2) 进食富含蛋白质、维生素、钙、铁的食物增强抵抗力，注意控制体重，以减少对关节的负重。术后1个月可用单拐行走，逐步过渡到弃拐行走。

4. 复诊指导 术后3个月内每月复诊一次，术后3～6个月，每3个月复诊一次，以后每半年复诊一次。如果出现伤口局部红肿热痛、患肢疼痛或其他异常及时就诊。

(二) 人工膝关节置换术后的健康教育

1. 护理知识指导

(1) 体位护理：术后采取平卧位，患肢膝关节下垫软枕，保持患肢抬高并中立位，术后3～5天开始下床活动。

(2) 患肢血液循环的观察：注意观察患肢血液循环情况，包括皮肤颜色、温度、感觉运动和足背动脉搏动、足背伸情况。

(3) 伤口的观察：观察伤口敷料渗血情况和引流液的颜色、形状和量，保持敷料清洁干燥，保持引流管通畅。

2. 预防知识指导 教会患者深呼吸、有效咳嗽及床上大小便的方法，预防坠积性肺炎、尿潴留、便秘等；人工膝关节置换术后可能并发深静脉血栓形成、感染、腓总神经损伤、假体周围骨折等，指导患者按照计划落实功能锻炼，如有异常及时告知医生。

3. 居家指导

(1) 休息：全膝关节置换术后避免剧烈运动，4～6周内避免主动下蹲动作，行走时不能急停或骤然旋转；最好终身使用手杖，以减少对膝关节的磨损，防止跌倒。

(2) 进食富含蛋白质、维生素、钙、铁的食物，增强患者抵抗力，注意控制体重，以减少对膝关节的负重。

4. 复诊指导　术后 6 个月内，每月复诊一次，如果出现伤口局部红肿热痛、患肢疼痛或其他异常及时就诊。

（王文杰　兰　鸿）

第五节　烧伤康复的健康教育

一、烧伤的概念

由热力引起的组织损伤，包括火焰、热液、热蒸汽、光源、化学腐蚀剂等作用于人体引起组织损伤均称为烧伤。由于化学腐蚀剂、电导致烧伤特性不同，因此，通常意义的烧伤多指火焰、热液、热蒸汽和热金属物导致的组织损伤。

烧伤是常见的损伤，仅次于车祸和工伤，常发生于居家室内单个烧伤，其次是社会场所意外事故的群体的烧伤。烧伤死亡率高，关键在于预防。

二、烧伤的临床表现

（一）全身表现

1. 发热　烧伤面积大的患者会出现发热等反应。

2. 休克　严重烧伤患者，初期会出现面色苍白、呼吸急促、脉搏细数、皮肤湿冷、尿量减少等低血容量性休克的表现。

（二）局部表现

根据烧伤深度分为Ⅰ度、浅Ⅱ度、深Ⅱ度和Ⅲ度，不同深度的烧伤局部表现不同。

1. Ⅰ度烧伤　是指热力伤及皮肤的表皮浅层，局部出现皮肤红斑，轻度红肿，干燥无水疱，有烧灼感。又称为红斑烧伤。

2. 浅Ⅱ度烧伤　热力伤及皮肤表皮的生发层甚至是真皮乳头层，局部皮肤红肿明显，有大小不一的水疱形成，疱壁较薄，疱内含淡黄色澄清液体，去疱皮后创面基底潮湿红润，疼痛明显。

3. 深Ⅱ度烧伤　热力伤及皮肤真皮层，局部水疱较小，疱壁较厚，去疱皮后创面基底红白相间，疼痛不明显。

4. Ⅲ度烧伤　热力伤及皮肤全层，甚至深达皮下、肌肉、骨骼等，局部皮肤无水疱，蜡白或焦黄，触之如皮革，甚至已炭化成焦痂，痂下可见栓塞的树枝状的血管。痛觉消失，皮温低。

（三）临床分期

1. 急性渗出期　烧伤后早期表现为体液渗出，小面积浅度烧伤体液渗出不明显，大面积深度烧伤有大量体液渗出，且渗出是逐步的，体液的渗出量与烧伤面积和深度成正比。伤后 2～4 小时最为急剧，8 小时达到渗出高峰期，48 小时后逐步恢复，开始回吸收。所以，伤后 48 小时最易导致低血容量性休克。此期也称为休克期。

2. 感染期　重度烧伤一旦体液渗出趋于缓解，感染就成为严重威胁，并将持续到创面愈合。感染的高峰期常见于烧伤后 2～10 天和 2～3 周以后。烧伤造成了生理屏障破坏，同时组织坏死和渗出液成为细菌良好的培养基，机体抗感染能力急剧降低。创面感染病原菌的来源分为内源性感染和外源性感染。

3. 恢复期　炎症反应的同时，组织也开始修复。浅度烧伤多能自行修复，深Ⅱ度烧伤靠残存的上皮岛融合修复，Ⅲ度烧伤依靠皮肤移植修复。创面愈合后产生的瘢痕，多需要功能锻炼和整形矫形尽可能恢复功能。

三、烧伤的康复训练方法及注意事项

烧伤初期进行康复治疗，不仅可以促进创面的早期愈合，还可以预防瘢痕增生和关节的挛缩，使其早日重返社会。

1. 体位摆放　早期正确的体位摆放，保持各肢体关节在功能位和对抗挛缩位。

（1）颈部：去枕颈肩部垫小枕，颈处伸位，不旋转不侧屈。

（2）肩部：肩关节外展达 90°，俯卧位尽量少用，以防臂丛神经损伤。

（3）肘部：肘关节置于枕上并伸直位，背侧烧伤时肘关节屈曲 70°～90°，前臂保持中立位。

（4）手：手背烧伤，腕关节置于掌屈位。手掌或腕部环形烧伤，以背屈为主。

2. 加压疗法　烧伤创面愈合后，用弹性织物对烧伤愈合部位持续压迫，达到预防和减轻瘢痕增生。如使用弹力绷带、弹力套或弹力衣裤，根据患者身体大小选用。

3. 物理治疗　应用光、电、声、磁、热、冷、机械等物理因子治疗疾病和功能恢复的方法。如日光浴、温泉浴、电疗、光疗、磁疗、超声波治疗、生物反馈治疗、热疗（蜡疗、中药熏蒸）等方法。

4. 运动治疗　包括主动运动和被动运动治疗两方面。主动运动治疗是要求患者主动参与运动，如关节的运动、肌肉力量的训练、日常生活动作的训练等。被动运动治疗是利用机械力或徒手的方法进行治疗，患者不需或不能主动活动，如牵引、按摩、关节松动手法、肌肉牵拉。

四、烧伤的健康教育

1. 护理知识指导

（1）急救护理：立即消除致伤原因，迅速脱离现场并及时给予正确处理，目的是减少损伤和避免再损伤。包括迅速脱离致热源，保护创面，保持呼吸道通畅，正确处理复合伤，尽快妥善转送。

（2）创面的护理

1）包扎疗法的护理：抬高包扎的肢体，保持关节功能位，观察肢体末梢血液循环情况，保持敷料清洁干燥。

2）暴露疗法的护理：严格执行消毒隔离制度，限制人员流动，做好病房内空气消毒，保持适宜的病室温湿度。保持创面清洁干燥，适当约束肢体，避免创面受压，定时翻身。做好患者的隐私保护。

（3）营养支持：加强患者营养补充，保证每日热量 2500～5 000 kcal，蛋白质 100 g 以上，可经肠内或肠外营养补充。

（4）心理护理：注意观察患者的心理反应，耐心倾听患者的诉说，稳定其情绪，使其消除顾虑，积极配合治疗。鼓励患者积极参与社交活动，减轻压力、促进康复。

2. 预防知识指导

（1）休克的预防及护理：液体疗法是防治烧伤休克的主要措施。

1）补液的时间：对重度烧伤患者应早期进行补液，迅速建立静脉通道。穿刺困难者行中心静脉置管或PICC置管。

2）补液的量：伤后第一个24小时丧失的体液量按患者每公斤体重每1%烧伤面积（Ⅱ度、Ⅲ度）应补充胶体和电解质溶液共1.5 ml（小儿2.0 ml）计算，即第一个24小时丧失的体液量=1.5 ml×烧伤面积（%）×体重（kg），其中胶体和电解质溶液的比例为0.5∶1（严重烧伤比例为0.75∶0.75），另加2 000 ml的生理需要量。第二个24小时补液量，胶体和电解质溶液量为第一个24小时的一半，生理需要量保持不变。

3）补液的方法：先输入电解质溶液，后输入胶体溶液，先盐后糖，先快后慢。第一个24小时补液总量的一半在8小时内输完，其余的量在剩余的16小时内匀速输完。

4）补液的效果观察

①尿量：是判断烧伤患者血容量是否充足的简便可靠指标。要求成人每小时尿量维持在30～50 ml（儿童20 ml，婴儿10 ml）。

②口渴：患者有无明显的口渴。

③精神状态：患者神志是否清楚，有无烦躁不安、淡漠等表现。

④生命体征：患者心率、呼吸、血压和中心静脉压是否正常。

（2）感染的预防及护理：注意观察患者局部和全身表现，有无出现感染征象。

1）局部的观察：注意观察创面的颜色、渗液、气味等，痂下有无积脓等。

2）全身情况的观察：患者有无高热、低温、体温骤升骤降并伴寒战情况，严重者可出现呼吸窘迫及休克表现。

3. 居家指导

（1）指导和协助患者建立实施长期康复计划：指导患者及时进行物理治疗，在家属的协助下完成肢体主动和被动运动，维持关节的正常运动范围。

（2）为患者提供心理支持：指导家属注意关注患者居家情绪变化，引导患者正视现实、接受现实，并适应转变；动员家庭支持系统给予患者心理支持，使其增强疾病恢复的信心和勇气，帮助其早日回归社会。

4. 复诊指导　出院后定期复诊，如果出现严重挛缩或畸形，及时到医院就诊。

（王文杰　兰　鸿）

第六节　神经病损疾病康复的健康教育

一、脑卒中的健康教育

（一）概念

脑卒中又称“中风”“脑血管意外”（cerebral vascular accident，CVA）。是由于各种病因使脑血管发生病变而导致脑功能缺损的一组疾病的总称，以突然发病、迅速出现局限性或弥散性脑功能缺损为特点。根据病因和临床表现的不同，分为出血性卒中，如脑出血、蛛网膜下腔出血，缺血性卒中又称脑梗死，如脑血栓形成和脑栓塞。

（二）临床表现

临床分期为：软瘫期、痉挛期、相对恢复期和后遗症期。

（1）一侧肢体活动不便或麻木。

（2）一侧面部、舌麻木或口角歪斜。

（3）语言困难或吐词不清。

（4）双眼向一侧凝视。

（5）一侧或双侧视力丧失或视物模糊。

（6）严重头痛、眩晕并伴有呕吐。

（7）抽搐或意识障碍。

（三）康复训练方法及注意事项

1．*运动功能障碍训练*　偏瘫是脑卒中主要的运动功能障碍，也是致残的重要原因。现代康复已明确指出，急性脑卒中患者早期进行床边康复护理，可以有效降低深静脉血栓、肺部感染、关节挛缩、便秘等并发症。

（1）软瘫期的康复训练：软瘫期是指发病在1～3周内，脑梗死1周左右，脑出血2～3周。开始训练的时机：患者意识清楚或有轻度意识障碍，生命体征平稳，但肌张力低下，腱反射减弱或消失。在不影响临床抢救，不造成病情恶化的前提下，康复护理措施就可介入。目的是预防关节挛缩、肩关节半脱位、压疮、肺部感染、深静脉血栓等并发症的发生，同时也为下一步的运动功能训练做早期准备。

1）良肢位摆放

①摆放方法：目的是为了防止或对抗痉挛模式的出现，保护肩关节以及早期刺激诱发分离运动而设计的一种治疗性体位。具体方法：

仰卧位：头部垫一软枕，患侧肩胛骨和骨盆下垫一软枕，患侧肩关节稍外展，肘与腕均伸直，掌心向上，手指伸展位，整个上肢平放于枕上。患侧髋下、臀部、大腿外侧放软枕，防止下肢外展、外旋。膝下稍垫起，保持微屈，足保持中立位。

健侧卧位：头部垫枕，健侧在下，患侧在上。患侧上肢关节前屈不超过90°，置于枕上；患侧下肢取轻度屈曲位，放于长枕上，呈迈步状，患侧踝关节不能悬在枕头边缘，防止足内翻下垂。

患侧卧位：患侧在下，健侧在上，头部垫枕，患侧肩关节稍向前拉出，防止肩关节受压，患侧上肢肩关节前屈不超过90°，肘关节伸展，掌心向上，患侧下肢膝关节微屈，髋关节伸直，足背伸90°。健侧肢体放于舒适的位置。

②注意事项：肩关节向外拉出时应双手完全伸入患者肩胛骨后缓慢拉出，以避免肩关节牵拉过程中因用力不当而引起肩关节脱位；在进行良肢位摆放时，应保持室内温度在22～24℃，如果温度太低，可导致肌张力升高；每次良肢位摆放1～2小时后应当更换1次体位，以维持良好的血液循环；若出现以下症状时应禁忌变换体位，如头部轻屈后即出现瞳孔散大，或病灶侧瞳孔散大，对光反应消失，呼吸不规则，频繁呕吐，频发全身痉挛等。

2）软瘫期的被动运动：是指患者完全不用力，全靠外力完成的关节活动度训练方式。为防止关节挛缩，在病后3～4天，患肢所有关节都应做全范围的关节被动运动。目的是使挛缩与粘连的纤维组织延长，维持或增加关节活动度。固定患者运动关节肢体近端，托住肢体远端，在不引起疼痛状态下进行全范围的关节活动，一个动作重复10～30次，每天2～3次。

3）软瘫期的按摩：对患肢进行按摩可促进血液、淋巴回流，防止并减轻水肿，起到刺激感觉、促进运动功能的康复。软瘫期按摩时注意动作应当轻柔、缓慢、有节律地进行，不使用刺激性较强的手法。

4）软瘫期的主动运动：利用躯干肌的活动，促使肩胛带和骨盆带功能恢复。方法如下：

翻身训练：教会患者通过伸肘摆动完成翻身，翻向患侧时双手十指交叉，患手拇指压在健手拇指的上方（即 Bobath 式握手），伸肘屈膝，双手摆向患侧，利用摆动惯性向患侧翻身；翻向健侧则摆动方向相反。

床上移动：健足伸向患足后方，健腿抬起患腿向左、右移动，健足和肩支撑臀部并移动，健腿、臀部为支点，移动头、肩部。

桥式运动：患者取仰卧位，帮助患者双腿屈曲，让患者抬高臀部并保持平衡，防止骨盆向健侧旋转，此运动称为双桥运动；如果患者能轻松完成双桥运动，可指导患者行健足抬离床面，患腿屈曲抬高臀部并保持平衡，此运动也称为单桥运动。

5）直立性低血压的适应性训练：对一般情况良好、症状较轻的患者，可在医生指导下尽早进行体位变化的适应性训练。利用调角度的病床，从倾斜 45°、训练 5 min 开始，每日增加病床倾斜角度 10°～15°，维持时间 5～15 min。

（2）痉挛期的康复训练：此期目标是控制肌痉挛和异常模式、促进正常运动模式的出现，并在此基础上加强实用性动作的训练。

抗痉挛训练：此期患侧上肢的肩胛骨后缩，肩带下垂，肩内收、内旋，肘屈曲，前臂旋前，腕屈曲伴尺偏，手指屈曲内收的表现；下肢骨盆旋后并上提，髋伸、内收、内旋，膝伸，足趾屈内翻的伸肌痉挛的表现。训练方法如下：

上肢：卧位时行 Bobath 式握手，双臂上举，使患侧肩胛骨向前，患肘伸直，然后缓慢屈肘，用手摸自己的口、对侧耳和肩；坐位时将患肘伸直，手指伸展分开，撑于椅面上，然后将身体的重心缓慢移至患侧；也可教患者用患手翻动放置在桌子上的扑克牌或在患手的背侧放一橡皮泥，让患者以手的小指为轴，用手背做压面的动作；手的抓握练习，如在早期用患手握小皮球击打放置在前方的物体，随着手抓握能力的改善，可指导用患手握住一根木棍，患手放开，健手接住，交替进行；站立时，双手平放抵于墙壁上，肘关节伸直身体重心向前。

下肢：取仰卧位，双腿屈曲，Bobath 式握手抱住双膝，将头抬起，轻轻前后摆动使下肢更加屈曲；取俯卧位，一手握住患腿踝部，一手放在患者臀部，帮助患者屈膝；伸髋屈膝练习，如患者仰卧，一手托住患足，让患者屈膝并将患肢放在床缘以下，然后协助将其患足放回原位，以后可逐步过渡到患者主动练习。

实用性动作练习：按照运动发育的顺序和不同姿势反射水平进行，如翻身→坐→坐位平衡→坐到站→站立平衡→步行→上下楼梯训练来进行。

（3）恢复期的康复训练：增加正常的运动感觉输入，协调多个肌群的组合运动。

1）上肢功能训练：对上述痉挛阶段训练的各种运动方式加大难度，并将各种训练方式融入日常生活活动中。如打字、弹琴、下棋、写字等活动练习。

2）下肢的功能训练：如指导患者交叉站立和行走，或陪护人员位于患者后方，双手置于患者骨盆处，指导患者步行。必要时可使用踝足矫形器辅助行走。

3）ADL 训练：如日常生活中的进食、穿衣、修饰、床椅转移、上下楼梯等练习。为完成这些练习可借助代偿装置进行，如改装的牙刷、各种形式的器具及便于穿脱的衣服等。训练方法有：

①穿、脱衣练习：利用健手先穿患侧，再穿健侧。脱衣与穿时相反。

②修饰：如洗脸，健手拿毛巾，利用水龙头拧干毛巾擦脸；洗手，如使用改造后的细毛刷（毛刷背后加2个吸盘）吸在洗手池壁上，将健手在毛刷上来回刷洗；洗澡，如使用淋浴，患者坐在椅子上冲洗，利用健手持毛巾擦洗前面，用带长柄的海绵刷擦洗后背。

（4）后遗症期的康复训练：一般病程约1年，患者经过治疗或未经积极康复，留有不同程度的后遗症，主要表现在肢体痉挛、关节挛缩畸形、运动姿势异常等。因此，尽可能改善患者的周围环境，以便于最大限度的生活自理。内容有强化健侧肢体的训练，以代偿患肢的功能；改善步态，提高步行效率；环境改造如增加室内各处扶手，以及使用坐式便器等；指导正确使用辅助器具，如手杖、轮椅、矫形器，以补偿患肢的功能。

2. 认知功能障碍训练　认知障碍是脑卒中后出现的认知损害或痴呆。表现为结构和视空间功能、记忆力、执行能力、定向力、注意力障碍等。训练方法有：

（1）注意力训练：如利用两张存在5处不同的字卡，让患者找出两张图片的不同处。

（2）记忆力训练：如利用单字记忆法、词组记忆法以及分组记忆法进行训练。

（3）视空间能力训练：如采用16块6面存在差异颜色的积木将其拼成图形。

3. 情绪障碍训练　卒中后抑郁（poststroke depression，PSD）是脑卒中后常见的问题。在训练过程中主动和患者交谈，观察患者是否接受注射、服药、进食等。与患者交流时要有同情心，要对患者表现出理解、关怀和体贴，要给患者提供良好的康复环境，鼓励患者家属一起参与康复治疗，使患者感受到家庭和医院的温暖，能积极主动配合，做好各种康复治疗。

4. 言语和交流障碍训练　最常见的是失语症和构音障碍。必要的干预措施有助于最大程度地恢复交流能力，并且可以防止习得性失用或不适当的代偿行为。

（1）直接疗法：如应用卡片、图片、画册，包括日常生活用品、植物、动物和简单的诗歌等，对患者进行知觉、理解测试和发音的训练，利用镜子练口型，使患者在视觉、听觉、感官上进行整体刺激。根据每天所学的内容，有针对性地进行言语交流，1次/天，每次45～60分钟。不同类型的失语症采用不同的训练方法。

（2）严重构音障碍患者可以采用增强和代偿性交流系统，来提高和改善交流能力。

5. 吞咽障碍训练　吞咽障碍是脑卒中患者的常见症状。吞咽障碍常对患者的生理、心理健康造成严重影响，可造成误吸、支气管痉挛、气道阻塞、窒息、脱水和营养不良。吞咽障碍的训练最终目的是使患者能够达到安全、充分、独立摄取足够的营养。

（1）经口进食的食物形态选择：应选择柔软、密度及性状均一，有适当黏度，不宜松散，通过口腔和咽部时容易变形，不宜粘在黏膜上，可应用增稠剂使不同性状的食物变成具有以上特征，并且不会改变食物原有的营养和味道。

（2）经口进食的食物应避免：①入口易黏的食物，如糯米糍、蛋卷、汤圆；②松脆的食物，如饼干、干蛋糕；③需咀嚼的食物，如大块的肉、花生；④有骨的食物；⑤混合质地的食物，如汤泡饭、稀碎肉粥。

（3）经口进食的餐具选择：①汤匙的选择，如5 ml容量，凹陷部分小，勺柄宜粗；②杯子的选择，如斜口杯，预防颈部过伸。

（4）进食者的体位选择：坐位或半坐位。

（5）喂食技巧

1）一口量，不可过多，如液体1～20 ml；浓稠泥状食物3～5 ml；布丁或糊状5～7 ml；固体2 ml。

2）匙入口后，在舌前1/3～1/2向下后压，倾出食物迅速撤出，立即闭合唇和下颌，使头轻屈，以利吞咽。

3）点头吞咽：颈部尽量前伸，形似点头，同时做空吞咽动作，可去除残留食物。

4）侧方吞咽：患者分别向左、右侧转头，同时做吞咽，可使同侧的梨状隐窝部变窄，挤出残留食物。

5）交叉吞咽：每次进食后，反复做几次空吞咽，使食物全部咽下，然后再进食，亦可每次进食吞咽后饮少量的水（1～2 ml），既有利于刺激诱发吞咽反射，又能除去咽部残留食物。

6. 排泄障碍训练　脑卒中后发生膀胱和直肠功能障碍很常见，急性期留置的尿管应尽早拔除，必要时采取间歇导尿术；便秘患者建议进食粗纤维食物，进行腹部顺时针按摩，以保持大便通畅。

7. 心肺障碍训练

（1）心脏疾病是脑卒中患者常见并发症，尤其是冠状动脉粥样硬化性心脏病与脑卒中有许多相同的危险因素，所以应对这些危险因素进行控制治疗。卒中早期卧床不动可导致严重的心血管调节失常。脑卒中后适应性训练尤其重要，活动平板步行训练、水疗训练以及家庭干预方法等对脑卒中患者是有益的。

（2）心肺障碍训练的注意事项：对于并发冠状动脉粥样硬化性心脏病的脑卒中患者进行运动疗法干预时，应进行重要的心肺功能指标检测。当患者训练时出现心率、血压、血氧饱和度有明显变化时，或出现明显胸闷气短、晕厥、胸痛时，应立即停止或调整训练强度。

（四）健康教育

1. 护理知识指导

（1）急性期：发病后14天以内。此阶段多为卧床期，主要进行良肢位摆放，关节被动活动。

（2）恢复期：对患者进行全身功能评估，如运动、感觉、交流、认知、ADL及社会支持度等方面。根据患者的评估结果，制订健康教育计划。教育内容主要有坐位平衡、站位平衡、重心转移、跨步、进食、更衣、排泄等，以及全身协调性训练，如站位平衡、实用步行、手杖使用及上下楼梯等。

2. 预防知识指导　高血压是导致脑卒中的重要危险因素，因此，降压治疗对预防卒中发病和复发尤为重要，应对患者普及脑卒中危险因素及先兆症状的教育，预防脑卒中复发。

3. 居家护理知识指导

（1）患肢感觉较差，勿使用热水袋，也不要使用过热的水泡手脚，洗澡泡脚时要先调好水温，进食时要防止过热的食物泼洒到患肢上，忌将取暖器靠近身体。易引发烫伤的物品如开水瓶应放在固定的位置，并远离患侧肢体。

（2）皮肤的护理：勤变换体位、勤整理床铺、勤做支撑减压练习、勤调整饮食营养，保持皮肤清洁完整，预防压疮发生。

（3）预防跌倒

①当觉得头晕或在服降压、降糖、利尿及精神类药物欲下床时，应遵循“起床三步曲”，即先平躺半分钟，再坐起上半身半分钟，接着双下肢靠床沿垂地半分钟，然后再站起来。

②床边护栏拉起时，若需下床，应先将床栏放下，切勿翻越；如使用轮椅，上下轮椅时，先固定轮椅刹车，收起脚踏板；如厕时，慢蹲慢坐，起身时拉扶手，小心地滑。

③穿着合适的衣裤及鞋子，穿防滑鞋，切勿赤脚或穿拖鞋；坐高度合适的椅子穿脱袜子、鞋、裤；坐有扶手的椅子洗澡，且洗澡时间不宜过长，15分钟左右即可，水温不宜超过40℃，洗澡过程中如有头晕、心悸等不适，应立即停止并呼叫。

4. 复诊指导

（1）积极治疗原发病，如高血压、心脏病、糖尿病等。

（2）每天坚持功能锻炼，并保证摄取足够的营养。

（3）患者出院后一般每 3～6 个月复查 1 次，并定期咨询，需在专业医生指导下合理用药，有效预防疾病复发。若有肢体发麻、言语不利等要及时就诊。

二、颅脑损伤的健康教育

（一）概念

颅脑损伤（traumatic brain injury，TBI）是因直接暴力或间接暴力作用于头部所致的脑组织损伤，导致意识丧失、记忆缺失和神经功能缺损。TBI 是创伤中发病率仅次于四肢的常见损伤，但其死亡率和致残率居于首位。

（二）临床表现

1. 意识功能障碍　指机体对自身及周围环境缺乏反映的一种精神状态。通过对患者的言语、疼痛、瞳孔、光反射、吞咽反射、角膜反射等来判断患者意识障碍的程度。颅脑损伤后，意识障碍的患者经急性期的积极治疗后，部分患者可完全恢复，无后遗症；但重度损伤者可持续昏迷或成为植物状态，或恢复部分意识，留有不同程度的残疾。

（1）评估工具：采用 Glasgow 昏迷评估量表（Glasgow coma scale，GCS）对损伤严重程度进行评定。

（2）评估方法：通过睁眼反应、言语反应和运动反应三者得分相加来表示意识障碍的程度（表 5-1）。最高分 15 分，表示意识清醒，8 分以下为昏迷，最低分 3 分，分数越低，反映意识障碍程度越严重。

表 5-1　Glasgow 昏迷评定量表

睁眼反应	计分	言语反应	计分	运动反应	计分
自动睁眼	4	回答问题正确	5	能执行简单命令	6
呼唤睁眼	3	回答错误	4	刺痛时能指出部位	5
刺痛时睁眼	2	用词不当但尚能理解含义	3	刺痛时正常回缩	4
对任何刺激无睁眼	1	言语难以理解	2	刺痛时出现屈曲反应	3
		无任何言语反应	1	刺痛时有伸展反应	2
				对刺痛无反应	1

2. 运动功能障碍　由于颅脑损伤常发生广泛性和多发性损伤，如偏瘫、单瘫、双侧瘫，还可出现共济失调、震颤等。患者还常合并复合伤，如周围神经损伤、脊髓损伤、骨折、关节损伤等。其中瘫痪早期多为软瘫，后期多为痉挛性瘫痪。

3. 言语及吞咽功能障碍　颅脑损伤可导致言语功能障碍，如失语症、构音障碍或言语失用等，其中以失语症最常见。颅脑损伤患者的吞咽障碍，表现为食物经口腔吞下的过程发生障碍，表现为吞食物的过程中发生呛咳、哽噎。因此，患者出现惧食等心理问题，导致营养不良、脱水，甚至吸入性肺炎、窒息等并发症，是使患者生存质量下降，病死率升高的重要因素。

4. 认知功能障碍　包括记忆障碍和知觉障碍，是颅脑损伤后的重要功能障碍之一，主要表现为对信息的处理速度及效率降低，如注意力和集中力下降，记忆力和学习能力下降，交流、执行等功能发生不同程度的障碍。

5. 精神心理功能障碍　颅脑损伤患者常见焦虑、抑郁、情绪不稳定、攻击性、神经过敏、呆傻等精神心理症状，也可能有冲动、幼稚、丧失自知力、类妄想狂、强迫观念等行为障碍。

(三) 康复训练方法及注意事项

1. 生理功能的康复

(1) 维持营养，保持水、电解质均衡：昏迷患者鼻饲流质饮食，所提供食物中的营养要根据功能状况和消化能力随时调整，以维持正氮平衡。如进食含高蛋白质、高热量饮食，以预防低蛋白血症，提高机体免疫力，促进伤口愈合及神经组织修复和功能重建。

(2) 改善脑组织代谢，促进神经细胞功能恢复：常用药物有奥拉西坦、神经节苷脂、中成药醒脑静等静脉滴注，还可采用高压氧舱治疗。

(3) 保持各关节功能位置：定时翻身扣背，促进呼吸道分泌物的排出，预防压疮和肺部感染。每日进行各关节的全范围被动运动，防止肌萎缩和关节挛缩变形；使用踏脚凳或足托，预防足下垂。

2. 运动功能障碍的康复　与脑卒中所致的运动功能障碍康复训练方法相似，详见脑卒中的健康教育。

3. 日常生活能力的康复指导　训练患者各种日常生活能力，包括穿衣、进食、修饰、如厕等能力的训练，详见脑卒中的健康教育。

4. 言语障碍训练　言语障碍训练应尽可能及早开始，详见脑卒中的健康教育。

5. 认知功能障碍训练

(1) 记忆力训练：训练原则为每次需要记住的内容宜少，信息呈现的时间宜长，两个信息呈现的间隔时间宜长。可采用记忆训练课（姓名和头像记忆、词汇记忆、地址和号码记忆、日常生活活动记忆等）和记忆代偿训练（记事本、时刻表、地图、清单、标识等）。

1) PQRST 法：为记忆过程的英文字母缩写。

P：先预读（preview）要记住的内容。

Q：向自己提问（question）与内容有关的问题。

R：为了回答问题而仔细阅读（read）资料。

S：自我复述（state）阅读过的资料。

T：用回答问题的方式来测试（test）自己的记忆。

2) 编故事法：把要记住的内容按照患者的习惯和偏好通过编成故事的形式巧妙联系起来，有助于记忆。

3) 其他方法：如建立固定的每日活动，使患者不断重复和练习；每次训练时间要短，当回答正确时要及时给予夸奖和鼓励；多利用记忆辅助物，如时钟、挂历或拟定规律的每日活动表等；让患者随身携带记有家庭住址、联络人、常用电话号码、生日等的记事本，方便他们随时记录和查阅。

(2) 注意力训练：注意力是指将精神集中于某种特殊刺激的能力。常用的训练方法有猜测游戏、删除游戏、时间感训练等。

1) 猜测游戏：取一个带颜色的乒乓球和两个透明杯子，在患者的注视下将一个杯子扣在乒乓球上，让其指出球在哪个杯子，反复进行数次，如果没有出错，可增加难度，改用不透明的杯子进行。

2）删除游戏：在纸上写上汉字、字母或者图形等，让患者用笔删去指定的汉字、字母或图形，反复进行数次，如果没用出错，可增加汉字、字母或图形的数量，训练患者。

3）时间感训练：患者手持秒表，按命令启动，于10秒时主动停止秒表，当能准确完成后再将时间逐步延长至1分钟，当误差小于1～2秒时，让患者不看表，用心估算时间，以后逐渐延长秒表走动时间，并可在与患者交谈的情况下进行训练，要求患者尽量控制自己不因交谈而分散注意力。

（3）感知力训练：采用对患者进行各种物体的反复认识和使用训练、加强对患者的感觉输入等方式进行训练。

（4）思维能力的训练：思维包括推理、分析、综合、比较、抽象、概括等多种过程，而这些过程往往表现于对问题的解决中。解决问题能力的训练方法有找出报纸的信息、排列数字、物品分类等。

1）找出报纸的信息：让患者浏览报纸后，问报纸首页的信息，如报纸的名称、日期、大标题等，回答无误后，请患者找出不同专栏的所在版面，如体育、商业、分类广告等，如回答无误，再训练患者寻找特殊信息，如两个球队比赛的比分如何？某电影院上映的电影名字是什么？女主角叫什么名字等。

2）排列数字：给患者3张数字卡，让其由小到大按顺序排好，然后每次给他1张数字卡，让其根据卡上显示的数字的大小插进已排好的3张卡之间，正确无误后再增加数字卡的数量。在排列数字的同时，可询问患者有关数字的各种知识，如哪张卡上的数字是2的倍数，是3的倍数，哪些是偶数，哪些是奇数等。

3）物品分类：给患者若干名词，让患者将这些名词进行分类，如食物、工具、运动、地名等。若患者有困难，可给予帮助。如果回答顺利，可加大难度，如把运动再分为田径运动、水上运动、球类运动等。

6. 心理护理　颅脑损伤是一种突如其来的身心创伤，患者由过去健康的身体，正常的工作、生活，突然转变为肢体功能障碍，需要他人照顾，心理上受到巨大的压力和打击，常表现出消沉、抑郁、悲观和焦虑，甚至会产生轻生的念头及其他异常的行为举止。因此，应根据患者的个性、受教育程度，工作情况等给予个性化的心理支持，以同理心在情感上给予支持，避免加重患者的猜疑和痛苦，行动上设法为其改变困难处境。对患者进行行为矫正疗法，通过不断的鼓励和恢复较好的现实案例，使患者能面对现实，学会放松，逐步消除恐惧、焦虑和抑郁。不断引导患者尽可能做力所能及的事情，逐步学会生活自理，融入社会。

7. 注意事项

（1）颅骨缺损患者要注意保护颅脑缺损部位，尽量少去公共场所，外出戴安全帽。

（2）离床练习行走阶段，需有人在旁边保护。

（3）癫痫发作者不能单独外出、攀高、游泳、骑自行车等，随身携带病情信息卡。

（四）健康教育

1. 护理知识指导

（1）一般护理：颅脑损伤患者恢复期应尽量减少脑力活动，少思考问题，不阅读长篇读物，少看刺激性电影、电视节目，可适当听轻音乐，以缓解紧张情绪。

（2）症状护理：对头痛、失眠较重者，在医生的指导下酌情服用镇静剂及镇静催眠药物；若有头昏、失眠、烦躁、注意力不集中和记忆力下降等症状且超过3～6个月仍无好转时，必要时遵医嘱口服维生素B类药物，以帮助改善自主神经功能。

（3）功能锻炼：早期进行功能锻炼对颅脑损伤的患者有重要的意义，瘫痪肢体康复训练应注意由小关节到大关节，先轻后重，由被动到主动，由近心端及远心端，先下肢后上肢，循序渐进。早期先在床上锻炼，以后逐渐离床，随后锻炼行走。

(4) 言语障碍：失语患者的语言功能训练应从最简单的“啊”音开始，然后说出生活中实用的单词，如吃、喝、水、尿等，反复强化训练，直到能用完整的语句表达需要和想法。

(5) 二便管理：对于小便失禁的患者，留置导尿期间要注意定时夹闭、开放导尿管。每隔 2～4 小时有尿意时开放，每次放尿量以 200～300 ml 为宜。逐渐锻炼其排尿功能，争取早日拔除尿管。平时多饮水，保持尿色清亮，注意防止泌尿系统感染；保持大便通畅，便秘者可行腹部环形按摩，促进肠蠕动。床上排便的患者，应为其创造一个易排便的环境，养成每天一次的排便习惯。

2. *预防知识指导* 颅脑损伤患者尤其要重视癫痫的护理。

(1) 癫痫的预防：特别是对于外伤性癫痫的患者应坚持口服抗癫痫药物，一般常用丙戊酸钠，需服用 1～2 年，并定期检查肝功能、血常规，以防抗癫痫药物引起的肝功能损害及继发性白细胞下降。

(2) 癫痫发作处理：癫痫表现为突发的意识障碍与肢体肌肉痉挛。有先兆发作的患者应及时告知家属或周围人，将患者扶至床上，来不及者可就地躺下，防止意识丧失而跌倒；迅速移开周围硬物、锐器，减少伤害；松开患者衣领，使其头转向一侧，以利于分泌物及呕吐物从口腔排出，防止流入气管引起呛咳、窒息。

(3) 癫痫发作的注意事项：禁止向患者口中塞任何东西及灌药，防止窒息；切忌在患者抽搐期间强制性按压患者四肢，以免因用力按压造成骨折和肌肉拉伤。癫痫发作一般在 5 分钟之内都可以自行缓解。如果连续发作或频繁发作时，应迅速把患者送往医院。

3. *居家护理知识指导* 提高家庭参与训练的意识与能力，取得患者及家属的配合，使其了解基本的康复知识和训练技能，保证患者在家庭中得到长期、系统、合理的训练，使其早日回归家庭和社会。

(1) 气管切开护理：教会家属进行正确的吸痰操作方法；保持病室适宜的温度；指导更换气管切开处敷料的方法，同时保持敷料清洁、干燥。鼓励患者咳嗽、咳痰，预防坠积性肺炎的发生。

(2) 导尿管护理：保持会阴部清洁，干燥，每日用温水擦洗 2 次，给予多饮水，间断放尿，促进膀胱收缩功能，防止尿液反流，争取早日拔除尿管，必要时定时联系护士更换尿管。

(3) 压疮预防的护理：协助患者翻身，勤观察受压部位的皮肤情况，必要时缩短翻身时间，增加翻身次数。保持床铺清洁、干燥、无渣屑，床单污染时及时更换，在病情允许条件下给予高蛋白质、高维生素、易消化饮食以增加营养。

(4) 鼻饲护理：教会家属正确的鼻饲喂食方法，鼻管妥善固定；根据患者机体营养的需要合理安排饮食，注意食物的色、香、味。对有吞咽障碍的患者逐步锻炼经口进食的能力。

(5) 口服药指导：为患者及家属介绍安全用药的知识，合理用药，不得擅自减停、漏服药物，指导其定期进行肝肾功能检查。

(6) 心理护理：通过暗示、举例及疏导，增强患者的信心，使其最大限度地恢复生活及劳动能力。

(7) 功能锻炼指导

1) 对于有语言功能障碍的患者，及早进行语言功能锻炼：如指导家属早期反复呼唤患者姓名，与其对话，问简单的问题，听音乐，播放患者以前熟悉的音乐，1 小时/次，1 次/日，能提高大脑皮质的兴奋性，促进神经系统的修复能力。

2) 对有肢体功能障碍的患者，指导家属进行患肢功能锻炼：

①正确摆放体位，从卧床开始就将肢体摆放于功能位，以防肢体肌肉挛缩。

②活动顺序从肢体被动运动到主动运动，尽量保持各关节和软组织的最大活动范围，2 次/日，10～20 分钟/次。

③对挛缩的肌肉进行手法按摩，2 次/日，10～15 分/次。

4. 复诊指导　颅骨缺损患者术后 3～6 个月修补颅骨；如原有症状加重、头痛、呕吐、切口发炎应及时就诊；3～6 个月后门诊复查。

三、帕金森病的健康教育

（一）概念

帕金森病（Parkinson's disease，PD）又称震颤麻痹（paralysis agitans），是中老年常见的神经系统变性疾病，以静止性震颤、运动减少、肌强直和体位不稳为临床特征，主要病理改变是黑质多巴胺（DA）能神经元变性和路易小体形成。

（二）临床表现

多发于 50～60 岁及以上人群，男性稍多于女性。起病缓慢，进行性发展，首发症状多为震颤（60%～70%），其次为步行障碍（12%），肌强直（10%）和运动迟缓（10%）。

1. 静止性震颤　多从一侧上肢开始，呈现有规律的拇指对掌和手指屈曲的不自主震颤，类似“搓丸样”动作，具有静止时明显震颤，动作时减轻，入睡后消失等特征；随病程进展，震颤可逐渐波及下颌、唇、面和四肢。少数患者无震颤，尤其是发病年龄在 70 岁以上者。

2. 肌强直　多从一侧的上肢或下肢近端开始，逐渐蔓延至远端、对侧和全身的肌肉，表现为屈肌和伸肌肌张力均升高，被动运动关节时阻力增高，类似弯曲软铅管的感觉，故称“铅管样肌强直”。

3. 运动迟缓　患者多种动作缓慢，随意运动减少，尤以开始动作困难和缓慢，如行走时启动和终止均有困难。面肌强直使面无表情，不眨眼和双眼凝视，称之为“面具脸”。手指精细动作很难完成，系裤带、鞋带、扣纽扣等很难完成；书写时字弯弯曲曲、越写越小，尤其是在行末时写的特别小，称为“写字过小症”。

4. 姿势步态异常　由于四肢、躯干和颈部肌肉强直，早期走路拖步，迈步时身体前倾，行走时自动摆臂动作减少或消失，步距缩短；晚期有坐位、卧位、起立困难，迈步后以极小的步伐往前冲，越走越快，不能立即停下脚步，称为“慌张步态”。

（三）康复训练方法及注意事项

1. 日常生活功能训练

（1）鼓励患者做力所能及的家务，如叠被子、扫地等。

（2）出现过度震颤时，坐在有扶手的椅子上，手抓着椅臂，可以稍加控制震颤；出现显著的运动障碍时，请他人帮助活动关节，按摩四肢肌肉。

（3）步行时要放松，尽量跨大步伐：向前走时脚要抬高，双臂摆动，目视前方而不要注视地面。

（4）弯腰时不要碎步移动，否则容易失去平衡；当感到脚粘在地上时，先向后退一步，再往前走，这样会比直接向前容易。

（5）穿宽松的衣服，可减少流汗与活动的束缚。

2. 头颈部训练

（1）上下运动：如头向后仰，双眼注视天花板约 5 秒钟，然后头向下，下颌尽量触及胸部。

（2）左右运动：如头面部向右转并向右后方看，大约 5 秒，然后以同样的动作向左转。面部缓慢地向左右肩部侧转，并试着用下颌触及肩部。

（3）左右摆动：如头部缓慢地向左、右肩侧靠，尽量用耳朵去触及肩膀。

（4）前后运动：如下颌前伸保持5秒，然后内收5秒。

3. 鼓腮训练　如首先用力将腮鼓起，随之尽量将两腮吸入，将牙齿露出，继之做吹口哨动作。对着镜子，让面部表现出微笑、露齿、撅嘴、吹口哨、鼓腮等。

4. 面部动作训练　如先尽量皱眉，然后用力展眉，反复数次，用力睁、闭眼锻炼。

5. 语言训练

（1）发音训练：如从声、韵母开始，到字词发音，逐步增加到一个短句，进行递增式训练，力求发音清楚。

（2）朗读训练：如缓慢、大声地朗读一段报纸、优美的散文或诗歌，用抑扬顿挫的旋律，选择朗朗上口的诗歌，既可以治疗语言障碍，又可以培养情操，激发斗志，是帕金森病患者语言训练的好方法。

（3）唱歌练习：有的帕金森病患者说话不利索，唱歌却不受影响。坚持练习唱歌，可以锻炼肺活量，有利于改善说话底气不足的感觉，还能预防肺炎的发生，说话能力也明显改善。

6. 步态训练

（1）每天有计划地进行原地站立及高抬腿踏步，站立位、坐位做左右交替踝背屈；向前、向后跨步移动等运动训练。

（2）行走时，地板上加设行走线路标记、转移线路标记或足印标记等，指导患者按标记指示行走以控制步态、步幅及宽度。也可在前面设置5.0～7.5 cm高的障碍物，让患者行走时跨越。如有小碎步，可穿橡胶底等鞋底摩擦力大的鞋，使走路不易滑溜。前冲步态时，避免穿有跟或斜跟的鞋，平跟鞋可减慢前冲步态。

（3）手杖可帮助患者限制前冲步态和维持平衡。

7. 关节活动度训练　生活自理能力丧失或晚期帕金森病患者，关节主动和被动训练是每天必不可少的。

（1）上肢的侧平举、前伸、后屈，耸肩，扩胸运动，3次/天，20组/次。

（2）手臂前伸，轻轻向对侧交叉。

（3）双脚分开，双膝微屈，右上肢高举过头并缓缓向左侧弯曲并保持数秒，然后左侧重复。

（4）平躺在地板上，两膝关节分别屈向胸部保持数秒，然后双侧同时做这个动作。

（5）俯卧时，腿与骨盆紧贴地板，用手臂上撑约10秒然后放松，手臂和双腿同时离地维持10秒然后放松。

8. 平衡训练

（1）在各个体位下进行，推动的方向包括前、后、左、右，待患者能在稳定的支撑面上调整身体后，再在不稳定的支撑面上进行。

（2）用臀“行走”：指导患者坐在稳定、柔软的垫上，先左臀前移，后右臀前移，左臀前移时左腿稍上抬使重心转移到右臀上，右臀前移时右腿上抬，交替进行。

9. 注意事项

（1）运动不能过量，特别是重症帕金森病患者运动过量会加重症状，宜根据自己的情况选择合适的运动方法；病情较重或长期卧床的患者，帮助其采取舒适体位，预防压疮的产生；每日被动活动各关节，按摩四肢肌肉，注意动作要轻柔，勿造成患者疼痛或骨折。

（2）注意安全。运动障碍的患者要确保安全，防止跌倒。患者在训练时不要突然呼唤，以免分散其注意力。行走不稳或步态不稳者，可用三脚手杖等合适的辅助工具，并有人陪伴，防止受伤。

（四）健康教育

1. 护理知识指导

（1）皮肤护理：患者因不自主运动和震颤，出汗多，易造成皮肤刺激和不舒适感，皮肤抵抗力降低，极易导致皮肤破损和继发皮肤感染，应勤清洗皮肤，勤换衣物，保持皮肤清洁卫生，中晚期患者因运动障碍，卧床时间较多，应勤翻身防止局部皮肤受压，预防压疮。

（2）饮食护理

1）饮食原则：给予高热量、高维生素、高纤维素、低盐、低脂、适量优质蛋白质的易消化饮食，并根据病情变化及时调整和补充各种营养素，戒烟限酒。鼓励患者多食新鲜蔬菜、水果，及时补充水分，以保持大便通畅，预防腹胀和便秘。由于高蛋白质饮食会降低左旋多巴类药物的疗效，故不宜盲目给予过多的蛋白质。槟榔为抗胆碱能食物，可降低抗胆碱能药物的疗效，应避免食用。

2）进食方法：进食或饮水时保持坐位或半卧位，注意力集中，并给予患者充足的时间和安静的进食环境，不催促、不打扰患者进食；对于流涎过多的患者，可使用吸管吸食流质；对于咀嚼能力和消化功能减退的患者，应给予易消化、易咀嚼的细软、无刺激性的软食或半流食，少量多餐；对于咀嚼和吞咽功能障碍者，应选用黏稠的食物，并指导患者少量分次吞咽；对于进食困难、饮水呛咳的患者，要及时行鼻饲，并做好相应护理，防止经口进食引起误吸、窒息或吸入性肺炎。

（3）生活护理

1）加强巡视，主动了解患者需要：如指导和鼓励患者自我护理，做自己力所能及的事情，协助患者洗漱、进食、沐浴、大小便护理，增加患者舒适，预防并发症。

2）采取有效的沟通方式：对言语不清、构音障碍的患者，应耐心倾听患者的主诉，了解患者的生活需要和情感需要，如指导患者采用手势、纸笔、画板等沟通方式与他人交流；在沟通的过程中态度要和蔼、诚恳，注意尊重患者，不可随意打断患者说话。

3）运动护理：如向患者解释运动的重要性，告知患者运动锻炼的目的在于防止和推迟关节强直与肢体挛缩。疾病早期指导患者维持和增加业余爱好，保持心情愉悦；晚期应协助患者采取舒适的体位，如被动活动关节，按摩肌肉，预防肌萎缩。

（4）药物护理：长期服药过程中可能会突然出现某些症状加重或疗效减退。让患者了解用药过程中可能出现的“开关现象”“剂末现象”以及应对方法。

1）给药方法：督促患者坚持、按时、按量服药，对重症患者，发药到口，一般饭前30分钟服用，避免与食物同服，以免减少药物的吸收。金刚烷胺可引起失眠，故不宜晚间服用，以早餐服用为宜。

2）疗效观察：通过观察服药过程中震颤、肌强直、头颈部扭动的改善程度，以及患者步行的姿势，说话的语调、语速的变化程度，写字、梳头、扣纽扣、系鞋带等动作以确定药物疗效。

3）药物的不良反应及处理办法

①左旋多巴制剂会有恶心、呕吐、心律失常、腹部不适、直立性低血压、尿潴留、便秘、焦虑、妄想、抑郁、失眠、幻觉等不良反应，减小服药剂量后不良反应会逐渐消失。

长期服用该制剂会出现运动障碍和症状波动等长期治疗综合征。运动障碍常表现为类似舞蹈症或手足徐动样不自主运动，表现为面肌不自主抽搐、摇头以及双臂、双腿和躯干的各种异常运动，一般可在减药或停药后消失。

症状波动包括“开关现象”和“剂末恶化”。“开关现象”指突然缓解与加重两种状态之间反复，多见于病情严重者，减少每次剂量、增加服药次数而每天总药量不变或适当增加左旋多巴激动剂，可减少发生。

"剂末恶化"又称疗效减退，指每次用药有效时间缩短，表现为症状有规律的波动，与有效血药浓度有关，故增加每天总剂量或增加每次服药剂量可以预防。服药期间尽量避免使用维生素 B_6、利眠宁、利血平、氯丙嗪、奋乃静等药物，以免降低疗效。

②抗胆碱能药物的不良反应有口干、散瞳、少汗、便秘、尿潴留等。

③金刚烷胺的不良反应：少数会出现口渴、头晕、抑郁等，长期服药可致下肢皮肤出现网状青斑、足踝水肿、视力障碍、心悸、精神症状等。

④多巴胺受体激动剂的不良反应有恶心、呕吐、头晕、乏力、失眠、食欲减退、皮肤瘙痒、便秘等。

(5) 安全护理：指导患者避免登高和操作高速运转的机器，不要单独使用煤气、热水器及锐利器械，防止受伤等意外；避免让患者进食带骨刺的食物和使用易碎的器皿；外出时需有人陪伴，尤其有精神智能障碍者应随身佩戴写有姓名、地址和联系电话的"安全卡"，以防走失。

(6) 心理护理：帕金森病患者早期动作笨拙、表情淡漠、语言断续、流涎。患者往往产生自卑、抑郁心理，整日沉默寡言，随着病程进展患者丧失劳动能力，会产生焦虑、恐惧及绝望心理。应细心观察患者的心理反应，鼓励其表达并倾听他们的心理感受，及时给予正确的引导，使其能够接受并适应目前的状态并设法改善。

2. 预防知识指导

(1) 适当加强体育锻炼及脑力劳动，不但有益身心，还能延缓脑神经组织衰老，例如跳舞、下棋、打太极拳等。

(2) 发现老年人有上肢震颤、手抖、动作迟缓等帕金森病先期征兆时，应及时到医院就诊，争取早诊断、早治疗。

(3) 需避免或减少接触对人体神经系统有刺激的物质，如一氧化碳、二氧化碳、锰、汞等。

(4) 避免或减少应用诱发震颤麻痹的药物。

(5) 防治脑动脉硬化是根本措施，规范治疗高血压、糖尿病、高脂血症，抑制帕金森病的发生。

(6) 多喝茶，多吃水果、蔬菜、蜂蜜，降低患病概率。

3. 居家护理知识指导

(1) 安全护理：对于上肢震颤未能控制、日常生活动作笨拙的患者，应谨防烧伤、烫伤，避免患者自行使用液化气灶，不让患者从开水瓶中倒水。为端碗持筷困难者准备带有大把手的餐具，选用不易打碎的不锈钢饭碗、水杯和汤勺，避免使用玻璃和陶瓷制品。对有错觉、幻觉、欣快、抑郁、精神错乱、意识模糊、智能障碍的患者应专人陪护，药物每次送服到口；禁止患者自行使用锐利器械和危险物品，避免坠床、坠楼、自伤、伤人等意外发生。

(2) 日常生活护理：鼓励患者培养兴趣爱好，坚持适当的运动和体育锻炼，做力所能及的家务劳动，以延缓身体功能障碍发生和发展；照顾者应关心体贴患者，协助进食、服药，防止错服、漏服，细心观察，积极预防并发症；进食后及时清洁口腔，随时携带纸巾擦净嘴角溢出的分泌物，注意保持个人卫生及着装整洁，尽量维护患者形象。

4. 复诊指导　定期门诊复查，及时了解血压变化和肝肾功能、血常规等指标。当患者出现发热、外伤、骨折或运动障碍、精神功能障碍加重时，应及时就诊。

四、脊髓损伤的健康教育

（一）概念

脊髓损伤（spinal cord injury，SCI）是指由于外界直接或间接因素导致脊髓损伤，在损害的相应节段出现各种运动、感觉、括约肌和自主神经功能障碍。脊髓损伤的程度和临床表现取决于原发性损伤的部位和性质。由车祸、高处坠落等外力直接或间接作用于脊髓所造成的损伤是最常见的原因。

（二）临床表现

1. *脊髓休克*　脊髓受损后，损伤平面以下完全性迟缓性瘫痪，各种反射、感觉及括约肌功能消失，数小时内开始恢复，2～4 周完全恢复。较严重的损伤有脊髓休克的过程，一般在 3～6 周后才逐渐出现受损水平以下的脊髓功能障碍。在脊髓休克期很难判断脊髓受损是功能性还是器质性的，但受伤当时或数小时内即有完全性的感觉丧失，特别是肢体瘫痪伴有震动觉的丧失提示有器质性损伤，脊髓休克时间越长，说明脊髓损伤程度越严重。

2. *感觉障碍*　脊髓完全损伤者受损平面以下各种感觉均丧失，部分损伤者则视受损程度不同而保留部分感觉。

3. *运动障碍*　患者受损平面以下的肌力下降或丧失，造成自主运动功能障碍，临床主要表现为截瘫或四肢瘫，运动障碍是影响患者社会参与活动的主要方面。

4. *自主神经功能紊乱*　常表现为 Horner 综合征、麻痹性肠梗阻、受损平面以下皮肤不出汗，男性患者可出现阴茎异常勃起。

5. *反射活动异常*　脊髓休克期过后，受损平面以下肢体反射由消失逐渐转为亢进，张力由迟缓转为痉挛。

6. *膀胱和直肠功能障碍*

（1）膀胱功能障碍：脊髓休克期为无张力性神经源性膀胱，膀胱无充盈感，只有充盈过度时出现尿失禁；若膀胱逼尿肌无力收缩或不能放松尿道外括约肌，造成膀胱内压增加和残余尿量增多，致使尿潴留。

（2）直肠功能障碍：因结肠反射缺乏，肠蠕动减慢导致便秘；因肛门括约肌瘫痪，直肠内的粪便溢出而出现失禁。无论是便秘、失禁还是两者交替，均称为神经源性直肠。

（三）康复训练方法及注意事项

1. *疾病不同时期的康复训练方法*

（1）第一阶段（急性期）：从受伤开始到脊柱可负重为止。康复训练以固定、保护脊柱、避免脊柱脊髓进一步受损、保持呼吸道通畅、抢救生命为主要目标，并对残存肌力及损伤平面以上的肌肉进行肌力和耐力训练，为下一阶段的治疗创造条件。

1）体位护理：发病后立即摆放正确体位，包括仰卧位和侧卧位，每 2～3 h 进行变换。正确体位不仅能保持脊柱骨折部位的正常排列，还可有效预防压疮、关节挛缩及痉挛的发生。

2）关节训练：在生命体征稳定之后即可开始全身各关节的被动活动。全范围各关节被动运动可保持关节活动度和牵伸软组织，预防下肢水肿。训练时活动范围应在生理范围与无痛或尽量少痛状态下进行，注意保护脊柱，以防加重损伤，必要时应使用支具进行保护。

3）呼吸与排痰训练：急性高位SCI极易导致伤后的呼吸功能不全，患者呼吸道分泌物增多以至无法正常排出，出现肺部感染。需对患者行腹式呼吸训练，指导有效咳嗽技巧，应用震动、叩击、体位排痰和雾化吸入稀释痰液等方法促使痰液排出。

4）排尿训练：清洁间歇导尿是目前神经源性膀胱管理的首选方法，尿潴留患者采用间歇导尿技术可帮助患者建立规律的排尿，以减少残余尿量，从而减少结石及泌尿系统感染，提高患者生存质量。

（2）第二阶段（恢复期）：通过康复训练和矫形器等的应用，进一步改善和加强患者残存功能，尽可能使患者获得自理生活的能力，尽早回归家庭和社会。

1）肌力训练：根据患者残存肌力的情况，采用助力运动、主动运动和抗阻运动，患者肌力达到3级以上，能应用轮椅、拐杖或自助器。训练方法如下：

①0级和1级肌力：主要进行被动活动、肌肉电刺激。

②2～3级肌力：利用滑轮、悬吊等器械进行助力运动及主动运动。

③3～4级肌力：进行抗组运动，如用沙袋、哑铃或弹簧拉力器进行负重练习，以增加肌肉力量。

2）垫上运动训练：主要进行躯干四肢的灵活性训练、力量训练和功能动作的训练。具体训练有：

①翻身训练：以改善床上活动度，如指导患者双上肢上举，向左右侧做摆动，借助惯性，骨盆和双下肢顺势转向侧卧位或俯卧位。

②牵伸训练：以减轻肌肉痉挛，如一手拇指和示指分开固定踝关节，让患者的前脚掌蹬在另一只手的前臂并用手握住足跟，然后将脚向患者头的方向做运动，完成跟腱牵伸的运动。

③垫上支撑训练：以锻炼支撑手的力量和平衡能力，如患者取俯卧位，同侧的肩、肘与床面垂直，将身体的上半部撑起离开床面。

3）坐位训练：脊柱稳定性良好的SCI患者，应及早开始坐位训练，如坐位静态平衡训练、躯干向前后左右侧倾斜和旋转时的动态平衡训练，使患者的躯干具有一定的肌力和控制能力，且双下肢各关节活动度、尤其是髋关节活动度接近正常。训练方法如下：

①患者在无靠背支撑情况下坐稳，练习双手从身体不同方位拿取物品。

②取坐位，双侧肘关节伸直，双手支撑床面，尽量将臀部抬离床面。

4）转移训练：包括床与轮椅之间的转移、轮椅与坐便器之间的转移、轮椅与汽车之间的转移以及轮椅与地之间的转移，这些训练不仅帮助患者增强肌力，还锻炼肌肉与关节在实际应用中的运动，帮助患者增强自理能力与社会适应能力。训练方法：轮椅与床呈30°，刹住轮椅，患者一手支撑床面，另一手支撑在靠近床侧的轮椅扶手，同时撑起躯干并向前侧方移动到床上。

5）轮椅训练：伤后2～3个月，患者脊柱稳定性良好，坐位训练已完成，能独立坐15分钟以上，可开始进行轮椅训练。轮椅训练分为轮椅上的平衡训练和轮椅操作训练。如教会患者如何使用轮椅，熟练掌握轮椅的各种功能，如用手驱动轮椅轮子，使轮椅向前、后、左转弯、右转弯行驶。同时教患者坐轮椅时利用身体前倾、左右侧倾斜来进行坐骨结节的减压，以预防压疮的发生。

6）功能性电刺激（FES）：通过刺激使下肢进行踏车运动来阻止肌萎缩、增加下肢肌肉的横截面积和肌肉组织与脂肪组织的比例，也能有效预防深静脉血栓，促进手的抓握功能和下肢的行走能力。

7）物理治疗：运用超短波、紫外线、离子导入等方法可以减轻损伤部位的炎性反应，改善神经功能。

8）步行训练：站立和步行可以防止下肢关节挛缩，减少骨质疏松，促进血液循环。如尽早让患者开始站立和步行训练。根据损伤程度与损伤平面不同制订不同的训练目标和运动量，以期患者能够最大限度地恢复功能和适应日常生活与社会职能。

9）日常生活活动能力训练：对于SCI患者而言，生活自理应包括床上活动、穿脱衣服、洗漱梳头、进食、淋浴、大小便、阅读、书写、使用电话、使用普通轮椅、穿脱矫形器具等。

10）矫形器的应用：根据损伤平面及损伤程度的不同，残存的肌肉力量与功能存在差异，佩戴适当的矫形器，使患者可以在支具的辅助下完成各种支撑及运动功能，重获站立及行走功能。

（3）第三阶段：回归家庭、社会期

1）家庭生活指导：向患者和家属传授基本的康复训练、康复护理知识、生活照顾的技能和方法，并提出对家庭环境无障碍设施的修改意见，帮助患者完成日常生活中的复杂动作，使患者更好地适应回归家庭、社会之后的日常生活。

2）心理支持：患者即将回归家庭时，应更多地向患者和家属介绍脊髓损伤后心理变化的特点。帮助患者重塑自身形象，培养良好的心理素质，在社会中重新寻找自己的位置。

2. 注意事项

（1）卧位护理时，双足垫软枕或使用支被架，防止足下垂发生。

（2）急性期行被动运动时，有外伤和脊柱骨折的脊髓损伤患者，禁止脊柱的屈曲和扭转活动；四肢瘫的患者禁止头颈部及双肩的牵伸运动。为避免加重胸、腰椎的损伤，截瘫患者的髋关节活动应禁止。肩关节屈曲、外展对上脊柱有影响，应控制在90°以内；对下脊柱有影响的直腿抬高运动，应禁止超过45°，膝屈曲下髋关节屈曲运动应禁止超过90°。

（3）注意患者的全身营养状况，按时翻身，教会患者卧床、坐轮椅时的减压方法，培训患者及家属掌握预防压疮的知识和技能。

（4）避免瘫痪肢体受到意外伤害，如骨折、皮肤擦伤、烫伤、冻伤等。

（四）健康教育

1. 护理知识指导

（1）轴线翻身：每隔2小时轴线翻身1次。翻身时，两人动作一致，保持脊柱呈直线，防止再次脊髓损伤；提供气垫床，预防压疮的发生。

（2）观察神经功能的变化：在受伤的24～36小时内，每隔2～4小时要检查患者四肢的肌力、肌张力、痛觉、温度觉、触觉等，每班至少检查1次，并及时记录患者感觉平面、肌张力、痛觉、温度觉、触觉恢复的情况。根据损伤部位不同而进行重点观察，如颈髓损伤患者注意观察呼吸的改变，胸部损伤的患者观察有无血、气胸，骶尾部损伤的患者应注意有无大、小便失禁。

（3）营养供给：在脊髓损伤初期，注意观察患者的肠蠕动情况，当肠蠕动恢复正常，无其他并发症即可经口摄入饮食，指导患者进足够热量的多纤维素、高蛋白质、高维生素食物，多饮水，及时补充训练时机体消耗的能量，预防便秘。

（4）呼吸功能训练的方法

1）采用吹气球法、缩唇呼吸法、深呼吸法锻炼肺功能。

2）吸气训练：用手掌轻压紧靠胸骨下面的部位，帮助患者膈肌吸气动作。

3）呼气训练：用单手或双手在上腹部施加压力，在呼气接近结束时突然松手，以代替腹肌的功能，帮助患者完成有效呼气。

4）辅助咳痰：截瘫患者由于长期卧床，咳嗽反射减弱或消失，呼吸道分泌物排出不畅，易引起肺部感染。应注意保持呼吸道通畅，给予雾化吸入，实施正确的叩背等方法，及时清除呼吸道分泌物；在患者咳嗽时用双手置膈肌下并快速施压，帮助患者将痰液咳出。注意用力不宜过大，以免加重脊神经损伤或造成脊柱骨折。

（5）膀胱功能的管理：间歇导尿是使膀胱处在一弛一张的功能状态，促使急慢性SCI患者膀胱功能的恢复，间歇导尿的常规管理为：

1）急性 SCI 患者要求在 7 天内开始行间歇导尿术。

2）严重泌尿系统感染、发热、尿道畸形、梗阻、尿道炎及挛缩膀胱贮尿量低于 200 ml，以及明显输尿管反流、肾积水、肾功能不全者禁忌实施。

3）导尿时间每隔 4～6 小时一次，每日不宜超过 6 次。

4）患者自愿接受并能够合作，自觉限制饮水量（每日需限制饮水量在 2 000 ml 左右）。

5）在间歇导尿开始阶段，每周查尿常规和中段尿培养，1 个月后视情况改为 2～4 周 / 次。

6）尿内发现脓细胞或白细胞＞10/HPF 时要及时处理。

7）在膀胱逼尿肌收缩无力、残余尿量持续在 100 ml 以上且尿路没有发生感染的情况下，指导患者或其家属行自我导尿术。

8）记录导尿的时间、排尿量和残余尿量。关于间歇导尿的时间，应根据患者尿量的不同而具体安排。

（6）胃肠道的管理：脊髓损伤后患者常发生腹胀和便秘，影响患者的食欲。

1）患者无明显腹胀时，可于伤后 1～2 天开始进食，并辅以静脉营养，以维持肠黏膜的完整性和免疫功能。

2）饮食应合理搭配，少量多餐，避免产气食物的摄入。

3）对于便秘者，应保证每日饮水量在 1500 ml 以上，进食含粗纤维的食物，每天以脐部为中心顺时针环形按摩腹部 3～4 次，每次 15～30 min，以促进肠蠕动，还可顺结肠方向按摩，以防治便秘。

4）培养患者定时排便的习惯，每餐后可戴手套定时为患者扩张肛门，以刺激肛门括约肌引起反射性肠蠕动，加快反射性排便形成。对于顽固性便秘的患者，可用开塞露或肥皂水灌肠等方法刺激排便，排便间隔以 1～2 天 / 次为宜。

2. 预防知识指导

（1）直立性低血压的预防：如晨起动作减慢、双下肢穿弹力袜、休息时抬高双下肢等。

（2）深静脉血栓（DVT）的预防

1）指导患者每天进行下肢被动运动，如以踝关节为中心做足的上下运动，上下不能超过 30°，发挥腓肠肌泵的作用。

2）指导起床前小腿缠绕绷带或穿弹力袜，以适度压迫浅静脉，增加静脉回流，减轻水肿。

3）切勿在患肢静脉输液，定期测量大小腿的周径。

4）若发生单侧肢体肿胀，应高度怀疑血栓形成，需注意防止栓子脱落；若患者突然发生气促或伴有胸部压迫感，胸背部疼痛，呼吸时加重，突发咳嗽，有红色或粉红色痰，提示肺栓塞可能，应加强观察及处理。

（3）骨质疏松的预防：功能锻炼可预防或延缓失用性骨质疏松和钙的丢失。因此，指导患者选择含钙丰富的食物，如虾皮、牛奶、豆浆等，创造条件让患者多晒太阳，定期查血钙、血磷比例，以了解钙吸收的情况。

（4）异位骨化的预防：异位骨化是关节周围出现新骨的沉积，其最大的危害是关节活动度丧失。SCI 后患者较易发生异位骨化，最常累及髋关节，其次为膝、肩、肘等关节。表现为肿胀和热感，可进行伸展性练习。

（5）压疮的预防：以各种方法减轻身体受压部位的压力，及时变换体位，应坚持每 2 小时改变体位一次。练习双手支撑床面、椅子扶手等将臀部抬离接触面，如果双手无力，可先向一侧倾斜上身，使对侧臀部离开接触面，再向另一侧倾斜，以改善受压部位的血液循环，预防压疮。

（6）痉挛的预防：抗痉挛体位的摆放，将肢体置于舒适、不受压、方便活动的功能位，定时翻身，主动活动，避免患肢长期处于一个固定姿势。

3. *居家护理知识指导*

（1）皮肤护理：教会患者自己检查皮肤受压情况，卧床时要勤翻身，坐位时着力点要勤减压，热的物品远离患病部位，防止烫伤，保持皮肤的完整性。

（2）呼吸功能锻炼：利用吹气球、吹蜡烛来练习，应注意翻身拍背促进痰液排出，必要时雾化吸入稀释痰液，保持呼吸道通畅，预防肺部感染。

（3）大小便管理方法：保持会阴部的清洁卫生，如需间歇导尿者要掌握操作方法，并按计划饮水，保证尿液颜色和量在正常范围；掌握腹部按摩方法，促进肠蠕动，预防便秘。

（4）居家环境改造：对于须靠轮椅生活的患者，房屋可进行必要的改造，如安置坐便器，改变床椅高度（以 40～50 cm 为宜），坐便器、洗漱台、室内及通道安装简易扶手，去除门槛等。

4. *复诊指导*　出院后半年内，每月复查尿常规、泌尿系 B 超一次，如果无异常，再每 3 个月复查一次；注意全身情况，如有皮肤破损，应立即采取措施；一般出院后 3 个月复诊一次。

五、周围神经病损的健康教育

（一）概念

周围神经病损是指周围神经干或其分支因损伤或疾病，导致靶组织的运动、感觉或自主神经的结构和功能障碍。多分为神经痛和神经病两大类。

1. *神经痛*　三叉神经痛最为多见，是指三叉神经分布区内反复发作的、阵发性、短暂的、剧烈性疼痛。

2. *神经病*

（1）面神经炎：又称特发性面神经麻痹或 Bell 麻痹（Bell palsy），指茎乳孔以上面神经管内段的面神经急性非化脓性炎症。

（2）急性炎症性脱髓鞘性多发性神经病：又称格兰-巴雷综合征，是一种起病急，损害多数脊神经根和周围神经（可伴脑神经）的自身免疫性疾病。

（二）临床表现

主要表现为不同程度的运动障碍、感觉障碍，同时可有肢体营养障碍和自主神经系统紊乱等表现。

1. *三叉神经痛*

（1）成年人及老年人多见，40 岁以上占 70%～80%，女性多于男性，多为一侧发病。

（2）疼痛常局限于三叉神经 1 或 2 支分布区，以上颌支、下颌支多见。

（3）发作时表现为以面颊上下颌及舌部明显的剧烈电击样、针刺样、刀割样或撕裂样疼痛，持续数秒至 1～2 分钟，突发突止，间歇期完全正常。患者口角、鼻翼、颊部或舌部为敏感区，轻触可诱发，称为扳机点或触发点。严重者可出现面肌反射性抽搐，口角牵向患侧即痛性抽搐。

（4）病程呈周期性，随病程迁延，发作次数逐渐增多，发作时间延长，间歇期缩短，甚至持续性发作，很少自愈。

2. *面神经炎*

（1）任何年龄均可发病，但以中老年人居多，冬季及冬春交接之时发病率高于其他季节，男性比女性略多。一般急性发病，常于数小时或1～3天内症状达到高峰。

（2）主要表现为一侧面部表情肌瘫痪，额纹消失，不能皱额蹙眉；眼裂闭合不能或闭合不完全；病侧鼻唇沟变浅，口角歪向健侧；吹口哨及鼓腮不能。

（3）病初可有麻痹侧耳后或下颌角后疼痛，少数患者有茎乳突附近及乳突压痛。面神经损伤在中耳鼓室段者可出现说话时回响过度和病侧舌前2/3味觉缺失。影响膝状神经节者，除上述表现外，还出现病侧乳突部疼痛，耳郭与外耳道感觉减退，外耳道或鼓膜出现疱疹，称为Hunt综合征。

3. 急性炎症性脱髓鞘性多发性神经病

（1）任何年龄、任何季节均可发病，男性略多于女性。

（2）多数患者病前1～4周有上呼吸道或消化道感染症状或疫苗接种史。

（3）急性起病，2周左右达到高峰。首发症状为四肢对称性无力。自远端向近端发展或自近端向远端加重，常由双下肢开始逐渐累及躯干肌、脑神经。严重者可因累及肋间肌及膈肌而致呼吸麻痹。腱反射减弱或消失，弛缓性瘫痪。

（4）发病时多有肢体感觉异常，如烧灼感、麻木、刺痛和不适感，感觉缺失或减退呈手套袜子一样分布。

（5）脑神经受累及双侧面神经麻痹多见于成年人，延髓麻痹以儿童多见。

（6）部分患者有自主神经功能障碍，如皮肤潮红、出汗增多、手足肿胀、营养障碍、心动过速等。

（三）康复训练方法及注意事项

1. 三叉神经痛　无特殊的康复训练方法，注意以下事项：

（1）保持心情舒畅，切忌冲动、生气，抑郁寡欢。

（2）动作轻慢，防止一切诱发疼痛的因素，如洗脸、刷牙等，尽可能减少对口角、鼻翼、颊部或舌部等扳击点的刺激。

（3）不要食用带骨、带刺或过热的食物，饭后漱口，保持口腔清洁。

（4）寒冷天气注意保暖，避免冷风直接刺激面部，不用太冷、太热的水洗脸。

（5）坚持治疗，不要随便停药。

2. 面神经炎

（1）康复训练方法

1）抬眉训练：指导患者上提健侧与患侧的眉目，做吃惊样的动作；蹙眉，用一只手的手指放在健侧眉毛上，限制健侧肌肉运动，有助于患侧肌肉抬眉功能的恢复。

2）闭眼训练：指导患者两眼同时闭合10～20次，如不能完全闭合眼睑，可用示指的指腹沿着眶下缘轻轻按摩一下，然后再用力闭眼，同时另一手限制健侧闭眼动作，有助于眼睑闭合功能的恢复。

3）耸鼻训练：患者通过皱鼻根部或张大鼻孔来完成此动作。

4）示齿训练：患者发"一"的音，口角向两侧同时运动，不能完成时，可用手向上牵拉患侧口角，协助患侧口角上提。

5）努嘴训练：患者发"乌"的音，用力收缩口唇并向前努嘴，可用手由上或下唇的外侧向中央推挤口唇，协助患侧口唇完成努嘴动作，有助于口轮匝肌的恢复。

6）鼓腮训练：鼓起面颊并维持数秒，鼓腮漏气时，用手上下捏住患侧口轮匝肌进行鼓腮训练。

（2）注意事项：在康复训练期间注意面部防寒保暖，外出戴围巾、口罩，避免风直吹面部，少吃或不吃冰冻饮料或食物，不用冷水洗脸，每日补充充足水分。

3. 急性炎症性脱髓鞘性多发性神经病

(1) 康复训练方法

1) 体位摆放：应用矫形器、夹板、石膏托将受累关节保持在功能位，预防关节挛缩和失用导致的畸形。

2) 关节的主、被动运动：尽早进行各关节的全范围运动，维持和扩大关节活动度，预防关节挛缩、畸形、疼痛等并发症的发生，每天至少 1～2 次。被动活动应从近端关节开始，动作轻柔，并且只活动到痛点。

3) 肌力训练：根据瘫痪肌肉的功能情况做被动运动、助力运动、主动运动、抗阻运动，随着患者肌力及耐力的增加循序渐进，动作应缓慢，范围尽量大。

肌力为 0～1 级：进行被动运动、肌电生物反馈等治疗。

肌力为 2～3 级：进行助力运动、主动运动和器械性运动，随着肌力增强，逐渐减少助力。

肌力为 3～4 级：可进行抗阻练习，以争取肌力的最大恢复。

4) 感觉功能训练：如在不透明的箱子中放置一个圆球、一方块木头，让患者不用眼看，用患肢去触摸来判断球和方块；在患者判断比较准确以后，再在箱中放置大、中、小三个圆球或方木块，指导患者用患肢触摸后判断它们的差异。感觉过敏者，常采用的方法是用各种不同质地不同材料的物品进行刺激，如一开始用柔软的棉花刺激感觉过敏的部位，待患者适应之后，逐步用毛巾、毛毯、毛刷、沙子等进行刺激，以促进感觉功能的恢复。

5) 日常生活活动能力的训练：当受累肌肉的肌力增至 4 级时，在综合训练的基础上，增加速度、耐力、灵敏度、协调性与平衡性的专门训练。如训练患者翻身、起坐、坐位平衡、爬行位保持平衡、扶杠站立、平行杠内步行、扶杖步行等。还包括对患者进行个人卫生、进食、更衣、转移、器具使用等训练，早期可使用自助具来补偿上下肢所丧失的功能，除极重症患者外，一般均达到日常生活活动自理水平。

6) 作业治疗：随着患者肌力和耐力的增加，可逐渐增加由坐位活动到斜板站立、站立架站立的作业活动；通过频繁的抓握和放松的手工活动或游戏，如将一个盆里的豆子捡到另一个盆子里，以增加手的操作能力和灵敏性。

(2) 注意事项

1) 使用矫形器时，注意观察皮肤情况，防止出现皮肤擦伤。

2) 肌力训练时，应注意运动量不宜过大，以免造成肌肉疲劳。

3) 感觉丧失或迟钝者预防烫伤、创伤、感染等，应养成用视觉代偿的习惯，防止意外伤害的发生。

4) 感觉训练时，要根据患者感觉障碍的程度选择适当的训练方法和训练工具。

5) 训练要循序渐进、由易到难、由简单到复杂；同一动作或同一刺激需反复多次，并且不能频繁更换训练工具。

(四) 健康教育

1. 三叉神经痛

(1) 用药指导：遵医嘱正确服用止痛药物，并告知药物可能出现的不良反应，如卡马西平可导致头晕、嗜睡、口干、恶心、行走不稳、肝功能损害、皮疹和白细胞减少；哌迷清服用 4～6 周后会出现手颤、记忆力减退、睡眠中出现肢体不随意抖动等，有些症状数天后可消失，患者不要随意更换药物或自行停药。

(2) 预防知识指导：养成良好的生活习惯，避免过度劳累，避免情绪激动，培养多种兴趣爱好，适当分散注意力，洗脸、刷牙动作宜轻柔，避免大声说话或猛烈咀嚼，不吃刺激性的或带骨、刺的食物。

(3) 居家护理知识指导：保持生活规律，合理休息，适度娱乐；饮食规律，进食宜清淡、易消化、营养丰富、无刺激性的软食。

(4) 复诊指导：三叉神经痛患者每 1～2 个月复查肝功能和血常规，出现眩晕、行走不稳或皮疹时请及时复诊。

2. 面神经炎

(1) 康复锻炼指导：加强面肌的主动和被动运动，如教会患者对着镜子做皱眉、抬额、闭眼、露齿、鼓腮、吹口哨、努嘴等动作，每日数次，每次 5～15 分钟，并辅助以按摩、热敷等治疗。

(2) 预防知识指导：急性期注意休息，避免风寒，外出时戴口罩、围巾或使用其他改善自身形象的适当修饰，特别是患侧耳后应加以保护，预防诱发。

(3) 居家护理知识指导：食物宜清淡，避免粗糙、干硬、辛辣食物，有味觉障碍的患者应注意食物的冷热度，以防烫伤口腔黏膜；指导患者保持口腔清洁，饭后及时漱口，清除患侧口腔滞留的食物；眼睑不能闭合者予以眼罩、眼镜及眼膏等保护，防止角膜炎症、溃疡。

(4) 复诊指导：定期门诊复查，当面肌运动及感觉障碍加重或出现角膜溃疡时，应及时就诊。

3. 急性炎症性脱髓鞘性多发性神经病

(1) 用药指导

①遵医嘱正确服用激素类及营养神经类药物，并告知药物可能出现的不良反应，如口服泼尼松可能会出现向心性肥胖、满月脸、痤疮、多毛、乏力、低血钾、水肿、高血压、糖尿病等，一般停药后可以自行消失。

②告知患者激素类药不可随便停药，一定要在医生的指导下逐渐减量。

③骨质疏松是长疗程激素治疗的主要副作用之一，故用药期间应戒烟、减少饮酒、适当运动，使用活性维生素 D 并补充钙剂。

④使用激素后自身免疫功能下降可能会导致应激性溃疡及诱发感染，因此，要按时服用胃黏膜保护药，同时预防感冒、创伤，以免诱发感染。

(2) 预防知识指导：建立健康的生活方式，注意营养均衡，增强体质和机体抵抗力；避免受凉、感冒、疲劳和创伤等诱因。

(3) 居家护理知识指导：指导患者进高蛋白质、高维生素、高热量、易消化饮食，补充足够的水分，尤其注意进食含 B 族维生素丰富的食物，如花生、鸡肝、香菇、小麦胚芽、鸡蛋、鱼、豆类、肉类、坚果、菠菜等。运动过程中应有家人陪同，预防跌倒、受伤。

(4) 复诊指导：定期门诊复查，当出现肢体感觉运动功能加重或胃部不适、腹痛、柏油样大便、肢体肿胀疼痛、咳嗽、咳痰、发热、外伤等情况时，应立即复诊。

六、阿尔茨海默症的健康教育

(一) 概念

阿尔茨海默症（Alzheimer disease，AD）亦称老年性痴呆（Senile Dementia），是一种以大脑皮质颞叶和额叶萎缩为主的神经系统退行性病变，临床表现为缓慢进展的认知功能全面衰退，导致患者日常生活、社交和工作能力明显减退，并伴有精神异常和人格障碍，病程可长达数年至数十年。

（二）临床表现

1. 轻度

（1）轻度语言功能受损。

（2）日常生活中出现明显的记忆减退，特别是对近期事件记忆的丧失。

（3）时间观念产生混淆。

（4）在熟悉的地方迷失方向。

（5）做事缺乏主动性及失去动机。

（6）出现忧郁或攻击行为。

（7）对日常活动及生活中的爱好丧失兴趣。

2. 中度

（1）变得更加健忘，特别是常忘记最近发生的事及人名。

（2）不能继续独立地生活。

（3）不能独自从事煮饭、打扫卫生或购物等活动。

（4）开始变得非常依赖。

（5）个人自理能力下降，需要他人的协助，如上厕所、洗衣服及穿衣等。

（6）说话越来越困难。

（7）出现无目的的游荡和其他异常行为。

（8）在居所及驻地等熟悉的地方也会走失。

（9）出现幻觉。

3. 重度

（1）不能独立进食。

（2）不能辨认家人、朋友及熟悉的物品。

（3）有明显语言理解和表达困难。

（4）在居所内找不到路。

（5）行走困难。

（6）大、小便失禁。

（7）在公共场合出现不适当的行为。

（8）行动开始需要轮椅或卧床不起。

（三）康复训练方法及注意事项

1. 认知训练

（1）逻辑联想、思维灵活性训练：如智力拼图训练。

（2）分析和综合能力训练：如学习单词卡片、图片归纳和分类。

（3）理解和表达能力训练：如听或阅读故事训练语言理解力，讲述故事情节或写故事片段训练语言表达能力。

（4）社会适应能力训练：如鼓励与他人交流。

（5）常识训练：反复提问常识性知识，如日期和时间的提问。

（6）数字概念和计算能力训练：如做一些简单的判断、推理或计算的测试。

2. 记忆力训练

(1) 瞬时记忆训练：将患者记忆广度极限位数作为参照点，用1秒钟的时间均匀念或背一串数字，熟练后倒背。

(2) 短时记忆训练：让患者看几件物品或图片，然后撤走，让患者回忆；或让患者看积木摆图形，弄乱后让患者按原样摆好。

(3) 长时记忆训练：引导患者回忆近来的亲戚朋友、看过的电视、家中的事情；对于早期患者，可让其背诵短诗、谜语等。

(4) 缅怀治疗：缅怀往事是利用患者所拥有的记忆作为媒介，鼓励其与人沟通，也是鼓励老人不断思维的最好方法，尤其是回忆一些趣事和让老人有成就感的事，这样也帮助患者在没有压力的情况下随意组织语言、抒发自己的情感。

除上述与患者一对一训练外，也可在计算机上通过软件进行记忆训练，根据程度选择合适的难度级别进行训练，并及时调整训练内容和难度。

3. 语言训练　让患者读书看报，多与之交谈，对患者小的进步及时鼓励，树立患者康复的信心。

4. 睡眠训练　患者常有日夜颠倒现象，可白天多安排患者感兴趣的活动，如看报、看电视、听音乐或做些力所能及的家务。晚上临睡前减少不良刺激，不喝浓茶或咖啡，做些睡前的按摩，或热水泡脚，有助于患者入睡。

5. 注意事项　训练过程中，训练者言语要耐心、温柔，不要和患者发生争执，有时患者可能不愿做一些事情，训练者不要勉强，也不要以反问或责备的方式来对待患者。

(四) 健康教育

1. 护理知识指导

(1) 疾病知识宣教：对患者及家属进行疾病相关知识的宣教，指导患者正确对待疾病，面对疾病、面对现实、接受现实。

(2) 心理干预：要尊重患者的人格，采用安慰、鼓励、倾听等方法，根据患者的精神状态选择一些辅助措施进行调节，如音乐、运动等；对于早期患者，要鼓励患者尽可能的融入社会，参与社会活动，延缓疾病进展。

(3) 饮食指导：根据患者的身体状况，指导选择对缓解病情有利的食物，如易消化、低糖、低盐低脂、无骨（刺）、高蛋白质、高维生素的食物，防止吞食非食物物品。

(4) 自理能力锻炼：尽可能给予患者自我照顾的机会，进行自我照顾能力的训练。

2. 预防知识指导

(1) 早发现：提高对痴呆症的认识，及早发现记忆障碍，做到“三早”：早发现、早诊断、早干预。

(2) 早防治

①动脉硬化是痴呆症的主要“敌人”，通过调节膳食，少食盐，并开展适宜的体育锻炼，有助于防止动脉硬化的发生。

②避免使用铝制品炊具及食用含铝的食物：铝进入人体，首先沉积在大脑内，可诱发老年痴呆症。

③戒烟戒酒：烟中的尼古丁、镉、铅等有毒物质和酒中的甲醛会使脑神经纤维发生颗粒空泡样变性，从而诱发老年痴呆症的发生。

④补充有益的矿物质及微量元素：缺乏必要的微量元素（如锌等），可致大脑供血不足，引起血管病变，导致痴呆的发生。

⑤频繁活动手指：除全身性活动外，尽量多活动手指。

⑥培养多种兴趣：如琴棋书画，学习外语，可活跃脑细胞，防止大脑老化。

⑦广泛接触各方面人群，对维护脑力有益。家庭和睦，保持心情愉快，能增强抗病能力。

3. 居家护理知识指导

（1）日常生活护理

1）协助照料患者的日常生活：如穿衣、进食和睡觉等。

2）制订规律的作息时间计划：患者休息时，保持环境安静、光线适中，对于失眠患者可以在医师的指导下使用镇静催眠药。

3）防止压疮发生：对于长期卧床患者，指导家属勤翻身，进行肢体功能活动，防止压疮及其他并发症发生，保持关节功能位。

4）减少坠积性肺炎的发生：如控制室内的温湿度，注意空气流通，保持呼吸道卫生，长期卧床患者应定时采取半坐卧位，减少坠积性肺炎的发生。

5）体育锻炼：鼓励患者进行体育锻炼，运动方式因人而异，如散步、太极拳、慢跑等舒缓的运动；运动时应循序渐进，身体轻松，精神舒畅，食欲增进，睡眠平稳。

（2）用药护理

1）服药全程陪伴：不要完全相信患者说已经服过药了，必须保证服药到口，而且要保证剂量正确。

2）观察用药不良反应：严密观察患者服药后的不良反应，一旦发现，及时就医。

3）做好药品管理：可以列出药物清单，并把每次吃的药分开放进小盒子里，把药放在安全的地方，以免患者误服或过量服用。

（3）安全护理

1）提供较为固定安全的居家环境：居室内用物摆放相对固定，不要放置危险物品，地面平坦、干燥，必要时予以搀扶及设置扶手。

2）佩戴标志：患者外出佩戴写有患者信息及家属联系方式的标志，以助于迷路时能及时联络家人。

3）防跌倒、烫伤、烧伤、误服、自伤或伤人等意外发生。

（4）心理护理

1）陪伴关心：用亲切、温和的言语对患者进行指导和提示，加倍关心患者，取得患者的信任，减少患者不良情绪，减轻心理负担，保持良好的精神状态。

2）开导：如鼓励和引导患者多进行交流和沟通，掌握一定的沟通技巧，多采取简单易懂的话语，学会运用肢体语言进行表达，让患者转移注意力。

3）维护自尊：在与患者交谈时，应尽量心平气和，对于患者的提问，应给予简单明了而又认真的回答，不要过于繁琐，更不要敷衍了事。

（5）照顾者的支持指导：教会照顾者和家属自我放松方法，合理休息，寻求社会支持，适当利用家政服务机构和社区卫生服务机构及医院和专门机构的资源，组织有痴呆患者的家庭进行相互交流，相互联系与支持。

4. 复诊指导　患者出院时，建立复诊预约卡及医患联心卡，定期对患者进行电话随访和居家护理指导，让患者逐渐掌握自我护理技巧，针对患者的病情制订个性化的复诊安排。告知患者可随时与护理人员联系，咨询相关事宜。

（杨凤翔　崔　琳）

第七节　儿童疾病康复的健康教育

一、新生儿缺血缺氧性脑病的健康教育

（一）概念

新生儿缺血缺氧性脑病是由于围产期各种因素引起的缺氧和脑血流减少或暂停而引起的胎儿和新生儿的脑损伤，是新生儿窒息后的严重并发症。

（二）临床表现

1. 高危人群　常见于有明显宫内窘迫或出生后有窒息史的足月儿。

2. 发病特点　出生后24小时之内陆续出现神经系统的症状和体征，72小时达高峰。

3. 临床表现　患儿意识改变及肌张力发生变化，严重者可伴有脑干功能障碍。根据病情可分为轻、中、重三度。

（1）轻度：患儿易激惹，哭闹，睡眠不充分。

（2）中度：嗜睡、反应迟钝，肌张力异常，可出现惊厥。前囟隆起或塌陷，原始反射延迟出现或消失，瞳孔缩小，对光反应迟钝。

（3）重度：意识不清，常处于昏迷状态，肢体没有自主动作，惊厥频繁，反复呼吸暂停，患儿肢体动作过少，当用乳头或手指碰患儿的口唇时，患儿不会出现吸吮动作。

（三）康复训练方法及注意事项

1. 视觉刺激　及早给予适量的瞳孔对光反射刺激，如用手电筒光照瞳孔使其收缩。

2. 听觉刺激　用不同的声音及语言（如男性声音、女性声音、高音、低音、普通话、方言、唱歌等），每天给予数小时的刺激，直到患儿出现对声音的反应和主动的言语为止。

3. 言语训练　如多与患儿对话、交流，增加声音等多感官的输入刺激。

4. 皮肤感觉刺激　给予不同的感觉刺激，如触觉刷或触觉球等，以促进患儿感觉的恢复。

5. 前庭运动刺激　婴儿期的摇晃等。

6. 肢体功能训练　如将上肢向上、向前运动，动作轻柔，力度以患儿能承受为度，每天50次左右，分3次进行。对上肢屈肌张力高者，采取肌肉牵伸类手法，使肩肘腕及掌指、指间关节伸展，每天3～5次，每次20分钟至1小时。

7. 翻身训练　不会翻身的患儿，取仰卧，将翻动侧的下肢屈曲，并帮助屈曲腿带动身体旋转或握住翻动侧上肢使其翻身。

8. 足尖足背训练　患儿背靠墙壁站立，膝伸直做弯腰动作，让跟腱得到牵拉；患儿仰卧，牵踝、摇踝法；练习下台阶，在运动中牵伸痉挛的肌肉，加大活动范围，协调步态，达到纠正畸形的目的。

9. 爬行训练　学会爬行是行走的先决条件之一。助患儿双上肢伸展支撑，下肢以膝关节支撑并使躯干与大腿呈90°向前爬，待姿势保持稳定后，可在患儿面前放置带有声响、颜色鲜艳的玩具，诱发其向前交替伸手抓取，可向前推动小儿足底，辅助其前行。

10. 站立训练　对站立时足跟不能着地的患儿，取仰卧位，训练者握住足跟，以手掌压足心，使足

背向小腿方向背屈；配戴踝足矫形器，以利于矫正尖足、稳定踝关节，更好地进行站立、行走训练。

11. 日常生活能力训练　如练习翻身、坐起、站立、平衡、步行，以患儿感兴趣的玩具诱导其抓握能力等，每日 2 次，每次 20 分钟，连续进行，可根据患儿的具体情况增减强度。

12. 正确的抱姿　患儿双上肢放在抱者的双肩上，尽可能地环绕抱者的颈部，双腿骑跨在训练者腰间。

(四) 健康教育

1. 护理知识指导

(1) 呼吸功能护理：及时清除呼吸道分泌物，吸净鼻、口腔及咽喉中的黏液和异物，保持呼吸道畅通。患儿平卧时头偏向一侧，以免分泌物反流入气管加重窒息。吸氧的患儿在吸氧过程中要严密观察患儿情况，确保用氧安全。

(2) 体温护理：保持体温在正常范围内。体温过高，脑细胞代谢增加，使其对缺氧更不能耐受；体温过低，脑血流减少，不利于脑细胞代谢的恢复。

①早产儿及低体重儿要放入暖箱中复温，维持体温在 36～37℃，暖箱应根据体重及日龄进行调节。

②在暖箱中复温时，注意不能操之过急，避免升温过快过高导致肺出血，一般每小时提高箱温 1℃，复温后腹部局部皮肤温度维持在 36～37℃即可达到保温的效果。

③在寒冷季节易并发硬肿症，对治疗及预后极为不利，因此，患儿喂奶、擦浴、换尿布等工作须在暖箱内完成，每 4～6 小时测体温 1 次，保持体温恒定为 36.5～37.3℃。

(3) 神经系统的护理

①新生儿缺血缺氧性脑病导致的惊厥常发生在 12～24 小时，脑水肿、颅内压增高在 24～72 小时最明显，护士应认真细致地观察病情变化，对异常情况及时做出处理。

②保持周围环境安静，减少强光、噪声的刺激，侵入性操作应集中进行。

(4) 营养护理

①脑组织代谢所需能量主要靠血液中的葡萄糖供应，因此，使患儿血糖维持在 3.90～6.10 mmol/L，并根据血糖调整输液速度，一般为 6～8 mg/(kg·min)，防止高血糖的发生。

②急性期患儿应暂缓喂奶，即使有吸吮能力的患儿也应延缓喂奶时间，减少喂奶次数，营养从静脉给予，输注速度用微量泵控制，8～12 ml/h，液体摄入量为 60～80 ml/(kg·d)。

③患儿病情稳定后喂奶应注意观察患儿一般情况，如吞咽能力、吸吮能力、皮肤弹性、大便性质以及腹胀或呕吐等情况，并详细记录出入量。

④患儿吸吮能力差可给予鼻饲，鼻饲前抽胃液，确保胃管在胃内，鼻饲时注意食物的温度，注入速度应缓慢，喂奶后用少量温水冲胃管，半小时内避免患儿平卧，防止发生呕吐。

(5) 预防感染

①新生儿免疫功能差，抵抗力低，易发生交叉感染。因此，尽量减少室内人员，保持室内空气新鲜，房间每日用紫外线消毒 2 次（照射时遮挡患儿），地板每日用 1∶500 的 84 消毒液湿式拖地，病室通风良好，温湿度适宜。

②接触患儿前后要严格洗手。吸氧用具如氧气管道、湿化瓶每日更换，箱内用物每天更换并消毒，如有污染及时更换。

③做好口腔、皮肤、脐部、臀部护理，每日用 0.75％的聚维酮碘棉签消毒脐部残端及脐轮，每次换尿布后清洗会阴和臀部。

④新生儿用物要一人一用一消毒，特别是尿布、衣服，要用柔软性好的棉布做布料，防止红臀。

（6）心理护理：安慰家长，向家属做好解释安慰工作，在治疗护理中取得家属的配合。满足患儿的心理需求，播放不同的音乐，多抚摸患儿，与之交流，定时为其改变姿势及活动四肢。

2. 预防知识指导

（1）在分娩过程中要严密监测胎儿心率，及早发现宫内窘迫，选择最佳方法尽快结束分娩。

（2）生后窒息的新生儿，应争分夺秒地建立有效呼吸和完善的循环功能，尽量减少生后缺氧对脑细胞的损伤。

（3）窒息复苏后的新生儿要密切观察神经症状和监护各项生命体征，一旦发现有异常神经症状如意识障碍、肢体肌力减弱、原始反射不易引出，应考虑本病的诊断，及早给予治疗，以降低存活者中后遗症的发生率。

3. 居家护理知识指导

（1）多与患儿交流，如逗笑、说话、搞怪表情等，当患儿有回应时及时给予表扬，鼓励患儿多说话、多发声，帮助患儿树立说话的信心。患儿发声时要立即回应，与之交流，让其表达自己想说的话。

（2）日常生活能力训练：包括进食、更衣、如厕、洗漱等。

①进食训练：鼓励患儿自己进食，让患儿发挥自己的能力，当患儿进食较慢时不要催促，要有耐心，进食过程中避免责备；餐具可选用带吸盘的碗、双耳杯、粗把勺。

②更衣训练：培养患儿独立更衣能力，更衣时选择坐着脱衣较为方便，为患儿选择穿脱方便的衣服，更衣时一般患侧肢体先穿、后脱。

③如厕训练：包括定时坐盆，需要的时候向家长示意或自己去厕所，脱裤子大小便，穿裤子，洗手等。去厕所的时候，一定要给他们足够的时间来完成这些活动，养成定时大小便的习惯。

④洗漱训练：每天起床后让孩子学习自己洗脸、洗手，冬天可少量帮助孩子，夏天让其主动参与，独立完成，养成一个良好的卫生习惯。

（3）指导家属预防患儿的异常姿势，如翻身、爬行、用手持物、单膝跪立等；注意对患儿的保暖，衣服应柔软舒适；餐具、奶具定期煮沸消毒；定期接种各种疫苗。

（4）保持卧室安静清洁，定时开窗通风。防止患儿坠床、烫伤、自伤、他伤等其他意外事故发生。

（5）病情严重和不能保持坐位的患儿往往长时间卧床，如采取侧卧位，及时为患儿翻身，白天尽量减少卧床时间；及时清理大小便，保持皮肤清洁，预防压疮发生或继发其他感染。

（6）饮食营养要合理

①提倡母乳喂养，尤其是早产儿及小于胎龄儿。根据患儿的吸吮能力决定喂养方法，吸吮能力弱者或吞咽能力很差的，给予鼻饲母乳，教会母亲正确的挤奶手法，鼻饲后要轻拍背部，防止溢奶。

②当母乳不足，采用合理的混合喂养或人工喂养。随患儿年龄增长需补充各种辅食，包括各类维生素、矿物质及蛋白质，如牛乳、豆浆、蛋花汤、藕粉、果汁、牛肉汤等。以碳水化合物如米饭、面食、馒头、粥、粉为主食，过多杂食会影响食欲，造成营养障碍。

③少吃肥肉，多吃蔬菜和水果等，保持大便通畅；如小孩不吃蔬菜，可以把菜剁烂，做成菜肉包子、菜肉饺子、菜泥、菜汤。

④饮食要定时，一般早、午、晚各进食一次，有条件者可以在上下午各增加点心一次，按时进食，可以增加食欲。

4. 复诊指导

（1）出院后每月定期随访，情况好转可 2～3 个月随访一次，并建立管理随访卡。

（2）随访评估一直到儿童早期，确保出院后的连续照顾。

（3）若有异常情况可随时复诊。

二、脑性瘫痪的健康教育

（一）概念

脑性瘫痪（cerebral palsy，CP）是指小儿自出生前到出生后一个月内的发育期间出现的非进行性脑损伤所致的综合征。主要表现为中枢性运动障碍及姿势异常，同时经常伴有不同程度的智力障碍、语言障碍、癫痫及视觉、听觉、行为和感知觉等多种障碍。

（二）临床表现

1. *痉挛型*　最常见，主要病变在椎体束，主要表现为肌张力增高，肢体被动运动阻力增高，停止在某一点，折刀样痉挛，腱反射亢进，病理反射阳性。发生率为50%～60%。

2. *手足徐动型*　主要病变在脑的基底核，肌张力变化不稳定，在肌张力过低与过高之间波动，运动意愿和运动结果不一致，以不自主、无意识运动为主，病理反射一般为阴性。发生率为25%。

3. *共济失调型*　主要病变在小脑，表现为平衡功能差，随意运动协调性差，伴有意向性震颤，运动中表现为低张力性。发生率为5%。

4. *混合型*　具有上述两型以上的特点，常为椎体束和椎体外系或小脑同时受损而引起，也是临床常见类型。

5. *其他型*　较少见。其中弛缓型以低张力为主要表现；强直型以运动阻力明显增高、铅管样强直为特点；震颤型以肌肉出现震颤为主要表现。

（三）康复治疗方法及注意事项

1. *康复治疗方法*

（1）物理治疗

1）头部控制能力的训练：婴幼儿发育期学会抬头是学会其他活动的主要前提。训练时可扶住患儿头部两侧，使头部能稳定地保持在直立的正中位。在坐位的大部分时间，头部习惯于保持正确的姿势时，可使患儿躯干前倾，两侧倾斜，让其学会头部的控制，保持头部稳定。

2）坐位控制能力的训练：如教患儿用手支撑着坐，然后到无支撑坐，逐步过渡到坐下可拿身体前、后、左、右的玩具，仍能保持坐位平衡。

3）促进四点支撑位及四爬移动能力的训练：如患儿爬行训练中，在患儿的前方一定距离放置玩具，促使其主动向前爬，爬的过程中在肩、肘、腕、髋、膝、踝部给予适当的支持，鼓励患儿向前爬行。

4）促进膝立位、立位控制能力的训练

①膝立位：训练时可先让患儿双膝屈曲90°，将髋部伸展，训练跪位平衡。②站立前准备，患儿坐位下，身体前倾，双膝轻度屈曲，练习抬起放下臀部。③站立训练时，可先实行束缚站，用宽布带捆住患儿的胸部和双膝，每次站立半小时。待肌力提高后让患儿练习扶椅站，逐步过渡到靠墙站，扶墙站，最终达到独立站。

5）迈步及行走训练：当患儿能独自站立时，进行迈步及行走训练。

①如父母帮助行走，可采用牵患儿衣领或扶住患儿髋部协助行走的方式，有的患儿需要用夹板固定或助行器帮助行走。

②独立行走时必须纠正患儿步态蹒跚，双脚分开过大，手脚不协调的步态，注意一定要从先迈小步开始练习。

（2）作业治疗训练

1）促进上肢功能的发育训练

①在点按中府穴的基础上，拿、揉上臂前肌群；或在点按肩井穴的基础上，拿、揉上臂后肌群；或在点按曲池穴的基础上，拿、揉前臂前后肌群。

②可一手抓住患儿肘的外侧，另一手握住患儿的手，将其手臂上举和外展，使肩外旋和肘伸直，掌心向上。

③鼓励患儿将其双手拿到胸前，玩耍手指，抓握各种不同形状、不同颜色的玩具。

2）提高患儿日常生活活动能力的训练：同本章新生儿缺血缺氧性脑病的健康教育。

3）提高患儿认知功能的发育训练：①认识身体部位的训练。②空间感知觉的训练。③时间感知觉的训练。④形状、颜色、注意力及记忆力等的训练。

（3）语言训练

1）松弛疗法：通过不随意运动肌群的松弛降低语言的紧张性，为呼吸和发音打基础。①下肢：脚趾屈曲，膝关节伸直。②胸腹背部：收腹挺胸深吸气。③上肢：手握拳，双臂前伸举至肩水平。④肩颈头部：耸肩，头向下垂，缓慢后仰做两侧顺、逆时针旋转，皱眉，唇紧闭，舌用力顶住硬腭弓。以上每个动作保持3秒钟后放松，重复10次。

2）呼吸训练：如吹羽毛、风车、纸片、气球等，物品由轻到重，由小到大。如患儿呼气时间短且弱，可取卧位帮助患儿做双臂外展、扩胸运动的同时进行呼吸运动，也可在吸气末向前下方轻压腹部，以延长呼气时间相和增加呼气的力量。

3）舌部训练：如先让患儿用舌舔吃棒棒糖、甜饼等，并嘱其开口，将舌尽量伸出口腔，上下左右摆动，而后舌尖舔上下唇，向上向后按压硬腭部，若不能主动进行，可用压舌板在舌部按摩，或用纱布轻轻地包住伸出的舌做上下左右运动，也可用吸管吸盛杯子里的饮料。

4）唇部运动：如让患儿双唇展开、闭合、前突、后缩，并注意动作的协调性与对称性。如用双唇紧闭夹住压舌板，治疗师向外拉压舌板，要患儿必须紧闭双唇以防压舌板被拉出，每天3次。

5）脸、下颌及喉部训练：如嘱患儿微笑、皱眉、张口、闭合、鼓腮，使双颊充满气体后轻轻吐气，反复进行，每天3次。也可洗净患儿的手让其吸吮自己的手指以收缩颊部、口轮匝肌运动。当口不能闭合时，用手轻拍下颌中央部和颞颌关节附近的皮肤，可促进口的闭合，同时防止下颌的前伸。重症者可用手法帮助下颌的上抬：左手放在其颌下，右手放于头部，左手用力协助下颌的上举下拉，逐渐使双唇闭合。还可嘱其做咀嚼、吞咽动作的训练。

6）发音训练：在做唇、舌、下颌等训练后让其尽量长时间地保持这些动作，随后轻声引出目标音，先发“a、u、o”元音，然后发辅音由唇音“b、p、m、f”开始，再逐渐发“ba、pa、ma”，最后过渡到单词和句子的训练。

2. 注意事项

（1）在治疗过程中要观察患儿的情绪，是否疲劳与烦躁。

（2）依据患儿年龄、病型、病情轻重及不同的临床表现，选择适宜的手法和技术，避免造成痛苦和人为损伤，避免患儿对康复治疗产生恐惧和抵触情绪。

（3）应该与患儿建立非常友好的朋友关系，使其在轻松的氛围中进行治疗。在训练中不强迫、不生硬，循序渐进。

(四) 健康教育

1. 护理知识指导

(1) 训练形式要多样：一次训练时间尽可能不要太长，应尽力吸引患儿的注意力，如婴儿时期的爱抚、喂食、触摸面颊、轻捏鼻子、接吻等方式。对于稍大一点的患儿通过教唱歌、吹气、做鬼脸、藏猫猫等游戏来激发学习的兴趣。但是当孩子出现烦躁等情绪的时候就不要强迫继续练习。

(2) 鼓励患儿：发现患儿注意力不集中、反应慢，家长应给患儿足够时间去反应，只要他完成一件事情，做好一个动作，就要立即给予鼓励。当患儿有反抗或消极情绪时，采取不理睬的态度，不能一味的强迫或迁就。

(3) 让患儿有成就感：如用汤匙吃东西，可以抓他的手，帮他握住汤匙去取食物，送到他的嘴边，重复几次以后，就可在食物快到嘴巴之前放手，让患儿自己完成最后的动作，让他有一种自己完成的成就感。

(4) 必须有耐心：四肢瘫的患儿，家长可以耐心指导他点头和摇头表示“是”或“不是”，手不能使用的，可以教其用脚来画画，家长要注意挖掘其潜力。

2. 预防知识的指导

(1) 一级预防

1) 预防感染

①预防风疹病毒感染：母体在怀孕头 3 个月如感染风疹，会传给胎儿使其患上先天性风疹综合征，可使大脑受损而致脑瘫。故应通过免疫接种预防风疹。

②预防弓形虫感染：母体感染弓形虫后会传给胎儿导致发生先天性弓形虫病，有可能造成神经系统后遗症，甚至脑瘫。由于弓形虫是通过猫粪传播的，故孕妇应避免与猫接触，以隔绝感染途径。

③防治新生儿脑膜炎：患细菌性脑膜炎的新生儿中有 3/4 的人会遗留严重的中枢神经系统后遗症。

2) 预防早产及低出生体重：脑瘫的病因主要是由于早产儿脑受到缺血缺氧的损害而造成的。因此，要加强孕妇的营养，做好围产期保健，减少并控制早产，对胎儿宫内生长迟缓者，进行筛检并采取对策。

3) 预防外伤：母体孕期避免跌倒、腹部挫伤等外伤，以免连累胎儿发生脑血管意外而致脑瘫。围产期预防婴儿颅脑外伤主要是做好安全分娩。

4) 预防颅内出血：据统计，脑瘫患儿中有 28%是由于颅内出血引起的。因此，应强调妊娠期、分娩期等影响全身血压的因素，要及时发现和处理任何可以造成产前、产时及产后缺氧的因素。

5) 胎儿宫内窘迫的筛检和及时处理：胎儿宫内窘迫即胎儿在宫内缺氧，不管是在妊娠期发生或者是在分娩期出现，都有可能遗留不同程度的神经系统病变。

6) 做好优生优育咨询：包括婚前咨询、婚后生育咨询、孕期咨询等，按照优生优育的要求处理婚姻和生育问题，对预防脑瘫儿的发生是有益的。尤其对近亲结婚问题，Rh 血型不合者的婚姻和生育问题，以及有患遗传病倾向者的婚姻与生育问题，都应该给予必要的指导和劝告。

(2) 二级预防：脑性瘫痪的二级预防主要是对可能发展为脑性瘫痪的高危新生儿进行监测、筛查和必要的医疗护理，尽可能预防发展成脑性瘫痪。

(3) 三级预防：脑性瘫痪三级预防的目标是使轻度和中度的脑性瘫痪的患儿经过康复治疗，改善其功能，扩展其活动空间和领域，提高其生活质量，尽力使其不致发展为残障。

3. 居家护理知识指导

(1) 患儿家长对学习到的训练内容和方法，应采用鼓励性和游戏化的方式引导患儿在日常生活中得到训练。

(2) 患儿在医院接受治疗后，家长应在家中继续对其开展一对一的辅导，起到强化治疗的作用。

(3) 患儿的家庭成员要学会正确的卧床姿势和抱姿

1) 正确的卧床姿势：侧卧位适合各种脑瘫患儿，在患儿卧床两边悬挂一些带声响或色彩鲜艳的玩具，吸引患儿伸手玩，让患儿经常受到声音和颜色的刺激，以利康复。

2) 正确的抱姿

①抱痉挛型患儿时，让患儿左右上肢放在抱者的双肩上，尽可能地环绕其颈部，双下肢分开放在抱者的左右侧腰部。

②抱手足徐动型患儿时，患儿面向前，抱者的胸腹抵住患儿的头和背，上臂抑制住患儿的双上肢，下肢分开，髋关节充分屈曲。

③抱患儿时要使其头、躯干尽量处于或接近正常的位置，应避免患儿面部靠近抱者胸前侧，防止丧失观察周围环境的机会。

④对于头部控制能力差而双手能抓握的患儿，可令其双手抓住抱者的衣服，或将双手搭在抱者的肩上或围住颈部。

(4) 家长的心理护理指导

1) 调整心态，正确面对：家长要学会接受和适应，通过咨询专科医师来科学地看待问题。

2) 早期就诊，配合康复：家长们要善于观察患儿的生长发育情况，若发现有异样的情况，及时到儿童专科医院就诊。一旦经医生诊断为脑性瘫痪，有运动发育障碍（落后），请及时到儿童专业康复机构进行早期、系统、有效、正规的康复治疗。

3) 加强学习，精心护理：在患儿的整个康复过程中，家长承担着很重要的角色，一方面他们在康复医院要配合治疗师做好机构康复，另一方面他们要承担孩子在家中的康复护理工作。所以，家长的康复知识储备是很重要的，家长不但要向康复医师、治疗师学习康复知识，还要通过自学等方式加强对自身知识水平的提高。

4. 复诊指导　定期电话随访，督促家属及时带患儿做康复功能评估，了解患儿运动发育能力及其他智能的发育情况。

三、婴幼儿精神发育迟滞的健康教育

(一) 概念

婴幼儿精神发育迟滞（mental retardation，MR)，也称为智力落后或精神发育不全，是小儿常见的一种发育障碍，以智力低下和社会适应困难为临床特征的精神障碍。

(二) 临床表现

智力低下主要表现在社会适应能力、学习能力和生活自理能力低下，其言语、注意、记忆、理解、洞察、抽象思维、想象等心理活动能力都明显落后于同龄正常儿童。根据智力低下的水平和社会适应能力缺损程度分为 4 级。

1. 轻度精神发育迟滞　约占 MR 的 85%，早期不易被发现，在婴幼儿期可能有语言和运动功能发育较迟，其躯体和神经系统发育无明显异常迹象。伴随着成长在学龄期可发现逐渐出现学习困难，语言发育虽稍落后，但社交用语尚可，随着成长个人生活尚能自理，可从事简单的劳动和技术性操作。计算、读写、应用抽象思维有困难，缺乏灵活性和依赖别人。成人后躯体方面一般不存在异常，平均寿命接近正常人。

2. 中度精神发育迟滞　约占 MR 的 10%，通常在 3～5 岁时被发现。患儿早年各方面的发育均较普通儿童迟缓，尤其是语音理解与使用能力的发育迟缓，虽然可学会说话，但吐词不清，词汇与概念缺乏，言语简单，常词不达意，也缺乏抽象的概念，对周围环境的辨别能力、认识事物趋于表面与片段。患儿成年后，可在监护下从事简单刻板或机械的体力劳动，智力水平相当于 6～9 岁的正常儿童。患儿的躯体发育较差，多数可发现器质性病因，但一般可活至成年。

3. 重度精神发育迟滞　占 MR 的 3%～4%，患儿常有躯体或中枢神经系统的器质性病变，或伴有畸形，并出现癫痫、脑瘫等神经系统症状。多数患儿在出生后不久即被发现有明显的精神和运动发育落后，语言发育水平低，发音含糊不清，有的甚至不能讲话。掌握的词汇量少，缺乏抽象思维能力，对数字的概念模糊，不能与正常儿童一起学习，情感反应不协调，易冲动。患儿成年后，可在照护下从事极为简单的体力劳动。

4. 极重度精神发育迟滞　占 MR 的 1%～2%，患儿存在明显神经系统发育障碍和躯体畸形，智力水平极低，没有言语功能，大多数既不会讲话也听不懂别人的话，仅以尖叫、哭闹来表示需求，感知觉明显减退，不能辨别亲疏，毫无防御和自卫能力，不知躲避危险。患儿成年后，日常生活完全需他人照料。经特殊训练，患儿仅可获得极其有限的自助能力。

（三）康复训练方法及注意事项

1. 感觉统合训练方法

（1）滑板爬：如俯卧在滑板上，以腹部为中心，身体紧靠滑板，头抬高，双腿并拢伸直，脚面绷紧，双手同时撑地向前滑行。

（2）滑梯：如俯卧于滑道，双手抓住滑梯两边，用力一拉俯冲下来，双腿并拢伸直，脚面绷紧，头抬高目视前方，双手尽量朝前伸展。

（3）趴地推球：如趴在地上，球摆放在面前，离墙壁 30～50 cm，双脚并拢，手臂抬起，肘关节不撑地，双手对墙连续推球。

（4）平衡台：如两脚左右分开踏在平衡台两端站立，做左右摇晃状并保持平衡，并做拍球等运动。

（5）独脚椅：如坐在独脚椅上，双手侧平举，坐稳后双脚交叉前踢。抬头、挺胸、目视前方。

（6）羊角球：如坐在羊角球上，双手紧握手把，身体屈曲往前跳动。

（7）袋鼠跳：如站在布袋中，双手提起袋边，双脚同时往前跳动。

（8）蹦蹦床：如在蹦床上双脚并拢蹦跳，跳起时小腿后屈，脚后跟踢至臀部。

（9）晃动平衡木：如站在独木桥上，一手扶护栏，另一手侧平举，抬头、挺胸、目视前方，双脚交替向前走。

（10）圆筒吊缆：如屈曲身体，用双手抱紧圆筒，双脚以圆筒底边为支撑点紧紧夹住，保持身体平衡，在指导者的协助下做旋转或 360°大回转。

（11）圆木马吊缆：如俯卧在圆筒上，用双手双脚夹住圆筒，由指导者左右前后的摇晃；也可以两个儿童同时坐在圆筒两端摇晃。

2. 运动训练　对于伴有感觉和运动障碍的患儿，应加强运动康复训练以促进躯体功能的恢复。如物理治疗的粗大运动功能训练，可利用木条台提供幼儿学习抓握和松手的机会，促使他们能坐直、站起、踏步和自理等运动能力；作业治疗的精细运动功能训练，如穿珠子游戏、搭积木游戏、钓鱼游戏等，提高患儿的手眼协调性。

3. 语言训练　1～3岁是婴幼儿语言快速发展期，也是说话能力培育的关键期。这个时期的训练可以让患儿听悦耳动听的声音，听成人讲述玩具、图片上的物体以及念儿歌、讲故事，参与念儿歌、讲故事等方式，培养患儿积极主动的学习新词和新句型，引导在游戏中和与同伴交谈等，培育说话的兴趣和能力。

4. 心理治疗　使用游戏治疗方法，如沙盘游戏训练、绘画训练、音乐治疗等，使患儿建立和巩固正常的行为模式，减少攻击行为或自伤行为。通过心理教育和家庭治疗使患儿的父母了解疾病的相关知识，减轻家属及患儿的焦虑情绪，有助于实施对患儿的教育和其他康复训练。

5. 教育训练　由于精神发育迟滞尚无特效的药物治疗，因此，非医学措施显得更为重要。非医学措施主要包括特殊教育训练以及其他康复措施。轻度精神发育迟滞患儿可在普通小学接受教育；对中度精神发育迟滞患儿着重训练生活自理能力和社会适应能力；对重度精神发育迟滞的患儿主要训练患儿与照料者之间的协调配合，以及简单的生活能力和自卫能力，如将每一种技能分解再逐步反复强化训练；对极重度精神发育迟滞患儿几乎无法实施任何教育。

（四）健康教育

1. 护理知识指导

（1）生活护理：对于轻度精神发育迟滞患儿，应督促其进行基本的生活料理，如洗漱、进食、换洗衣服，料理个人卫生、整理房间；而对于重度或极重度精神发育迟滞患儿，则应进行生活照料。家属对重度或极重度精神发育迟滞患儿，要熟悉其饮食及生活习惯，不知如厕的要领着去厕所，加强皮肤及口腔护理，防止并发症。对其还要耐心教育，使生活、休养、学习具有规律性，养成讲卫生的习惯。

（2）劳动及自我料理：督促患儿在家中参加简单的劳动，如扫地、拖地、擦桌子、清洁自己的衣物，并在尽可能的情况下，做力所能及的事。

（3）家长在日常生活中不能过度保护患儿，讲话和指令要有针对性，不啰嗦。多给予正面鼓励，不当面取笑，不进行威胁与恐吓，帮助其树立自信心。

2. 预防知识指导

（1）检测遗传性疾病、做好围生期保健、避免围生期并发症、防止和尽早治疗中枢神经系统疾病是预防婴幼儿精神发育迟滞的重要措施。

（2）避免近亲结婚，加强孕期保健，妊娠期间注意营养，避免接触有害化学物质和放射线；戒烟、戒酒、绝对禁止摄入毒品，避免服用可能致畸药品，预防病毒及原虫感染；做好产前检查，预防妊娠并发症，避免病理分娩。

（3）做好婴幼儿保健工作，实行计划免疫，预防传染病，尤其是神经系统感染，注意营养和卫生，防止感染。

（4）宣传育儿知识及身心成长发育规律，提高父母的认识水平。

3. 居家护理知识指导　注意家庭环境的安全措施，精神发育迟缓的患儿需要24小时看护，家庭常用的药品、体积小的塑料金属物品等均需妥善放置。厨房里的热水瓶、煤气灶、电插孔等危险物品均要做好安全防护。对于伴有运动功能发育落后的幼儿，家庭环境要做好防摔跤和碰撞的安全防护，如地板上铺泡沫垫，桌椅的边角用海绵包裹等。生活垃圾及时处理，防止幼儿把玩受伤。

4. 复诊指导　定期电话随访，督促家属及时带患儿做康复功能评估，了解患儿运动发育能力及其他智能的发育情况。

（杨凤翔　赵　峰）

第八节 免疫系统疾病康复的健康教育

一、类风湿关节炎的健康教育

（一）概念

类风湿关节炎（RA）是以侵蚀性、对称性多关节炎为主要临床表现的慢性、全身性自身免疫性疾病，可导致关节畸形和功能丧失。发病多数隐蔽而且缓慢，病程较长。流行病学资料显示，类风湿关节炎可发生于任何年龄，80%发病于35～50岁。女性发病率为男性的2～3倍。

（二）临床表现

类风湿关节炎的临床个体差异大，从短暂、轻微的少关节炎到急剧、进行性多关节炎及全身性血管炎表现均可出现，常伴有晨僵。

1. *晨僵* 清晨起床时关节及其周围僵硬感，称“晨僵”。晨僵多在疼痛前出现，表现为晨重暮轻，随着关节活动的增多减轻或消失。持续时间大于1小时者意义较大，它常被作为观察本病活动的指标之一。

2. *关节肿痛* 类风湿关节炎的关节肿痛呈对称性，常侵及手、足、腕、踝及颞颌关节等，其他还可有肘、肩、颈椎、髋、膝关节等。

3. *关节畸形* 患者疼痛关节会出现变形、畸形。常见的畸形有梭形肿胀、尺侧偏斜、天鹅颈样畸形、钮扣花样畸形、足外翻畸形等。

4. *其他表现* 患者除了有以上关节炎的表现外，还可有其他全身性表现，如发热、类风湿结节类、风湿血管炎、心包炎、胸膜炎、周围神经病变、眼病变、全身疲乏无力、体重减轻等。

（三）康复训练方法及注意事项

1. *尽早进行康复训练* 急性期患者卧床休息，在症状缓解可耐受的前提下，尽早有规律地做主动或被动的局部康复训练，可有效预防关节挛缩畸形，提高肌肉力量和耐力。

2. *主动运动与被动运动相结合* 以主动运动为主，在急性期可做轻柔的被动运动，要注意多轴关节的各个活动轴位，对受累关节应在能够承受的疼痛范围内进行主动活动训练。

3. *康复训练循序渐进，量力而行* 手指关节病变的患者可进行手指的抓、捏、握等练习，如把玩核桃、织毛衣等；大关节病变的患者应选择轻柔的运动，如散步、游泳、太极拳。如果活动后第二天关节症状加重，则须减少运动量或运动时间。

4. *科学治疗性锻炼* 可以增加关节的活动度，增强肌肉力量，保护关节功能。尽量用大关节来完成较大的任务，鼓励患者使用大肌群和关节替代较小的肌肉和关节。对疼痛的关节避免锻炼，避免用力抓、握和捏，以防关节变形。

5. *日常生活能力训练* 根据患者日常生活能力（ADL）评分，制订患者康复训练计划，训练患者自行完成穿衣、进食、洗漱，个人卫生处理，站立、步行。关节变形、僵硬的患者，可提供改变结构的生活用具进行锻炼，如搭扣、增大或增长的手柄。

(四) 健康教育

1. 护理知识指导

(1) 活动与休息：急性期、症状明显期应卧床休息，缓解期可适当运动，进行关节锻炼。活动程度以患者能够耐受为度。无力起床者需注意休息时的体位，保持良好的功能位，并鼓励患者进行各种运动，如翻身、起坐等，防止关节僵硬、畸形。强调休息与治疗性运动二者兼顾的重要性。避免冷刺激适当保暖，维持良好血液循环。加强基础护理，预防并发症。

(2) 饮食：清淡、易消化、富含维生素、钙、蛋白质食物，食物应冷、热适宜，糖、盐不宜过多，忌辛辣、刺激性食物。有贫血者增加富含铁的食物。

(3) 病情观察

①关节情况：观察关节肿痛部位、活动受限程度、晨僵持续时间。

②晨僵的护理：温水浴热敷、活动双手，鼓励日常生活自理，晚上睡觉戴弹力手套保暖。

③肢体活动与关节功能维护：症状控制后及早锻炼，由被动到主动，强度循序渐进，防止肌萎缩。如急性炎症期不宜剧烈运动，股骨头坏死患者应减少负重运动。

(4) 用药护理：严格遵医嘱督促按时按量用药，观察药物反应。不能随便停药、换药、增减药物用量。

1) 非甾体类抗炎药：如塞来考昔（西乐葆）、美洛昔康片，该类药可迅速减轻炎症引起的临床症状和体征，但长期服用可引起胃肠道反应，因此应饭后服用，并观察用药后有无胃肠道反应。

2) 糖皮质激素类药物：如可的松、氢化可的松等，具有强大的抗炎、抗过敏和免疫抑制作用，能够迅速缓解症状。但长期大剂量使用可引起胃肠道反应、水、盐、糖、蛋白质及脂肪代谢紊乱，表现为向心型肥胖、满月面容，患者抵抗力降低，突然停药或减量过快易导致疾病反跳复发。告知患者当此类药物治疗作用大于副作用时，应按照医嘱规范使用，疾病控制后在医生的指导下减药或停药，副作用会逐渐消失。同时每日晨间（6～8 时）服用糖皮质激素，与正常的皮质激素分泌的规律一致，不致影响丘脑-垂体-肾上腺轴（HPA）的抑制，最终导致肾上腺皮质的萎缩。

3) 抗风湿药物：如甲氨蝶呤、柳氮磺吡啶，可以改善和延缓病情进展，阻止关节破坏，但作用慢，需在医生的指导下规范用药 3～6 个月。用药期间定期复查肝肾功能、血尿常规，并多饮水。

(5) 心理指导：保持乐观情绪和正常心态，正确对待疾病，解除患者恐惧心理和思想压力，积极配合治疗。特别是已经出现畸形或肢残的患者，更要帮助其积极乐观地面对生活。

2. 预防知识指导

(1) 早期发现：出现小关节酸胀或游走性疼痛，同时伴有不同程度的晨僵，及时进行专科就诊，尤其是有家族史，更应该引起警惕。早期发现，采取正规途径规范治疗，减少致残率。

(2) 减少诱因：注意保暖，要防止受寒、淋雨和受潮，关节处要注意保暖，不穿湿衣、湿鞋、湿袜等。

(3) 规范用药：按医嘱服用药物，切勿自行减量或停药。

(4) 劳逸结合：临床上，有些类风湿患者的病情虽然基本控制，处于疾病恢复期，往往由于劳累而加重或复发，所以要劳逸结合，活动与休息要适度。

3. 居家护理知识指导

(1) 居家环境：居住的地方应阳光充足，空气对流好，保暖措施齐全，避免居住在阴暗、潮湿的地方，以防加重患者关节疼痛；患者经常需要的物品应就近放置，鼓励患者完成力所能及的活动，避免患者过度依赖家属，丧失自理能力。

（2）合理饮食：尽量进食清淡、易消化的食物，应给予高维生素、营养丰富的食物，注意补充钙质，如食动物血、蛋、鱼、虾、萝卜、洋葱、海带、木耳、西红柿、草莓、香蕉等，少食辛辣、油腻、生冷的食物，戒烟、酒。避免进食诱发关节炎的食物，如肥肉、动物脂肪和高胆固醇、酒、咖啡、茶等。

（3）生活起居规律：养成良好的生活习惯，保持充足睡眠（睡醒后不会有疲倦感）是良好的辅助治疗。

（4）坚持康复训练：其目的要保存关节的活动功能，加强肌肉的力量和耐力。根据康复运动处方进行有规律的主动或被动关节锻炼活动，对无力起床者可仰卧床上，自动将股四头肌进行收缩和弛张交替运动，每日早、中、晚各练一回，每回从5～10次增加至50次，有困难的可给予帮助。

4. 复诊指导

（1）复诊时间：早期、急性期或病情持续活动的患者应当每月复诊一次，直至病情得到控制，处于缓解期的患者可以每三个月至半年复诊一次。

（2）复查准备：复查当天空腹，根据医嘱进行红细胞沉降率、肝肾功能、风湿因子等相关检查。

二、强直性脊柱炎的健康教育

（一）概念

强直性脊柱炎（AS）是一种主要侵犯脊柱，并可不同程度地累及骶髂关节和周围关节的慢性进行性炎性疾病。其主要特点为腰、颈、胸段脊柱关节和韧带以及骶髂关节的炎症和骨化，髋关节常常受累，其他周围关节也可出现炎性反应。

（二）临床表现

多起病缓慢而隐匿，男性较女性多见，且一般病情较重。发病年龄多在20～30岁。16岁以前发病者称幼年型强直性脊柱炎，晚发的强直性脊柱炎常指40岁以后发病者且临床表现常不典型。

1. 症状

（1）晨僵：早期首发症状常为下腰背疼痛伴僵硬，这种僵硬感以晨起最为明显，经过活动后可减轻。

（2）炎性腰背痛：为强直性脊柱炎最典型的表现。疾病早期疼痛多在一侧呈间断性，数月后疼痛多在双侧呈持续性。随病情进展病变由骶髂关节向腰椎、胸颈椎发展，并出现相应部位疼痛、活动受限或脊柱畸形。晚期可有腰椎各方向活动受限和胸廓活动度减少，整个脊柱常自下而上发生强直。其他部位附着点炎性疼痛多见于足跟、足掌部的疼痛，也见于膝关节、胸肋连接、脊柱骨突、髂嵴、大转子和坐骨结节等部位的疼痛。

（3）关节症状：部分患者首发症状可以是以下肢大关节如髋、膝或踝关节痛，常为非对称性、反复发作与缓解，较少伴发骨关节破坏。幼年起病患者尤为常见，可伴或不伴有下腰背痛。

（4）关节外症状：30%左右的患者可出现反复葡萄膜炎或虹膜炎。1%～33%的患者可出现升主动脉根和主动脉瓣病变以及心传导系统异常；少见的有肾功能异常、间质性肺炎、下肢麻木、感觉异常及肌萎缩和淀粉样变。晚期病例常伴骨密度下降甚至严重骨质疏松，易发生骨折。

2. 体征　常见体征为骶髂关节压痛，脊柱前屈、后伸、侧弯和转动受限，胸廓活动减低、枕墙距>0等。

(三) 康复训练方法及注意事项

1. *康复运动目标* 维持机体正常的功能，切不可因为疼痛而卧床不起，不愿活动，这样只能使病情进展加快。患者的体育锻炼应以下列 3 项为目标。

(1) 目标 1：维持脊柱生理曲度，保持脊柱灵活性的运动，防止畸形。

(2) 目标 2：维持胸廓的活动度，避免影响呼吸功能。至少每天做一组深呼吸活动，有助于维持胸廓的活动度，提高肺活量。

(3) 目标 3：维持肢体的运动功能，防止或减轻肢体因失用而导致肌萎缩，维持骨密度和强度，防止骨质疏松等。

2. *康复运动强度* 依据具体病情而定，一般认为运动后疼痛不应该持续超过 2 个小时为度。运动时应穿上有缓冲作用鞋垫的训练鞋，以减少关节的创伤。

(1) 急性期：受累关节轻柔地被动活动，以刚出现疼痛为度，每天 1～2 次，不运动时关节置于功能位。

(2) 亚急性期：坚持脊柱四肢的伸展运动，逐渐增加次数、持续时间及频率。

(3) 慢性期：以运动后疼痛持续时间<2 小时，患者不感到疲劳为宜。每天做呼吸功能锻炼和有氧运动，如慢跑、游泳和打太极拳等，以维持胸廓活动度。要避免高强度剧烈运动，如摔跤等。

3. *康复运动要循序渐进* 活动量要适宜，从少到多，渐渐增加，适可而止。髋关节病变的患者要坚持髋关节的功能锻炼，如外展、下蹲等，以保持关节良好的功能状态，减少关节致残的可能性。活动前尽量不加量服用止痛药，以免活动过量过大损伤关节。

(四) 健康教育

1. *护理知识指导*

(1) 休息与姿势：急性发作期应卧床休息，坚持仰卧或俯卧在板床上，枕头尽可能低，保持脊柱的生理弯曲。日常注意坐卧姿势，尽量少半坐或侧卧，避免坐有弹性的沙发，可坐有硬板靠背的座椅。

(2) 饮食：宜进食清淡、营养丰富、易消化食物；如行髋关节置换术者，术前 2 天应进食不含纤维素的流质饮食。

(3) 病情观察

1) 注意观察腰背部疼痛的程度及伴随症状，脊柱，肢体活动情况等。

2) 疼痛时应卧床休息，必要时遵医嘱给予止痛药。疼痛缓解后鼓励患者多活动，进行功能锻炼，防止发生驼背畸形。

3) 行骨盆牵引时抬高床尾端以产生反牵引力，髋部使用棉垫保护，以防止压疮，牵引时应密切观察双下肢血液循环情况。

4) 本病患者要长期忍受疼痛的折磨，而且手术治疗也只能矫正畸形，无法控制病情的发展，适时进行心理干预，鼓励患者增强自信和生活信心。

(4) 用药的护理

1) 非甾体类抗炎药：如塞来考昔（西乐葆)、美洛昔康片，可消炎止痛、减轻僵硬和肌肉痉挛作用。副作用为胃肠反应，应饭后服用。

2) 柳氮磺胺吡啶：是 5-氨基水杨酸（5-ASA）和磺胺吡啶（SP）的偶氮复合物。副作用主要为消化道症状、皮疹、血象及肝功能改变等，但均少见。用药期间宜定期检查血象及肝肾功能。

3) 甲氨蝶呤：与柳氮磺胺吡啶相似。口服和静脉用药疗效相似。副作用有胃肠反应、骨髓抑制、口腔炎、脱发等，用药期间定期查肝功和血象，忌饮酒。

4）雷公藤多甙：有消炎止痛作用，副作用有胃肠反应、白细胞减少、月经紊乱及精子活力降低等，停药后可恢复。

5）生物制剂：肿瘤坏死因子（TNF-α）拮抗剂等（如益赛普、阿达木单抗等），该药冰箱冷藏保存，现配现用，注射后观察注射部位的局部反应。

2. 预防知识指导

（1）注意保暖，避免接触潮湿阴冷的环境。

（2）不抽烟，因为烟中的毒性成分可以加重自身免疫的症状，并且可以引起肺部的损害。

（3）强直性脊柱炎患者应该坚持每天康复锻炼的习惯。原则上，能让关节活动的运动，如游泳、柔软操、舞蹈都可以，这样既有利于疾病的恢复，又有利于保持关节功能，防止或减少残疾的发生。引起冲撞及接触性的运动如柔道、篮球，则应避免。至于慢跑则不鼓励，因为慢跑有可能导致脚底或脚后跟肌腱发炎，以致行走困难。

（4）由于患者的负重能力下降，因此，应避免强力负重，以防病变加重。避免长时间维持一个姿势不动（如躺在沙发上看电视或长时间上网），若要长时间坐着时，至少每小时起来活动十分钟。勿用腰背束缚器（会减少活动），使脊椎炎恶化。

（5）保持良好的立姿及坐姿、每天定时做深呼吸、扩胸、挺直躯干等强化背肌与腹部柔软度的动作与伸展操都很重要。这些运动可以软化僵硬处，维持关节伸展性，延缓病变的发展。

（6）按医嘱规范用药，注意药物的作用与副作用，不可擅自减药、停药。

3. 居家护理知识指导

（1）居家环境：应保持居住环境清洁、干燥、通风，阳光充足，避免阴冷、潮湿，勿睡地板。

（2）饮食起居：进食高蛋白质、高营养的食物如肉类和鱼类，也要吃水果和蔬菜以补充维生素，饮牛奶以补充钙质，保持营养的均衡摄入。避免肥胖加重关节负担。在服用非甾体类抗炎药和甲氨喋呤期间，应禁酒。晚期有胸廓受累者，避免过于饱食和穿紧身衣。戒烟很重要，因本病常累及脊柱和胸廓，造成肺容积减少，易气短，吸烟可加重气短，还可引起严重的肺部感染。

（3）坚持锻炼：在控制关节疼痛的同时，应及时谨慎而循序渐进地行关节活动。

（4）规范用药：注意药物的作用及副作用，在医生的指导下调整药物剂量，不可自行减药、停药。

（5）生活中应注意一定的姿势，站立时要抬头、挺胸、收腹，必要时可背靠墙站立以保持良好姿势。坐位时应直背靠硬椅，上身保持挺直，髋膝屈曲 90°，避免弯腰过久引起脊柱畸形。

（6）要定期测量身高，便于及早发现脊柱弯曲，同时也能发现骨质疏松导致的压缩性骨折，及早进行治疗。

（7）长期服用影响生殖的药物如雷公藤和柳氮磺吡啶的患者，应在病情稳定情况下，按医嘱调整药物后至少三个月方可考虑生育。已发生关节或脊柱畸形、生活不能自理的晚期女性患者，应慎重考虑怀孕和分娩。

4. 复诊指导

（1）无论病情活动或已缓解，都应定期到专科医师处进行复诊。及时得到指导，这样才能巩固最佳的治疗效果。

（2）按时服药，不可自行停药，注意监测药物不良反应（皮疹、食欲减退、胃肠道不适等）；若有病情变化（如关节疼痛加重、发热、腹痛、腹泻、眼红眼痛等），及时就诊。

（3）定期门诊复查，检测血常规、红细胞沉降率、C 反应蛋白、肝肾功等相关指标，了解病情转归及药物不良反应。

三、系统性红斑狼疮的健康教育

（一）概念

系统性红斑狼疮（SLE），是一种有多系统损害的慢性自身免疫性疾病，其血清具有以抗核抗体为代表的多种自身抗体。本病以20～40岁的育龄女性多发。

（二）临床表现

临床症状多样，早期症状不典型。

1. 全身表现　活动期大多数患者有全身症状，表现为疲乏无力、发热和体重下降。

2. 皮肤和黏膜　80％患者在病程中可出现特异性和非特异性两类皮损。特异性皮损有蝶形红斑、亚急性皮肤红斑狼疮、盘状红斑；非特异性皮损有光过敏、脱发、口腔溃疡、皮肤血管炎（紫癜）、色素改变（沉着或脱失）、网状青斑、雷诺现象、荨麻疹样皮疹。

3. 关节肌肉　表现为关节痛、关节肿、肌痛等。关节痛是常见的症状之一，常出现对称性多关节疼痛、肿，还可能发生关节炎、关节畸形及肌痛、肌无力、骨质疏松。

4. 心血管系统　患者常出现心包炎、心肌炎、心内膜炎、心瓣膜病变。

5. 胸膜及肺　约35％患者有胸腔积液，部分患者有肺间质病变、肺出血和肺动脉高压，表现为活动后气促、干咳、低氧血症。部分患者有胸膜炎等。

6. 肾脏表现　肾受累主要表现为尿内出现蛋白、红细胞、白细胞、管型，高血压，乃至肾衰竭。

7. 血液系统　受累可有贫血、白细胞计数减少、血小板减少、淋巴结肿大和脾大。

8. 神经系统　可有无菌性脑膜炎、脑血管意外、横贯性脊髓炎和狼疮样硬化，以及外周神经病变。表现为抽搐、精神异常、器质性脑综合征包括器质性遗忘、认知功能不良，痴呆和意识改变。

9. 消化系统　消化系统症状与肠壁和肠系膜的血管炎有关。可表现为食欲减退、腹痛、呕吐、腹泻、腹水，少数患者可并发急腹症。

10. 其他表现　可以合并甲状腺功能亢进或低下、干燥综合征、抗磷脂抗体综合征等疾病。

（三）康复训练方法及注意事项

1. 急性活动期　卧床休息，注意保持良好的姿势和关节的功能位，可在医生护士的指导下做治疗性的被动运动、辅助性的主动运动，目的在于防治关节的僵硬和肌肉的失用性萎缩。

2. 缓解期　病情得到进一步控制后，体力允许者可进行动力锻炼，以不引起疼痛和疲劳为原则，慎重地由小到大逐渐进行有阻力的运动。患者可根据自己的能力和爱好，积极开展锻炼，可选择行走、慢跑、骑车、舞蹈、打球、游泳、气功、太极拳等轻松的运动，但要避免剧烈的运动项目。

（四）健康教育

1. 护理知识指导

（1）休息：重症及活动期患者应卧床休息，缓解期适当活动。注意劳逸结合，生活有规律，避免过度劳累。

（2）饮食：给予优质蛋白质、低脂肪、低盐、低糖、富含维生素和钙的易消化饮食。忌食海鲜及辛辣刺激性食品及烟酒。不食用或少食用具有增强光敏感作用的食物。

(3) 病情观察

1) 观察生命体征：测体温、血压、呼吸、心率，注意患者的精神状态；发热时，按发热患者常规护理。

2) 皮疹情况：避免日晒，避免使用化妆品等，以防诱发皮疹扩大或感染。

3) 脱发情况：脱发以前额部头发脱落最为常见，患者头发脆性增加、无光泽、易折断，造成弥漫性脱发，称“狼疮发”。注意保持头发清洁，洗发时洗发液不可用得过多，不染发、不烫发，减少化学物品对头发的损害，防止对染发剂过敏引起皮疹或使皮疹加重以及烫发对发质的损伤。

4) 雷诺现象：患者出现甲床、手指及足趾苍白、变紫后变红的现象称为雷诺现象，这是因为四肢末端小动脉痉挛引起的。雷诺现象常因寒冷、情绪变化等因素诱发。患者应保持情绪的稳定，注意四肢保暖，避免咖啡、烟酒的摄入。

5) 口腔黏膜溃疡：保持口腔清洁，平时饮食上应注意食物要温、软，避免过热、较硬食物。口腔溃疡比较严重、疼痛的患者遵医嘱口服一些维生素类药物或漱口液，可以起到消炎止痛、促进溃疡愈合作用。

6) 相关脏器损害：注意观察有无狼疮造成的肾病、脑病、心肌损害、肺部疾患。

(4) 用药护理

1) 糖皮质激素类：应按时、按量服用，勿随意减量及停药，可抑制免疫反应，注意观察消化系统和神经系统症状及有无感染、高血压、高血糖情况，应每周测体重一次。

2) 免疫抑制剂：注射时防止药液外渗，应注意有无副作用的出现，定期查血象、肝肾功能。

3) 利尿药物：注意利尿不能过猛，以免引起血容量不足，诱发血栓和肾损害，注意动态观察血电解质情况。

4) 长期服用氯喹者，每半年复查眼底及视力一次。

5) 使用雷公藤时注意监测肝功能情况。

(5) 心理指导：指导患者保持乐观情绪和正常心态，正确对待疾病，解除患者恐惧心理和思想压力，增强战胜疾病的信心，促进患者积极配合治疗。

2. 预防知识指导

(1) 去除诱因：及时去除日常生活中能够诱发或加重该病的各种因素。

1) 避免日光曝晒：阳光和紫外线会促发或加重红斑狼疮的皮疹，医学上称为“光敏感”。有研究表明，红斑狼疮患者中有40%的人对阳光过敏。

2) 药物诱因：避免接触致敏性药物和使用易诱发或加重该病的药物（如异烟肼、普鲁卡因酰胺、苯妥英钠、抗痉厥药、氯丙嗪等），避免使用青霉素类药物。一般不进行接种疫苗，忌用口服避孕药。

3) 食物诱因：避免进食致过敏的食物，减少刺激性食物的摄入。某些食物，如芹菜、无花果具有增强SLE患者光敏感的潜在作用；蘑菇、烟薰食物可诱发SLE发病，苜蓿类、豆荚等可产生类SLE症状，应尽可能避免。少食加工、腌渍过的食品，多选择天然未经加工制造的食品。不要吃辛、酸、辣等刺激胃肠道的食物。

4) 妊娠诱因：妊娠可以是狼疮复发的诱因，育龄妇女应避孕，但不宜用避孕药，应采取其他避孕措施。待病情稳定1年以上，经专科医生同意，才能在医生指导、监护下考虑怀孕。

5) 其他诱因：避免各种手术（包括妊娠、流产等），不染发、不做美容，不使用化妆品；EB病毒、风疹病毒、微小病毒等也可能诱发狼疮。

(2) 配合治疗：积极配合医生治疗直接影响病情的预后和改观。

(3) 注意休息和锻炼：患者在疾病的发作期，应以休息为主，较严重的患者应卧床休息，当病情控制后，应根据患者的具体情况制订合理的运动计划。可适当参加日常工作、学习，劳逸结合，动静结合。体育锻炼以慢跑、散步、打太极拳等轻型运动为宜，不要做剧烈的体育运动。运动量以自己体力耐受为宜，不宜过度劳累。

(4) 情绪稳定：该病为自身免疫性疾病，与患者的精神状态、情绪稳定与否均有关系，应避免精神刺激，消除各种消极的心理因素。

3. 居家护理知识指导

1）防晒：不宜晒太阳，室内阳光过强时，应挂窗帘。禁用紫外线等光性疗法。外出要打遮阳伞，戴遮阳帽，穿长袖上衣和长裙、长裤。

2）饮食：给予优质蛋白质、低脂肪、低盐、低糖、富含维生素和钙的饮食。忌食海鲜及辛辣食品，戒除烟酒。禁止服用感光药物和食品，如中药补骨脂、磺胺、青霉素、链霉素、口服避孕药和蔬菜中的芹菜、黄花菜、香菇等。

3）作息规律：注意劳逸结合，避免过度劳累。

4）预防感染：注意个人卫生及皮损处清洁卫生，不滥用化妆品及外用药，切忌挤压、挠抓皮疹或皮损部位，预防皮损加重或发生感染。注意预防感冒，积极防治各种感染，感冒及各种感染如急性扁桃腺炎、肺部感染、肠道感染都易诱发 SLE 并加重病情。尤其长期应用激素和免疫抑制剂者，应注意副作用的出现，积极预防并及时治疗各种病毒、细菌感染。

5）规范用药：详细向患者介绍所用药物的名称、剂量、给药时间和方法，坚持严格按医嘱治疗，不可擅自改变药物剂量或突然停药。

6）妊娠：病情缓解后至少观察半年以上，无复发征象时方可在医生指导下考虑妊娠。

4. 复诊指导

(1) 早期、急性期或病情持续活动的患者应当每月复诊一次，直至病情得到控制；处于缓解期的患者可以每三个月至半年复诊一次。

(2) 定期复查，复查当天空腹，根据医嘱进行红细胞沉降率、肝肾功能、自身抗体、补体、C 反应蛋白、24 小时尿蛋白检测等相关检查。

(3) 指导患者学习该病的常识，进行自我监护。身体有不适和异常情况时及时就诊，及时采取措施，这样才能巩固最佳的治疗效果。

四、多发性肌炎/皮肌炎的健康教育

(一) 概念

多发性肌炎/皮肌炎（PM/DM）均属于自身免疫性炎性肌病，是一组具有横纹肌慢性、非化脓性炎性病变，或伴有特征性皮肤改变的结缔组织病。临床主要表现为四肢对称性肌无力，实验室检查血清肌酶水平增高，特别是肌酸激酶明显增高，肌电图出现肌源性损害，组织病理提示有肌肉不同程度的炎症和坏死。

(二) 临床表现

本病起病隐匿，大多发展缓慢，全身表现有中度或低度发热、乏力、倦怠和体重下降。

1. 肌炎　肌肉病变是本病的重要临床表现之一，典型患者表现为对称性的上、下肢近端肌肉逐渐加重的肌无力。肌无力多从骨盆带和下肢肌群开始，如上楼困难、下蹲后站立困难、步态缓慢、摇摆不稳等。累及上肢时出现握力下降、举臂困难及梳头困难。若颈肌受累，则患者平卧时头部不能抬离枕头，严重者不能翻身，坐立时头不能竖直。咽喉肌和食管肌受累时，患者可出现声音嘶哑、发音含糊和吞咽困难。肌力的测定有助于对肌肉受损的程度、范围做出判断，可作为观察疾病发展和治疗效果的重要临床指标。

2. *皮肤表现*　皮肤病变可出现在肌肉病变之前或之后，或与肌肉病变同时出现，皮肤病变常为皮肌炎患者的首发症状。皮疹包括：

(1) Gottron 征：表现为掌指关节、近指关节及肘关节的伸侧出现紫红色斑丘疹，顶面扁平，部分有鳞屑，久后可出现皮肤萎缩，色素减退。

(2) 向阳性紫红斑：出现在双侧上眼睑及眼眶周围的暗紫红色水肿性斑疹，是皮肌炎的特征性皮疹。

(3) 皮肤异色病：是指肩背部、颈前部、前胸 V 型区等暴露部位出现的弥漫性暗紫色斑疹，皮肤可呈局部萎缩伴毛细血管扩张、色素沉着或色素减退。

(4) 技工手：指患者双手外侧和掌面皮肤出现角化、裂纹及脱屑，好似长期进行油污操作的手。

(5) 钙化：少数患者肩、肘、大腿、膝、脊柱等部位可出现皮下钙化点或钙化斑块，钙化表面皮肤可出现溃疡和窦道。

(6) 其他：皮肌炎患者还可出现指甲变性、指端溃疡及雷诺现象等。

3. *关节表现*　部分多发性肌炎/皮肌炎患者可出现关节痛或关节炎，以近端指间关节、掌指关节和腕关节受累最常见，偶见关节畸形，但 X 线检查并不出现骨关节的破坏。

4. *肺部表现*　多发性肌炎/皮肌炎患者的肺部病变主要表现为肺间质病变、吸入性肺炎及胸膜炎。患者可出现咳嗽、咳痰及呼吸困难等症状。

5. *心血管系统*　部分患者可出现心悸、心前区不适及呼吸困难。心电图和超声心动图可见 ST-T 改变、心律失常、二尖瓣脱垂和心包积液等。

6. *消化系统*　多发性肌炎/皮肌炎患者由于食管和咽部肌肉受累，可出现吞咽困难和食管反流现象，少数患者可出现消化性溃疡。

7. *肾*　本病较少累及肾，个别可出现局灶增生性肾小球肾炎，但多数肾功能正常。

8. *其他*　可伴发恶性肿瘤，常见的有胃癌、肺癌及乳腺癌等。

9. *辅助检查*

(1) 95%患者在病程中出现肌酸激酶（CK）升高，主要是 CK-MM 升高，敏感性高，与病情程度相关，乳酸脱氢酶、天冬氨酸转氨酶、丙氨酸转氨酶升高。

(2) 抗核抗体：约 3/4 患者阳性，常见斑点型。抗合成酶抗体阳性，包括抗 Jo-1 抗体、抗 PL-7 抗体、抗 PL-12 抗体、抗 OJ 体及抗 EJ 抗体，分属不同的 tRNA 合成酶，一般不同时存在，其中抗 Jo-1 抗体阳性率最高，见于 30%PM、10%DM。

(3) 抗 Mi-2 抗体：阳性率约为 21%。

(4) 抗 SRP 抗体：阳性率约为 4%。

(5) 红细胞沉降率增快，免疫球蛋白升高。

(6) 肌电图示肌源性病变。

(7) 肌肉活检：表现为炎性细胞浸润，肌纤维变性、坏死、再生、萎缩，血管内膜增生。

（三）康复训练方法及注意事项

功能锻炼应以维持肌力和肌肉运动功能、不损伤再生肌纤维为目的。一般原则为：

(1) 重度炎症的急性期，应卧床休息，但可做关节和肌肉的被动运动，每天 2 次，以防止软组织挛缩，不鼓励做自主活动。

（2）恢复期或炎症不严重时，不主张卧床休息，鼓励适量轻度活动，但动作不宜过快，应尽可能生活自理，根据肌力恢复程度逐步增加活动量，但应避免过度疲劳。可根据医嘱选用按摩、推拿、热浴、透热电疗等物理疗法。

（四）健康教育

1. 护理知识指导

（1）休息

1）重症及活动期患者应卧床休息，缓解期适当活动。

2）注意劳逸结合，生活有规律，保证足够睡眠，避免过度劳累和操之过急。

（2）饮食

1）给予优质蛋白质、低脂肪、低盐、低糖、富含维生素和钙的易消化饮食。

2）皮肌炎患者不吃或少吃芹菜、黄花菜、香菇等增强光敏感或促进免疫功能的食物。

3）忌食辛辣刺激性食物：如酒、海鲜、羊肉、狗肉、辣椒，忌食含防腐剂和添加剂的所有食品如方便面、罐头、饮料等。

4）对于吞咽困难的患者，食物中的各种蔬菜、肉类应尽量切碎，以易消化的稀软食物为宜，如软面条、稀饭、米羹、芝麻糊等，因易成食团便于吞咽，进食速度应慢，防止呛入气管。

（3）病情观察

1）观察生命体征：测体温、心率、呼吸、血压，注意患者的精神状态；发热时，按发热患者常规护理。

2）皮肤情况：避免日晒，避免使用化妆品等，以防诱发皮疹扩大或感染。

3）吞咽情况：观察患者有无呛咳、咽下困难等症状。为防止误吸，进食时患者宜取坐位或半坐位，给予半流质饮食，宜少量多餐，进食速度不可过快，要缓慢、小口进食，防止呛入气管。

4）间质性肺炎：观察患者有无呼吸困难。

5）心肌炎：观察患者有无发热、咳嗽、胸闷、胸痛等。

6）恶性肿瘤：观察患者有无乏力、纳差、明显消瘦及精神情况。

（4）用药护理

1）糖皮质激素类：应按时、按量服用，勿随意减量及停药，可抑制免疫反应，注意观察消化系统和神经系统症状及感染、高血压、高血糖情况，应每周测体重一次。

2）免疫抑制剂：注射时防止药液外渗，应注意副作用的出现，定期查血象、肝肾功能。

（5）心理指导：指导患者保持乐观情绪和正常心态，正确对待疾病，解除患者恐惧心理和思想压力，增强战胜疾病的信心，促进患者积极配合治疗。

2. 预防知识指导

（1）避免日晒、寒冷、过劳、感冒、妊娠和任何精神创伤；室内阳光过强时，应挂窗帘；外出要打遮阳伞，戴遮阳帽，穿长袖上衣和长裙、长裤。

（2）鼓励患者加强肌力锻炼，同时行按摩、电疗等物理治疗，以防肌萎缩。

（3）不用唇膏、化妆品、染发剂等；避免接触农药、某些化学装修材料；育龄女性在病情不稳定时应尽量避免妊娠和人流，生育应在医师指导下进行。

（4）根据病情和诊治需要定期随诊复查，以便及时了解掌握病情变化，并按医嘱调整药物。

（5）保持情绪稳定，该病为自身免疫性疾病，病情与患者的精神状态、情绪均有关系，应避免精神刺激，消除各种消极的心理因素。

3. 居家护理知识指导

（1）环境：家庭应该保持有一个温馨舒适的环境，室内有良好的通风和充足的阳光，保持适宜的温度和清新的空气。要保证患者有足够的休息和睡眠。

（2）饮食：给予优质蛋白质、低脂肪、低盐、低糖、富含维生素和钙的饮食。忌食海产品及辛辣食品，戒除烟酒。忌服用感光药物和食品，如中药补骨脂和蔬菜中的芹菜等。

（3）预防感染：注意预防感冒，积极防治各种感染。尤其长期应用激素和免疫抑制剂者，应注意副作用的出现，积极预防并及时治疗各种病毒、细菌感染。

（4）作息规律：劳逸结合，避免过度劳累。

（5）心理支持：家庭成员应创造积极和谐氛围，促进患者保持乐观情绪和正常心态。

4. 复诊指导

（1）早期、急性期或病情持续活动的患者应当每月复诊一次，直至病情得到控制，处于缓解期的患者可以每三个月至半年复诊一次。

（2）定期复查，复查当天空腹，根据医嘱进行红细胞沉降率、肝肾功能、自身抗体、血清肌酶、肌电图等相关检查。

（3）指导患者学习该病的常识，进行自我监护。身体有不适和异常情况时及时就诊，及时采取措施，这样才能巩固最佳的治疗效果。

（郑雪松　邹旭丹）

第九节　失眠症康复的健康教育

一、失眠症的概念

失眠症（insomnia）是指睡眠启动和睡眠维持障碍，持续相当时间的睡眠的质（或）量令人不满意。失眠可引起焦虑、抑郁，导致精神活动效率低下，影响社会功能。患病率为10%～20%。

二、失眠症的临床表现

在失眠症患者中，难以入睡最多见，其次是睡眠表浅和早醒，有些表现为睡眠感觉缺乏，通常以上情况并存。具体为：

1. 难以入睡（由于太多焦虑而很难放松入睡）　又称起始性失眠，是指在卧床休息后超过30分钟才能入睡。

2. 睡眠维持困难（夜间易醒，醒后难以再次入睡）　又称中段性失眠或睡眠表浅维持困难性失眠，指在入睡后频繁醒来和或夜间醒来时间超过30分钟，或者晚上睡眠时间不足6.5小时而且早上提前醒来，或早醒后无法再入睡，睡眠醒来时比平时早60分钟以上。

3. 无法入睡与无法维持睡眠　又称混合性失眠，是指合并有入睡和睡眠维持困难。

4. 无效睡眠（整夜入睡后第二天早上仍感到疲劳）或身体非恢复性睡眠　是指患者夜间通常可保持

足够的睡眠时间，但醒后不能使人精神振作或恢复精力，患者通常坚信自己整夜未眠。

三、失眠症的康复训练方法及注意事项

康复训练可反射性引起大脑皮质和丘脑、下丘脑部位的兴奋性提高，改善脑神经功能状态，使患者精神上有充实感、满足感，可抗拒因失眠带来的紧张、焦虑心理，改变体内物质的代谢过程，从而改善患者睡眠质量。

1. 康复训练方法　训练方法的选择可根据不同表现和自身爱好来确定。

(1) 精神不振、孤僻、活动较少者，宜采取生动活泼的训练方式，如游戏和竞赛性的球类运动，运动量中等，不要偏大，运动中的心率控制在（220－年龄）的（65%～85%）之间，并在睡前配合按摩头部和躯干部。

(2) 情绪易激动者，则建议选择较平和的体疗方法，如各种保健体操、散步、慢跑、气功和太极拳等，同时睡前配合轻柔的手法按摩。

2. 注意事项　运动量也不宜过大，否则一旦超出机体的承受能力，同样会导致机体紊乱，引发焦躁不安的情绪，出现失眠。

四、失眠症的健康教育

（一）护理知识指导

1. 休息

(1) 环境要求：保持病室环境整洁、舒适、安静、安全，温湿度适宜，温度保持在 18～22℃，湿度保持在 50%～60%。避免噪声、强光等不良刺激。

(2) 生活规律：限制白天睡眠时间，不宜午睡，按时就寝。晚睡前用热水泡脚 20 分钟，并按摩足心。

2. 饮食　以清淡可口、易消化的食品以及新鲜蔬菜、水果为主，忌食辛辣刺激及肥腻之品，禁烟、戒酒。晚餐不宜过饱，临睡前忌饮浓茶、咖啡等，可饮适量热牛奶，有助于睡眠。

3. 用药护理

(1) 发药时应严格查对、看服到口，严格按医嘱服药，不要自行更换药物或自行增减药量。

(2) 安眠药一般存在延续效应，即次日乏力、头晕、困倦等，尤其是一些长效药。因此，服药期间告知患者不可开车和操作机器，以免发生意外。

(3) 一些药物可产生低血压，使用后指导患者卧床休息，要注意防跌倒。

4. 心理指导　经常观察患者的行为心理，疏导患者心境，保持平常而自然的放松心态，不要过分将注意力集中在失眠上，这样反而会引起焦虑导致失眠的恶性循环。

（二）预防知识指导

1. 环境　卧室环境安静、布置简洁温馨，室温冷暖适宜。白天睡觉的时候可以使用黑色的眼罩。

2. 饮食　宜清淡、易消化，晚餐避免吃得太饱或太油腻。睡前饮一杯热牛奶具有镇定安神作用，从而促使人体安稳入睡。

3. 体育锻炼　适当体育锻炼可增强体质，加重躯体疲劳感对睡眠有利，但运动量不宜过大，忌睡前

一小时进行体育锻炼，过度疲劳反而影响睡眠。

4. *心境放松*　身心松弛，有益睡眠，可以聆听平淡而有节律的音乐，如听莫扎特舒情而轻松的小夜曲，使心情放松，解除焦虑，便于保持睡前处于平静而安静的入睡状态。

5. *养成良好睡眠节律*　作息规律、劳逸结合是提高睡眠质量最好的方法。按时睡觉，按时起床，不论周末还是节假日。

6. *正确规范用药*　使用药物治疗的患者应严格在医生的指导下用药，服药期间不可饮酒、开车和操作机器，以免发生意外。同时，服药后应卧床休息，防止产生低血压及跌倒事件。

（三）复诊指导

（1）患者需长期治疗时，应每周复诊，以确定安眠药是否依然有效，有无副作用发生，是否需要更换药物品种。

（2）按医嘱服药，不可擅自停药或增减药物剂量，发现药物不良反应时，应及时就医复诊。

（3）心理性失眠应定期进行心理专科复诊。

（郑雪松　张启飞）

第十节　抑郁症康复的健康教育

一、抑郁症的概念

抑郁症是一种情感性精神障碍，以显著而持久的心境低落为主要临床特征，与处境不相称，可以从闷闷不乐到悲痛欲绝，甚至发生抑郁性木僵。严重者可出现幻觉、妄想等精神病性症状。具有患病率高、复发率高、致残率高、自杀率高、疾病负担重等特点。

二、抑郁症的临床表现

抑郁症的典型症状包括情绪低落、思维缓慢和意志行为减退，也称为“三低”症状。但抑郁症患者不一定均具备典型症状。目前认为抑郁症表现分为核心症状、心理症状群和躯体症状群。发作应≥2 周，且不同程度损坏个人、社会功能，造成不良后果。

1. *情绪低落*　又称抑郁心境。基本特点是情绪低落，苦恼忧伤，兴趣索然，可呈晨重晚轻的变化。表现为无精打彩，郁郁寡欢，对生活失去信心，感到悲观绝望，痛苦难熬，有度日如年、生不如死的感觉。绝大多数患者的自我评价和自信降低，常与焦虑共存。

2. *兴趣减退及愉快感缺乏*　对日常活动丧失兴趣，不愿参加外界和平素感兴趣的活动，如聚会、走亲访友、异性交往等，开始仅几方面，以后发展到一切活动都不参加，包括与家人的交往，闭门独居、疏远亲友、回避社交。

3. *抑郁性认知*　常有“三无”症状，即无望、无助和无用。患者常认为自己无出路；对自己的现状缺乏信心和决心，认为自己孤立无援；认为自己的一些作为让别人感到失望，自己的患病给家庭、社会带来巨大的负担。

4. 精力减退或丧失　患者的精力明显减退，无原因地持续疲乏感。开始感到精力不足，疲乏无力，被动机械地参加一些日常活动，随着病情加重，更加无精打彩，做任何事情都感到吃力、丧失主动性和积极性，生活变得懒散。

5. 精神运动迟缓或激越　约半数患者有精神运动迟缓，整个精神活动呈现显著的、普遍的抑制。思维闭塞，联想困难，反应迟钝，记忆力、注意力减退。活动及言语减少，走路行动缓慢，卧床或独居一处。严重时不语、不食、不动，可达木僵状态。激越患者与之相反，脑中反复思考一些没有目的的事情，大脑持续处于紧张状态。但是由于无法集中注意力思考一个中心问题，因此思维效率下降，无法进行创造性思考，在行为上则表现为烦躁不安，紧张激越，有时不能控制自己的动作，甚至出现一些攻击行为。

6. 食欲、体重及睡眠症状　多数患者食欲下降，导致体重减轻，也有少数患者食欲增加；早醒也是典型的症状，常表现为难以入睡，睡眠不深、易醒。

7. 自杀观念和行为　自杀是抑郁症患者最严重而危险的症状，也是抑郁症患者主要的死亡原因。自杀观念可出现在疾病早期及发展期，因此应提高警惕。

8. 其他表现　抑郁障碍还可具有其他多种表现，常见的有头痛、颈痛、腰背痛、肌肉痉挛、胸闷、心搏加快、恶心、呕吐以及排尿疼痛等一些非特异性症状，以至部分患者不能及时得到确诊。

三、抑郁症的康复训练方法及注意事项

运动有助于抑郁症患者转移注意力，使患者不再专注于自身的不良感觉。

1. 康复训练方法　消除抑郁的康复运动处方是进行持续的大肌肉群的有氧运动，如快步行走、慢跑、太极拳、跳绳或健身操、打球等。训练心率达到最大心率65%～75%。一般来说，锻炼者心率应达到112～128次/分。

2. 注意事项

(1) 因人而异：按照患者的运动习惯、疾病情况、年龄、性别、兴趣和文化差异、经济和环境差异、康复需求等制订康复治疗目标和方案，并根据疾病恢复情况进行康复运动计划调整。原则上尽量选择患者喜欢、有兴趣的运动。

(2) 循序渐进，持之以恒：要遵循循序渐进原则，可以分时段进行运动训练，以患者不感到太疲劳为宜。应及时给予患者肯定和鼓励，增强其自信心。

(3) 主动参与，全面支持：患者只有主动参与，才能充分发挥康复运动的效能。鼓励其在日常生活中多活动自己的身体。譬如上楼的时候不乘电梯而改爬楼梯。同时来自于家庭、朋友和社会的支持是不可少的，陪伴其一起进行运动，一起分享运动的收获，更能够让患者走出抑郁。

四、抑郁症的健康教育

(一) 护理知识指导

1. 休息

(1) 安置在护理人员易观察的大房间，设施简单安全，光线明亮，空气流通，温湿度适宜，温度保持在18～22℃，湿度保持在50%～60%。当患者有严重抑郁时，应将其安置在安静舒适的房间，避免干扰，专人看护。

(2) 减少白天睡眠，晚上入睡前喝热饮、热水泡脚或洗热水澡；避免看过于兴奋、激动的电视节目或会客、谈病情，以免影响睡眠。

2. 饮食　平衡膳食，保证营养的供给和水分的摄入，增加纤维素的摄入，保持大便通畅。增加钙质食物的补充，以防骨折发生。忌食可乐、油炸食物、糖、辣椒等刺激性食物。鼓励患者进食，严重厌食或拒绝进食者，可置胃管或行肠外营养。

3. 病情观察

(1) 观察患者的心理状况，对有消极意念的患者，要做到心中有数，重点观察，预防患者自伤或伤人。

(2) 密切观察药物的反应，如有无感到困倦、精力不集中、反应迟钝、记忆减退、眩晕等，有无攻击行为、敌对态度、性攻击、言语增多、情绪不稳、不安、抑郁、自杀倾向等。

4. 用药护理　严格做好药品保管工作。发药时应看服入口，仔细检查口腔，严防藏药或蓄积后一次性吞服。

5. 安全管理

(1) 向家属交代病情，取得家属的帮助和配合，做好患者的疏导和安全防范工作。

(2) 认真交接班，护士要认真做好重点患者的观察工作，对患者的每个细小反常现象追踪不放，特别应把已有防自杀医嘱和新入院患者作为严防目标；对有自杀企图的患者，应做好床头交接班，以便连续观察和监护；发现新的有自杀企图的患者，应及时向医生报告，同时做好心理疏导工作：对于有严重自杀企图的患者，应及时调整到便于观察的病室，切不可住单间病室。要了解抑郁症自杀的易发时间，如凌晨 3～7 时应加倍注意。

(3) 各班检查床头柜里有无刀片、打火机、绳子等物品，做好安全防范。

(二) 预防知识指导

(1) 心理卫生科普宣传预防，重点做好高危人群的心理健康保健与宣传咨询工作。

(2) 减少应激事件，减少负性事件的刺激，减少抑郁症的发病。

(3) 恢复期不要过早、擅自停药，在医生的指导下规范用药。

(4) 调整生活方式，防止过度疲劳。

(5) 有效识别抑郁症的早期症状，及时进行干预。

(6) 坚持定期的门诊随访与复诊。

(三) 居家护理知识指导

1. 居家环境　房屋宽敞，室内简单，光线明亮。可根据患者喜好适当种植花草或养患者喜欢的小动物，以调动患者积极良好的情绪，焕发对生活的热爱。保持家庭和谐，气氛良好，情绪变化中观察发现心理问题，做好疏导、解释、安慰、鼓励。

2. 合理膳食　便秘是抑郁症患者常出现的问题，应根据饮食习惯选择其平时较喜欢吃的并且含粗纤维食物，家人陪伴用餐，可少量多餐。若出现坚持不吃，体重持续减轻，则必须采取进一步措施，如喂食。必要时可送至医院输液或住院治疗，以此维持适当的水分和营养。

3. 作息规律　保障睡眠质量，早睡早起，坚持每天户外活动，减少卧床。对伴睡眠障碍的患者，家属应鼓励和陪伴患者在白天多参加文体活动，入睡前喝热饮，温水浴，放松情绪等，以促进睡眠。

4. 准确规范用药　严格按医嘱服用药物，注意观察药物副作用，发现问题及时联系医生指导处理。

5. 专人陪伴　家庭成员积极主动接触患者，帮助患者回顾其优点、长处，肯定成绩来增加正向的心理。安排患者参加一些外出活动，如逛公园、看展览等，唤起心理上的愉快和满足感，提高自尊和价值感，起到稳定患者情绪的作用。

6. 安全管理　抑郁症患者常有自杀意念和行为，要密切观察自杀的先兆症状，如焦虑不安、失眠、沉默少语或心情豁然开朗、在出事地点徘徊、忧郁烦躁、拒餐、卧床不起等。不应让患者单独活动。

（四）复诊指导

（1）根据医嘱按时服药，定期随访，发现病情变化及时就医。

（2）按时复诊，复诊时间最好每月一次，路途远者可以定期复诊，电话询诊。

（3）定期检测，及时掌握患者躯体情况，检查心电图、肝功能、血常规等。

（郑雪松　张启飞）

第六章　康复疾病常见并发症护理

第一节　压　疮

一、压疮的概念

压疮是指局部组织长时间受压，血液循环发生障碍，局部组织持续缺血、缺氧、营养不良而引起的皮肤和（或）皮下组织的损伤、溃烂和坏死。压疮通常出现在骨隆突部位，常因压力、剪切力和摩擦力联合作用所致。

压疮是长期卧床患者比较常见的皮肤问题。压疮本身不是原发疾病，多是原发病未得到及时治疗，或不恰当的护理而造成的皮肤损伤。一旦发生，不仅给患者带来痛苦，加重病情，延长疾病康复的时间，还增加了很多额外的医疗费用。严重时还会因继发感染引起败血症而危及生命。

二、压疮的发病原因

1. *力学因素*　造成压疮的三个主要物理力是压力、摩擦力和剪切力（图 6-1）。

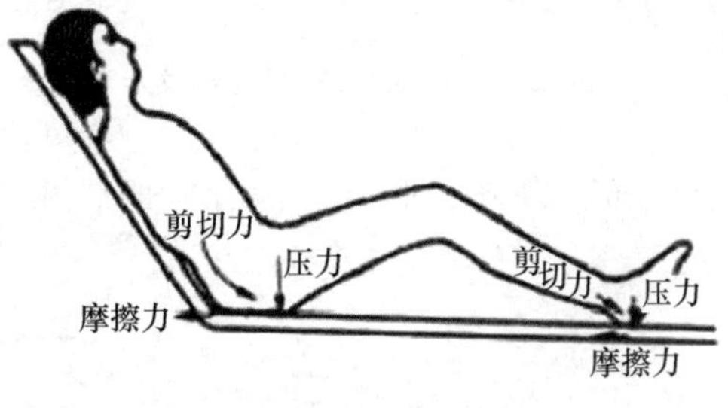

图 6-1　压力、摩擦力和剪切力

（1）压力：是指患者自身体重产生垂直向下的力。卧床患者长时间未改变体位，局部组织的持续性垂直受压是引起压疮最重要的原因。压疮的形成与压力的大小和持续时间有密切的关系。单位面积承受压力＞20 mmHg，持续受压在 2 h 以上，就可引起压疮的发生。

（2）摩擦力：主要由相互接触的表面发生相对移动而产生的力。常见于夹板内衬垫放置不当、石膏内不平整或有渣屑等；患者长期卧床或坐轮椅时，皮肤随时可受到床单或轮椅垫表面的逆行阻力摩擦，易发生压疮。

（3）剪切力：是由于压力和摩擦力相加而成的力，造成皮下血管的扭曲，引起局部缺血，因此与体位有密切关系。如患者取半坐卧位，身体下滑，与骶骨紧邻的组织随骨骼向下移动，但皮肤和床单间存在摩擦力，皮肤和皮下组织无法移动，导致剪切力的产生，使组织拉开，造成皮肤组织损伤。

2. 理化因素刺激　皮肤经常受到汗液、尿液等各种渗出液、引流液浸润刺激；床单皱褶不平、床上有碎屑等刺激；局部皮肤的角质层受到破坏，抵抗力下降，导致皮肤组织损伤，易发生压疮。

3. 全身营养不良或水肿　营养状况是影响压疮形成的另一个重要因素。营养障碍、昏迷及恶病质的患者因营养不良，皮下脂肪少，肌萎缩，易引起缺血、缺氧而发生压疮；脱水患者皮肤弹性变差，在压力或摩擦力的作用下容易发生压疮；水肿患者因血液循环不良，受压后易发生压疮；肥胖者体重大，卧床时对皮肤的压力较大，也容易发生压疮。

4. 活动受限制的患者　瘫痪、使用石膏绷带、夹板及牵引时，衬垫不当，松紧不适宜，会直接致使局部血液循环不良而引起压疮。

5. 年龄因素　老年人承受压力的能力仅为年轻人的 1/3，局部感觉不敏感，因此，长期卧床的老年患者极易发生压疮。

三、压疮的临床表现

1. 压疮的好发部位　压疮的好发部位与卧位有密切的关系。多发于受压及缺乏脂肪组织保护、无肌肉包裹或肌层较薄的骨隆突处。

（1）仰卧位：压疮好发于枕骨粗隆、肩胛部、肘部、脊椎体隆突处、骶尾部、足跟等，尤其好发于骶尾部（图 6-2）。

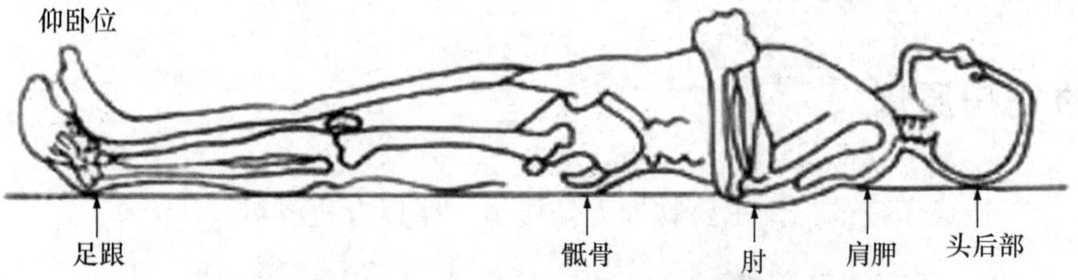

图 6-2　仰卧位压疮好发部位示意图

（2）侧卧位：压疮好发于耳郭、肩峰、肋骨、髋骨、股骨粗隆、膝关节的内外侧及内外踝等（图 6-3）。

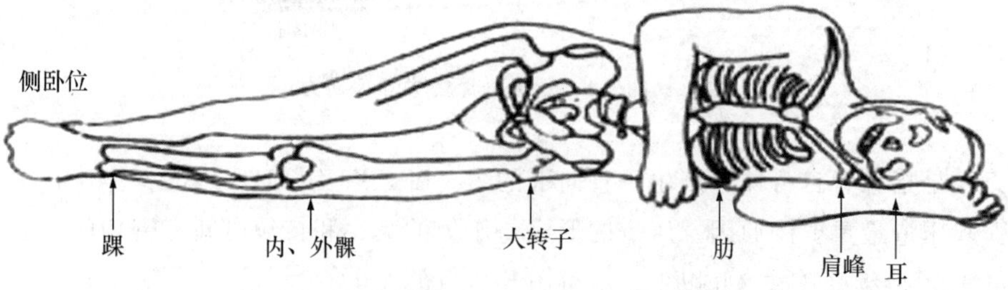

图 6-3　侧卧位压疮好发部位示意图

（3）俯卧位：压疮好发于面颊、耳郭、肩峰、女性乳房、肋缘突出处、男性生殖器、髂嵴、膝部及足尖部等（图 6-4）。

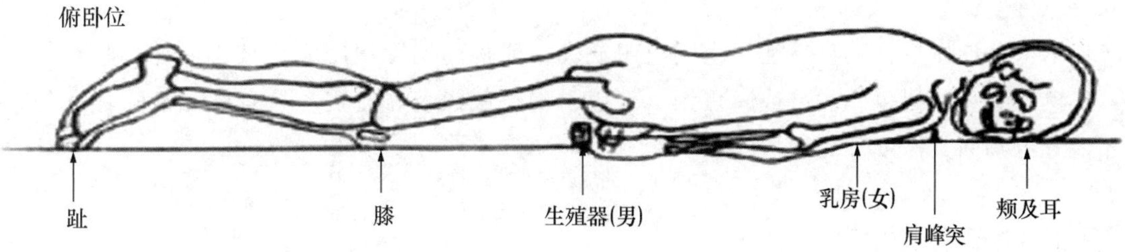

图 6-4　俯卧位压疮好发部位示意图

（4）坐位：压疮好发于坐骨结节（图 6-5）。

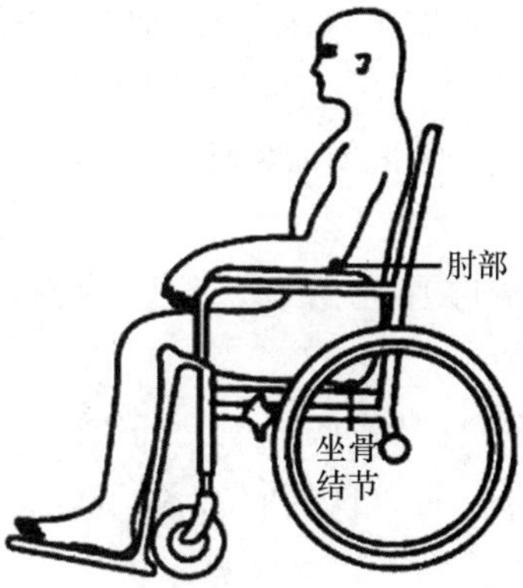

图 6-5　坐位压疮好发部位示意图

2. 临床分期及临床表现

（1）可疑深部组织损伤：此期的典型特征表现为皮下软组织受到压力或剪切力的损害，局部皮肤完整但颜色发生改变，局部皮肤出现紫红色或黑紫色，或形成血性水疱。与周围组织比较，这些受损区域的软组织可能疼痛、硬肿、发热或冰冷。厚壁水疱覆盖下的组织损伤可能更重，即使接受最佳治疗，也可能快速发展为深层组织的破溃。因此，可疑深部的组织损伤必须在完成清创后才能准确分期。

（2）Ⅰ期压疮：为瘀血红润期。典型特征为红、肿、热、痛或麻木。受压部位皮肤出现压之不褪色的局限性红斑，但皮肤完整，与周围的组织相比，皮肤温度发热或冰凉。解除压力 30 min 后，皮肤颜色不能恢复正常。

（3）Ⅱ期压疮：为炎性浸润期。典型特征为紫红、硬结、疼痛、水疱形成。局部皮肤表现为局部红肿向外浸润、扩大、变硬；皮肤颜色转为紫红色，压之不褪色；表皮常有水疱形成，且极易破溃。水疱破溃后表皮脱落显露潮湿、红润的创面，患者具有疼痛感。也可能表现为一个完整的或破裂的血清性水疱。

（4）Ⅲ期压疮：为浅度溃疡期。典型特征为表皮水疱逐渐扩大、破溃，真皮层创面有黄色渗出液流出；感染后表面有脓液覆盖，致使浅层组织坏死，溃疡形成，疼痛加剧。随着溃疡的加深，全层皮肤组织缺失，可见皮下脂肪暴露，但骨头、肌腱、肌肉尚未外露，有腐肉存在，但组织缺失的深度不明确，可能包含有潜行或窦道。

（5）Ⅳ期压疮：为坏死溃疡期。典型特征为破损侵入真皮下层和肌肉层，感染向周边及深部组织扩展，可深达骨面。全层皮肤组织缺失，伴有骨、肌腱或肌肉外露，伤口局部的某些部位有腐肉或焦痂，常有潜行或窦道。坏死组织发黑，脓性分泌物增多，有臭味；严重细菌入侵者可引起脓毒血症或败血症，危及患者生命。

（6）不可分期压疮：典型特征为全层组织缺失，溃疡的实际深度完全被创面的坏死组织（黄色、黄褐色、灰色、绿色或褐色）和（或）焦痂（碳色、褐色或黑色）掩盖。只有彻底清除坏死组织以暴露创面底部，方可判断其深度和分期。

四、压疮的健康教育

1. 压疮的治疗原则　以局部治疗为主，全身治疗为辅。

（1）全身治疗：积极治疗原发病，改善患者营养状况是促进创面愈合的重要条件，可给予高蛋白质、高热量、高纤维素饮食。同时使用敏感抗生素控制感染，防止感染扩散，也可使用血浆、白蛋白、丙种球蛋白等增强全身抵抗力。

（2）局部治疗：原则是解除压力、保护创面、促进愈合，减轻患者痛苦。根据压疮的不同分期，选择合适的治疗方法和护理措施。

1）可疑深部组织损伤：彻底清除坏死组织，暴露创面，判断深度，局部完全减压，促进组织修复。

2）瘀血红润期：增加翻身次数，保持皮肤干燥。可使用气垫床，并保持床单位清洁干燥、平整等，防止局部继续受压。对瘀血时间过长、难以恢复的患者，可以应用凡士林油纱布保护创面。也可用透明贴或减压贴保护。

3）炎性浸润期：保护局部皮肤无感染发生，用水胶体（透明贴、压疮贴）敷料覆盖，但水胶体敷料可作为治疗手段保护创面，因其容易造成过于潮湿的环境，导致新的皮肤损害，故必须在皮肤充分清洁、干燥的前提下使用。未破小水疱者应减少局部继续受压，以防破裂感染；大水疱者应在无菌操作下抽出液体，不必剪去表皮，局部消毒后再用无菌敷料包扎。翻身、变换体位时避免拖、拉、推等动作，以减少摩擦。根据情况选择红（紫）外线照射治疗，促进上皮组织修复。

4）浅度溃疡期：此期的重点是清洁伤口，清除坏死组织，处理伤口渗出液，每日换药1～2次。局部疮面在无感染情况下，用生理盐水棉球清洁后覆盖保湿敷料，加强观察疮面渗出和感染，一旦有过多渗出或感染，应立即停用，防止渗出过多引起的疮面加深或感染扩散；局部疮面有感染时，行伤口分泌物培养，生理盐水棉球清洁后局部用抗菌药物进行治疗，外覆盖可吸收泡沫敷料。

5）坏死溃疡期：大面积深达骨骼的压疮应采用外科手术治疗，彻底清除坏死组织，必要时植皮修补缺损。对于溃疡较深、引流不畅者，可用3%过氧化氢溶液冲洗，以抑制厌氧菌生长。加强营养，控制感染和原发病，促进疮面愈合。每周做1次分泌物细菌培养及药物敏感试验，选用敏感抗生素治疗。

6）不可分期压疮：彻底暴露创面，清除坏死组织，软化黑痂，判断深度。必要时采用外科手术治疗。如有踝部或足跟部固定的焦痂，且干燥、附着紧密、完整无红肿或波动性，相当于机体天然的遮盖物，不应被清除。

2. 预防压疮的发生　正确评估压疮的危险因素，及时消除其发生的原因。因此，在护理此类患者时，应做到六勤：勤观察、勤翻身、勤按摩、勤擦洗、勤整理、勤更换。每次翻身时注意观察局部受压处皮肤情况，以及检查防压疮护理措施是否得当。

（1）科学使用量表，正确识别压疮危险因素：常用量表有Braden危险因素评估表，可从感觉、潮湿、活动情况、移动能力、营养状态、摩擦和剪切力6个方面对患者进行评估（表6-1）。

表 6-1　Braden 危险因素评估表

项目	1 分	2 分	3 分	4 分
感觉	完全丧失	严重丧失	轻度丧失	未受损害
潮湿	持久潮湿	十分潮湿	偶尔潮湿	很少潮湿
活动情况	卧床不起	局限于椅	扶助行走	活动自如
移动能力	完全不能	严重限制	轻度限制	不受限制
营养状态	严重不良	不良	中等	良好
摩擦力和剪切力	有	有潜在危险	无	—

评估者可根据患者实际情况对应上表中的分值来评估，总分值范围是 6～23 分，总得分越低，则发生压疮的危险性就越高。15～18 分提示轻度风险，需要注意及时更换卧位以预防压疮的发生；13～14 分为中度风险，需要严密观察受压部位皮肤，积极采取有效措施；10～12 分为重度风险，需要严加防范并立即采取积极措施应对，需要医务人员协助处理危险因素；≤9 分提示极度风险，立即需要医务人员协助处理危险因素。

（2）避免局部组织长期受压

1）鼓励和协助患者经常更换卧位：经常翻身是卧床患者最有效地解除局部受压的方法。翻身的间隔时间视病情及受压处皮肤情况而定，一般每 1～2 小时翻身一次，必要时 0.5～1 小时翻身一次，最长不超过 4 小时。有条件的可使用电动翻身床帮助患者变换各种卧位，保持肢体关节处于功能位。平卧需抬高床头时，一般不高于 30°，半卧位时足底垫枕屈髋 30°，并在髋窝下垫软枕。

2）正确翻身：协助患者翻身时，要避免拖拉患者，以减轻局部皮肤的剪切力和摩擦力。翻身时将患者轻轻抬起来更换体位，动作轻柔，并使用节力原理。脊椎损伤患者翻身时注意轴线翻身，保护颈椎。翻身后注意保持卧位的稳定性及有效性，适当给予合适的支撑。

3）保护骨隆突处和支持身体空隙处：对易发生压疮的患者，可在其身体空隙处垫软垫、海绵垫，必要时可垫海绵垫褥、气垫褥、水褥等，以扩大支撑体重的面积，降低骨隆突部位皮肤所承受的压强。有条件的可用羊皮垫，它具有抵抗剪切力及高度吸收水蒸气的作用，适用于长期卧床患者。足部可使用“支被架”，以减轻盖被对足部的压力。不宜使用易诱发压疮的圈状垫，如气圈、棉圈等。

4）正确使用石膏、绷带及夹板固定：使用石膏、绷带及夹板固定时，在骨隆突处正确使用合适的衬垫，松紧度以能插进两指为宜。经常检查衬垫是否平整、松紧是否适宜，随时观察局部皮肤和指（趾）端皮肤的颜色、温度，仔细询问患者主观感受，适当给予调节，如果发现皮肤异常变化，立即通知医生，及时处理。

（3）避免潮湿、摩擦及排泄物的刺激，保持皮肤清洁

1）保持床单清洁：对大小便失禁、出汗及分泌物多的患者，及时更换床单元、衣物，保持床单及被褥清洁、干燥、平整，切不可让患者直接卧于橡胶单或塑料单上。

2）保持皮肤清洁：对大小便失禁及分泌物多的患者，应及时洗净、擦干。潮湿部位、大便失禁者肛周皮肤不可使用爽身粉，以防粉剂堵塞毛孔，局部可涂凡士林或氧化锌软膏以减少皮肤刺激。擦洗皮肤时切勿用力过度，尤其是皮肤皱褶处及骨突处，以防摩擦力伤害局部皮肤。

3）正确使用便盆：使用便器前检查便器有无破损，不可使用破损便盆，以免划伤皮肤；使用便盆时避免拖、拉、推等动作，不可强塞硬拉，必要时在便器边缘垫上软纸或布垫，以免擦伤皮肤。

（4）促进局部血液循环

1）全范围关节运动：协助或鼓励长期卧床的患者每日进行主动或被动全范围关节运动，体位放置正确，维持关节的功能和肌肉张力，使肢体的局部血液循环畅通，避免压疮的发生。

2）擦浴和按摩：对长期卧床的患者，经常检查受压部位，定时用温水擦浴，再用30％乙醇进行局部轻柔按摩，也可用电动按摩器代替手法按摩。一旦有压疮（软组织受压变红）发生，禁止按摩局部皮肤，以防加重皮肤损害，甚至导致皮肤破溃。

3）红外线灯照射：可促进局部血液循环，起消炎、干燥作用，利于组织再生和修复。

（5）改善机体营养状况：长期卧床的患者，在病情允许的情况下给以高蛋白质、高维生素饮食；对不能进食的患者，可采用鼻饲、静脉输入营养剂等方法补充，以增强机体抵抗力和组织修复能力，促进压疮愈合。另外，适当补充矿物质如硫酸锌，可促进溃疡的愈合。

（方　敏　徐源溢）

第二节　深静脉血栓

一、深静脉血栓的概念

深静脉血栓是指血液在深静脉内不正常地凝结，阻塞管腔，导致静脉回流障碍的疾病。可发生于全身主干各部位静脉，以下肢深静脉为多。左下肢深静脉血栓发生率高于右下肢。阻塞血管的异物称为栓子，最常见的栓子是脱落的血栓碎片或节段。罕见的有脂肪滴、空气、羊水或肿瘤细胞团。

脱落的栓子随血液循环移动到肺，阻塞肺动脉或其分支所致的肺循环功能障碍性疾病，称为肺动脉栓塞症。两者合称为静脉血栓栓塞症。深静脉血栓常导致肺动脉栓塞和栓塞后综合征的发生，严重者显著影响生活质量，甚至直接导致患者伤残或死亡。急性期由于血栓脱落导致的肺动脉栓塞症是临床猝死的常见原因之一。

二、深静脉血栓的发病原因和危险因素

1. 三大发病原因　静脉壁损伤、血流缓慢和血液高凝状态。静脉血流缓慢和血液高凝状态是两个主要原因。

（1）静脉壁损伤：主要见于化学性损伤、机械性损伤、感染性损伤。静脉内膜的内皮细胞具有抗凝作用，内膜损伤后内膜下胶原纤维显露，使血小板附着释放出组织活酶，激活内源性凝血系统，导致血小板聚集、黏附，形成血栓。

（2）血流缓慢：主要见于低血容量、各种原因导致周围静脉扩张、静脉流速减慢。正常情况下，红细胞和白细胞在血流的中轴（轴流），其外是血小板，最外一层是血浆（边流），血浆将其有形成分与血管壁隔开，阻止血小板与内膜接触和激活。当血流量减少时，血小板进入边流，直接与内膜接触，激活凝血因子和形成凝血酶在局部凝血所需的浓度，黏附越聚越多形成血栓。

（3）血液高凝状态：是引起静脉血栓的基本因素之一，各种大型手术、严重创伤、大面积烧伤或服用避孕药、产后大出血时，血液浓缩，血中纤维蛋白原、凝血酶原及其他凝血因子含量增加，以及血中

补充大量幼稚的血小板，其黏性增加，易于发生黏集形成血栓。

2. 危险因素　包括原发性因素和继发性因素（表 6-2）。多见于长期卧床、肢体制动、大手术或创伤后、晚期肿瘤或有明显家族史的患者。

表 6-2　危险因素

1. 原发性因素		
抗凝血酶缺乏	蛋白 C 缺乏	先天性异常纤维蛋白原血症
高同型半胱氨酸血症	纤溶酶原缺乏	抗心磷脂抗体阳性
异常纤溶酶原血症	纤溶酶原激活物抑制剂过多	蛋白 S 缺乏
凝血酶原 20210A 基因变异	Ⅻ因子缺乏	V 因子 Leiden 突变（活化蛋白 c 抵抗）
2. 继发性因素		
髂静脉压迫综合征	血小板异常	高龄、肥胖或吸烟
损伤、骨折	手术与制动	恶性肿瘤
脑卒中、瘫痪或长期卧床	中心静脉插管	下肢静脉功能不全
长期使用雌激素	长时间乘坐交通工具	心、肺功能不全
妊娠、产后	口服避孕药	狼疮抗凝物
肾病综合征	人工血管或血管腔内移植物	克罗恩病
血液高凝（红细胞增多症，巨球蛋白血症，骨髓增生异常）	静脉血栓栓塞症病史	重症感染

三、临床分型与表现

1. 临床分型　根据血栓发生部位分为中央型、周围型和混合型血栓（图 6-6）。

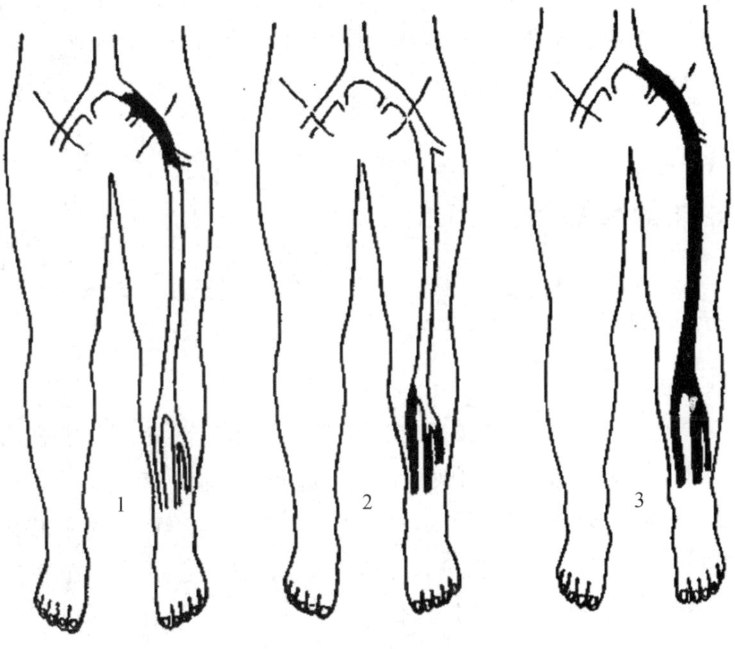

图 6-6　血栓的临床分型

1. 中央型，2. 周围型，3. 混合型

（1）中央型：主要见于髂总静脉、髂外和髂内静脉及股静脉血栓。血栓可向上延伸至下腔静脉，向下可累及整个下肢深静脉，成为混合型。中央型血栓及混合型深静脉血栓脱落均可导致肺动脉栓塞，危及患者生命。

（2）周围型：主要见于小腿肌肉静脉丛血栓、小腿深静脉血栓。

（3）混合型：主要见于全下肢深静脉及肌肉静脉丛内均有血栓。

2. 常见症状　主要表现为血栓的静脉远端回流障碍的症状。

（1）患肢肿胀：深静脉血栓形成后最常见的症状是患肢肿胀。急性期患肢软组织张力较高，呈现非凹陷性水肿。皮肤颜色泛红，皮温较健侧稍高。肿胀进一步加重，表皮可出现张力性水疱。血栓部位不同，肿胀部位也有所变化：髂-股静脉血栓形成者，整个患肢下侧肿胀明显；小腿静脉血栓形成者，肿胀仅仅局限于小腿；下腔静脉血栓形成者，双下肢均出现肿胀。

（2）疼痛、压痛和发热：直立时或活动后肢体疼痛加重，抬高患肢可减轻。静脉血栓部位常有压痛，主要局限在静脉血栓产生炎症反应的部位，如股静脉或小腿处。血栓位于小腿肌肉静脉丛时，Homans 征和 Neuhof 征（压迫小腿后方，引起局部疼痛为 Neuhof 征阳性）呈阳性。急性期因局部炎症反应和血栓吸收还可出现低热。

（3）浅静脉曲张：当主干动脉堵塞后，下肢静脉回流主要通过浅静脉回流，浅表静脉出现代偿性曲张。多见于发病 1～2 周后。

（4）股白肿、股青肿：股白肿为全下肢明显肿胀、剧痛，股三角区、腘窝、小腿后方均有压痛，皮肤苍白，伴体温升高和心率加快。股青肿是下肢深静脉血栓中最严重的症状。由于髂股静脉及其侧支全部被血栓堵塞，静脉回流严重受阻，组织张力极高，导致下肢动脉痉挛，肢体缺血；临床表现为患肢剧痛，皮肤发亮呈青紫色、皮温低伴有水疱或血疱，足背动脉、胫后动脉搏动消失，患者全身反应强烈，伴有高热、神志淡漠，如不及时处理，可发生休克和静脉性坏疽。

（5）肺动脉栓塞症：是下肢深静脉血栓形成最严重的并发症之一，死亡率高。静脉系统内的栓子一旦脱落，可随血流进入肺动脉及其分支，阻断肺组织血液供应，引起肺动脉栓塞症导致肺萎陷、肺不张、肺出血及低氧血症。典型症状为呼吸困难、胸痛、咳嗽、咯血，但有时肺栓塞症状并不典型。

（6）血栓后综合征：深静脉血栓形成的慢性期可发生血栓后综合征，发生率为 20%～50%。表现为下肢肿胀、疼痛（严重程度随时间的延长而变化）、色素沉着、湿疹、静脉曲张，严重者出现足靴区的脂性硬皮病和溃疡。

四、深静脉血栓的健康教育

深静脉血栓形成的预防

1. 促进静脉血液回流

（1）健康人群中伏案工作者或乘坐长途交通工具（汽车、飞机、火车等）时，避免久坐，可每隔 2～3 小时站起活动一下，坐姿时避免跷二郎腿，以促进静脉血液回流。

（2）昏迷或意识清楚的长期卧床患者，尽早给予由足跟起自下而上做下肢腿部比目鱼肌、腓肠肌挤压运动，使其沿静脉血流方向形成压力梯度，不少于 3 次/日。也可使用循序减压弹力袜、空气波压力仪治疗等，以促进下肢静脉血液回流，使其静脉泵早日恢复。

（3）手术后患者，卧床休息期间如病情允许建议抬高下肢 20°～30°，鼓励患者尽早进行功能锻炼，指导督促患者定时做下肢的主动或被动运动，如踝部运动、膝踝关节的伸屈、直腿抬高训练，以促进下肢血液回流。在病情允许时，尽早下床活动。

2. 防止静脉内膜损伤　临床常见原因为静脉注射刺激性药物或静脉炎症形成。静脉注射时应注意：

(1) 静脉穿刺时尽量缩短扎止血带的时间，减轻对局部和远端血管的损害；下肢静脉血栓的发生率高于上肢，一般情况下，尽量减少和避免对下肢静脉的穿刺。

(2) 长期静脉输液或经静脉给药者，可采用留置针，以减少静脉穿刺次数；持续静脉滴注不宜超过48小时，如局部出现炎症反应，应立即重建静脉通道。

(3) 尽量避免静脉注射对血管有刺激性的药物。必须注射时，避免在同一静脉进行反复输注。

(4) 使用造影剂的患者，为避免高浓度碘液滞留激惹静脉内膜引起血栓性静脉炎，甚至皮肤坏死，造影成功后静脉注入20 ml肝素盐水，并将患肢抬高，注意观察穿刺部位有无渗血及血肿，患肢温度、色泽，动脉搏动情况。鼓励患者多饮水，加速造影剂的排泄。

3. 防止血液高凝状态　健康人群适当饮水、平衡膳食以保证体内所需。每日饮水量2 000～3 000 ml，保证足够的液体量，防止血液浓缩。选择清淡、低脂、富含维生素和纤维素的饮食，并搭配新鲜蔬菜和水果，如番茄、洋葱、蘑菇、芹菜、海带、黑木耳等，有利于稀释血液，改变血液黏稠度。长期卧床的患者注意：

1) 尽量保证均衡的出入量，维持水、电解质平衡，补充足够的液体，纠正脱水，防止血液浓缩。

2) 药物预防，近年来推荐使用低分子肝素皮下注射，1～2次/日。

3) 用药期间密切观察皮肤有无青紫瘀斑，齿龈、鼻和注射部位有无出血倾向，观察大便颜色有无异常，有无手术切口渗、出血。肾功能不全或孕妇慎用。

4. 治疗期间护理

(1) 绝对卧床休息，避免咳嗽、深呼吸、剧烈翻身及按摩挤压肿胀的肢体等；保持大便通畅，避免排便用力。

(2) 加强下肢皮肤护理，保持皮肤清洁，严禁热敷，抬高患肢高于心脏平面20～30 cm，膝关节微屈。

(3) 严密观察患肢肿胀情况，注意患肢皮肤的温度、颜色、感觉及肢端动脉搏动情况，每日测量、记录和比较患肢的定点周径4～6次，测量部位为髌骨上缘上15 cm、髌骨下缘下10 cm以及踝上5 cm处。

(4) 并发症的预防与观察：若患者出现呼吸困难、胸痛、血压下降等情况，应警惕肺动脉栓塞的发生，立即嘱其平卧，避免深呼吸、咳嗽、翻身等剧烈动作，给予高浓度吸氧，立即就医及抢救。

(5) 抗凝及溶栓治疗期间病情观察：注意观察有无出血征象，如静脉穿刺处及全身皮肤黏膜有无出血点、青紫瘀斑、牙龈出血、鼻衄、伤口渗血或血肿，痰中是否带血，女性注意阴道恶露的性质和量，每日定时做尿常规检查和大便隐血试验。

（方　敏　徐源滋）

第三节　异位骨化

一、异位骨化的概念

异位骨化是指正常情况下在没有骨组织的部位有新骨形成。多见于大关节周围的软组织中，部位以髋、膝、肩、肘关节周围最为多见。因此，常作为局部外伤、脊髓损伤、神经损伤和重大手术后等的并发症出现。

二、异位骨化的发病原因

确切的病因和发病机制尚不明确，一般认为是多种因素共同作用的结果，参与诱导的机制也十分复杂，其中创伤是最常见的原因。根据成因可分为原发性异位骨化和获得性异位骨化。原发性异位骨化与遗传相关，如进行性骨化纤维发育不良；目前认为获得性异位骨化可能与创伤后的体液因素、神经免疫因素及局部血流、炎症有关。主要病因有以下 3 种学说：

1. 血肿骨化　创伤后血肿、瘀血导致软组织的营养异常，逐渐形成软骨与骨组织。

2. 纤维组织转化　肌肉、结缔组织受伤后局部血流加快并出现炎症改变，间质细胞转化为骨细胞演变成骨。

3. 骨膜生骨　肌肉和骨骼同时创伤，骨膜撕裂出增生新骨，沿着肌肉撕裂的方向进行骨化。

三、异位骨化的临床分型与表现

1. 临床分型

（1）局限性骨化性肌炎：又称为创伤性骨化性肌炎、损伤性骨膜下血肿骨化等。多见于肌肉的直接损伤，如股四头肌、肱肌、大腿内收肌等。局限性骨化性肌炎好发于肘关节、髋关节等部位，确切的发病机制尚不清楚，通常认为外伤、骨折或手术是其主要的致病因素。其表现包括关节周围疼痛、红肿和发热，逐渐出现关节活动受限。

（2）骨膜性骨化性肌炎：主要是邻近骨膜的新骨形成，多见于脊柱和股骨，如后纵韧带骨化等。

（3）进行性骨化性肌炎：是一种较少见的全身性疾患，病因不清，多见于青少年，其特点是于骨骼肌和结缔组织内出现钙化，在肌肉、肌腱、筋膜内出现异位骨化，不一定有外伤史。钙化常累及躯干、背部和四肢，影响脊柱和四肢活动，致残率相当高。常合并拇指畸形，病程为进行性。有静止期和明显快速进展期之不同阶段，如呼吸肌受累，可引起呼吸衰竭而死亡。

2. 临床症状与体征

（1）异位骨化可发生在任何肌肉部位，多以屈肘肌、股四头肌和股内收肌较为常见，早期的局部表现包括关节周围疼痛、发热、红肿，关节活动受限，全身可伴有低热。如果合并明显的相应部位肢体麻木、感觉减退等神经症状，或者存在关节功能障碍，说明其症状较早期复杂。晚期由于骨组织形成，导致关节活动限制。局部疼痛不一定很明显，但有一定程度的活动受限。严重异位骨化直接影响患者的生活自理能力。

（2）骨化性肌炎通常发生在邻近长骨骨干部位，沿骨干方向排列成层状，以股、肘、臀部多见，伤后出现局限性肿块，并逐渐增大变硬，伴有疼痛，引起关节活动度受限。

（3）脊髓损伤引起的异位骨化部位主要是外周大关节，如髋关节、肘关节、膝关节、肩关节等。以髋关节最为多见，患者局部表现为髋关节周围出现肿胀及热感。肿胀消退后，髋关节前面及大腿内侧可触及硬性包块，影响关节活动度，患者行走和坐立受限。当异位骨化范围扩大到一定的面积时，会因髋关节功能障碍影响行走和坐立，被迫长期卧床，严重者还会出现关节强直，甚至引起压疮、深静脉血栓等其他并发症。

根据其病程进展，异位骨化的临床表现分为 4 期（表 6-3）。

表 6-3　异位骨化的临床表现分期

分期	局部肿胀	硬性包块	X 线检查	碱性磷酸酶（AKP）	骨扫描
Ⅰ期（伤后 1～2 周）	明显	不明显	无发现	明显升高	阳性
Ⅱ期（>2 周，骨化进行期）	明显	可触及	云雾状影	明显升高	阳性
Ⅲ期（骨化静止期）	减轻	明显	可见骨化影	可升高	可阳性
Ⅳ期	减轻	明显	骨结构清晰	正常	阴性

四、异位骨化的健康教育

1. 异位骨化的治疗　X 线检查是确定骨化范围及程度的重要依据，目前对局限性骨化性肌炎的手术时机尚存在争议，手术的适应证也无明确的规定。对于不妨碍关节活动的骨化性肌炎无需治疗。对关节活动障碍者，于骨化停止后可做手术治疗。对于成熟的骨化而影响关节功能者，手术切除骨化组织和进行关节松解手术，被认为是解决严重功能障碍的唯一治疗手段。

（1）手术治疗适应证：①关节功能障碍明显，活动范围受限；②无关节功能障碍，但疼痛症状明显，严重影响工作和生活；③有神经血管受侵现象；④有前臂、手的神经损伤或卡压症状；⑤与骨肿瘤尤其是恶性肿瘤难以鉴别者。掌握手术时机很重要，较早期实施再次手术，将会引起更严重的骨化，导致手术失败。手术时机通常在骨化成熟静止期，即当 X 线片上显示成骨均匀一致，边缘清晰，范围缩小，6 个月以上的时间为宜。一般手术切除一段骨化组织，恢复关节活动即可，并不需要全部切除。

（2）药物治疗：可使用非甾体类抗炎药和抑制维生素 K 类药物。非甾体类抗炎药（消炎痛）是目前公认的预防人工髋关节和髋臼骨折术后异位骨化形成的最有效药物，其抑制前列腺素的合成和相关物质的释放，抑制炎症过程并抑制间质细胞增殖和分化为成骨细胞，减少软组织的骨化；小剂量使用华法林，可以抑制维生素 K 的自身还原反应，抑制骨化。

（3）运动疗法：适度的主动和被动运动在异位骨化患者康复治疗中仍是必须的，正确的运动训练方法可以有效地防止骨化性肌炎的发生，促进关节功能的恢复。创伤与术后切忌使用粗暴的被动运动训练，以免加重软组织损伤，促成骨化性肌炎的发生，推荐在无痛范围内进行渐进性活动度与肌力的训练。人工关节置换术后或骨折术后，尽可能在早期就开始肌肉等长收缩及合理的关节活动度训练，制订个体化的康复治疗计划。

（4）物理疗法：常用的有超声波、微波、冷热疗法等，在异位骨化形成的早期，局部充血水肿，可先使用冷敷法减轻局部炎症，待肿胀减轻，可使用温热疗法及超声波治疗，起到促进组织血液循环、消炎止痛，减缓局部组织血管扩张和充血的作用。

2. 异位骨化的预防

（1）尽早识别及处理危险因素：异位骨化的病因不很清楚，因此，预防大多是早期识别并处理其危险因素。神经源性异位骨化的危险因素主要与瘫痪的程度、活动减少、深静脉血栓形成、痉挛状态、压疮、持续的压迫等有关，在护理过程中应及时采取适当的措施来预防。一旦发生异位骨化，原则上应早期避免对受累局部进行热疗、超声波或按摩等治疗。

（2）肌力训练：髋关节术后当日即开始在仰卧位下行股四头肌、臀肌、腘绳肌等长收缩练习，每日 2～3 次。抬高患肢于心脏水平，保持肢体功能位，患侧膝关节屈曲 15°～30°（膝下垫软枕），下肢可用弹力长袜防止深静脉血栓；膝关节术后康复治疗师可由髌骨在伸膝位沿纵轴方向轻缓、柔和地由近端至远端按摩，鼓励患者主动收缩股四头肌，使髌骨移向近端，有利于膝关节功能的恢复；肘关节术后患者可指导其采用渐进性运动法进行前臂的等长、等张肌力练习，并配合做关节操，保持各关节功能活动范围。

（3）关节活动度训练：膝关节术后第2～8周开始进行膝关节主、被动屈伸运动，髌股关节的活动，踝与足趾关节的主动屈伸活动来防止关节纤维粘连，使关节屈伸活动范围达到最大化。

（方 敏 徐源溢）

第四节 关节挛缩

一、关节挛缩的概念

关节挛缩是指关节周围的皮肤、肌肉、肌腱、韧带等组织因缺乏活动或其他原因导致组织发生变性、纤维增生，使其解剖长度缩短而致相应关节强直畸形。

二、关节挛缩的发病原因

关节挛缩根据病史分为先天性关节挛缩和后天性关节挛缩。

1. *先天性关节挛缩* 指在子宫内位置关节处于屈曲状态，出生时关节呈屈曲状或关节僵硬。多因神经源性、肌病性以及相关组织疾病等引起。

2. *后天性关节挛缩*

（1）皮肤性挛缩：由于烫伤、创伤、炎症等原因导致皮肤瘢痕形成，影响各关节运动而产生的挛缩。

（2）结缔组织性挛缩：由于皮下组织、肌腱、韧带等短缩而引起的挛缩。

（3）肌源性挛缩：由于各种原因如创伤、关节固定、肌肉疾患、疼痛等造成的肌肉短缩、萎缩及瘢痕导致的挛缩。

（4）神经性挛缩：神经系统疾患导致的反射性挛缩、痉挛性挛缩以及迟缓性挛缩，如足下垂导致的跟腱挛缩。

（5）脊髓损伤所致挛缩：由于损伤导致神经支配关节、肌肉运动功能丧失，使关节长期固定而出现关节挛缩。

（6）其他：关节周围软组织炎症、运动不当引起的关节周围出血，也可诱发挛缩。

三、关节挛缩的临床表现

1. *皮肤性挛缩* 由于烫伤、创伤、炎症等导致皮肤瘢痕而形成，影响关节运动而产生的挛缩。好发于手部，多见于烧伤患者。

2. *结缔组织性挛缩* 由于皮下组织、肌腱、韧带等的短缩而引起的挛缩，如掌腱膜挛缩。

3. 肌源性挛缩　因关节长期固定、肌肉疾患、创伤等造成肌肉挛缩、萎缩及瘢痕而导致的挛缩，由于肌肉长期处于不活动的状态，可使肌膜硬化，弹性降低，此时因肌膜的限制，整块肌肉的延展性丧失，而造成肌性挛缩。

4. 神经性挛缩　临床以中枢神经系统疾患所致的痉挛尤为多见，如脑卒中。

(1) 反射性痉挛：为了减少疼痛，长时间将肢体保持某一种强制体位造成的关节挛缩，如疼痛引起的保护性反应。

(2) 痉挛性挛缩：中枢神经系统疾患所致的痉挛性瘫痪，因肌张力亢进所致，多见于小儿大脑发育障碍或脑外伤和脑卒中患者。

(3) 弛缓性麻痹性挛缩：因末梢神经疾患所致的弛缓性瘫痪造成的关节挛缩，多见于小儿麻痹症。

四、关节挛缩的治疗及预防

1. 关节挛缩的治疗　多采用综合治疗方法，常以热疗法为先导，继之以各种运动疗法手段，从而可以增加相互促进与协调作用，提高治疗效果。在治疗前尽量消除导致挛缩发作的各种诱因。

(1) 物理治疗：采用蜡疗、光疗、冷热疗法、电刺激、微波治疗等手段，以缓解关节的紧张性，改善局部血液循环，增强关节周围组织和皮肤的弹性，对关节的功能恢复有明显的促进作用。

(2) 药物治疗：适用于系统性全身痉挛者，如脊髓损伤涉及四肢肌肉、关节等处痉挛的缓解。常用药物有丹曲林、地西泮等。

(3) 运动疗法：主要有关节主动运动、主动助力运动、被动运动、抗阻力运动等，也可采用关节松动和关节牵张技术，使关节周围组织、关节囊松弛，恢复弹性，并使中、轻度的瘢痕组织柔软，弹性和长度得到改变。可根据患者具体情况选择其中一项或组合多项来治疗。

(4) 矫形器的应用：在关节功能训练后，可装配合适的支具、夹板或矫形器将挛缩的关节固定在一个适当位置。还可以装配具有弹性的牵引装置，主动、被动对小关节（腕、掌、手指）进行牵伸训练。使关节周围组织及关节囊处于一种松弛状态，防止关节的挛缩，以利于关节功能的恢复。此法适用于痉挛性挛缩，张力低下者忌用。

(5) 手术松解治疗及康复训练：严重的关节挛缩限制了关节的功能时，则需要行松解手术以改善局部条件，术后再行关节的功能康复训练。可依据挛缩的具体情况采取不同的手术方式，如皮肤瘢痕，可行瘢痕切除术和瘢痕“Z”字延长术、皮瓣转移修复术、关节周围组织切断、延长修复术等，以达到改善关节运动范围的目的。手术后的康复非常重要，一般在2～3天后即行康复治疗及训练，以主动运动为主，被动运动为辅，并且逐日延长训练时间和增加运动强度，防止粘连和挛缩的发生。

(6) 压力治疗：早期的瘢痕组织可以采用弹性的压力绷带、压力衣及压力性装置（间歇式梯度压力治疗仪）对瘢痕行压力治疗，可以有效地减少瘢痕生长，使其变软，增强弹性。

(7) 步态训练：可将增加关节活动度、增强肌力训练和步态训练结合起来，用行走辅助装置增加其站立、行走的时间，进而纠正异常的步态。

(8) 心理治疗：患者因长期卧床、不适当的体位摆放、关节的局部病理性改变及烧伤的瘢痕挛缩等因素造成的外形改变和关节功能障碍，可产生较严重的心理疾患。加之关节功能恢复训练时间较长、效果慢等因素，使患者对功能的恢复信心不足，均可加重患者的心理负担。因此，心理治疗尤为重要，能使其增强战胜疾病的自信心，主动配合康复治疗，达到事半功倍的效果。

(9) 中医治疗：早期可通过中药熏蒸治疗来减少瘢痕形成。推拿和按摩可促进局部血液循环，减少瘢痕对关节活动的限制性和关节囊的挛缩，从而改善关节的运动范围。

2. 关节挛缩的预防　虽然发生关节挛缩的病因不同，但对于关节挛缩的治疗来说，预防更重要和更容易，因此，应遵循早期预防的原则。

（1）保持肢体功能位：长期卧床或存在运动障碍的患者，应经常变换体位，安置卧位时注意维持正确体位，以保持关节的功能位，对防止和对抗肢体痉挛非常重要。使用各种支具时，将患肢关节置于活动范围中间的位置，使挛缩保持在最低限度。对保持特定体位有困难的患者，可以用软枕、毛毯、被子等物垫于相应部位以辅助支撑其功能位。如肩关节屈曲 45°、外展 60°（无内、外旋）；肘关节屈曲 90°，前臂中立位；腕关节背伸 30°；各掌指关节和指间关节稍屈曲。下肢关节以便于行走为目的，髋关节伸直，无内、外旋；膝关节轻度屈膝 20°～30°；踝关节保持背屈 90°位置。

（2）关节被动运动

1）关节活动度训练：对于关节挛缩既有预防作用，又有治疗作用。作为预防措施，被动运动越早越好。对长期卧床患者所有的关节都要进行关节全范围的被动活动，每个关节可活动 5～10 次，每天进行 2～3 次。被动活动时手法要轻缓，注意不能过快，残存肌力的部位要求患者自己活动。切忌手法粗暴，以防止骨折。避免训练过量，防止疲劳。训练时要注意肢体的固定位置和方法，手法要逐渐加重，活动顺序由大动作到小动作，并在活动受限的位置持续用力，以维持和扩大关节活动度，然后再逐渐减轻力度，最后充分放松肢体。急性期患者其脊椎稳定性较差，对影响脊椎稳定性的肩、髋关节应限制活动。颈椎损伤患者肩关节外展不宜超过 90°，胸腰段脊椎损伤髋关节屈曲宜超过 90°。

2）徒手牵张训练：临床上利用一些特殊的手法进行局部痉挛的缓解，借助人工力量给予痉挛肌收缩相反方向缓慢、持续、反复的牵张，使痉挛肌张力降低。但这种牵张效果维持时间比较短暂，除作为检查评估手段外，通常是器械牵张、佩戴系列夹板/支具的准备工作。

3）器械牵张训练：相对徒手牵张而言，采取器械与器具牵张使痉挛肌张力降低的方法，均属于器械牵张范畴。目前临床上所用的器械包括 CPM、Motormed 训练器、坐位下训练器、各种站立斜床（图 6-7）、各种站立架、各种系列支具/夹板、石膏等。由于牵伸时间长、省力，被广泛应用。动静态结合的器械牵张，如 Motormed 训练器、各种悬吊下减重装置等，不仅降低肌张力，缓解肌痉挛，还对改善功能活动非常有益。

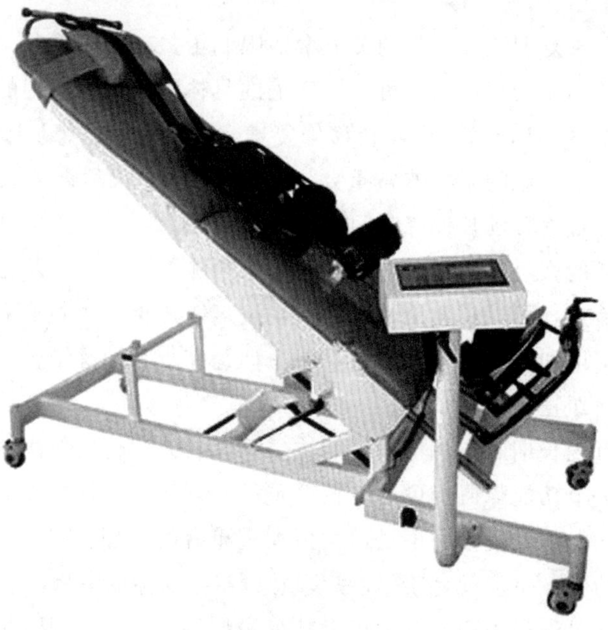

图 6-7　站立斜床

4）夹板：上肢使用的矫形器称为夹板，使用夹板的目的是纠正和防止屈曲挛缩和给痉挛的肌肉提供持续的牵张作用，可以改变反射活动并降低牵张反射。夹板可以长期牵张肌肉，旨在改善肌力，纠正和预防关节挛缩，使功能最大化（图 6-8）。

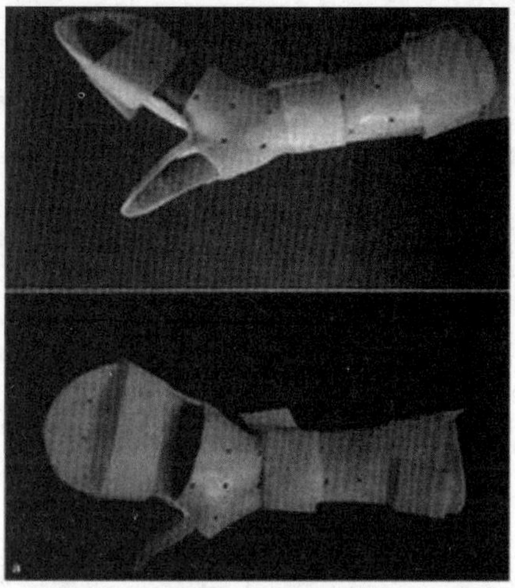

图 6-8　上肢夹板

5）矫形器：下肢使用的矫形器常称为支具，足内翻、足下垂是痉挛患者常见的问题。为了对抗痉挛或缓解痉挛可考虑应用踝足矫形器（AFO）来矫正异常，恢复正常的步行模式（图 6-9）。

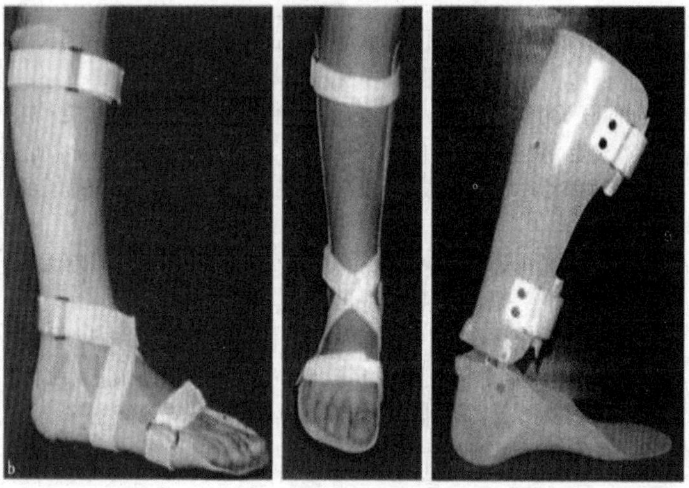

图 6-9　下肢支具

（3）关节的主动运动：主要有徒手训练、自我训练和阻力训练。

1）徒手训练：适用于早期轻度功能障碍者，通过徒手或简单的器具来进行锻炼，每天 2～3 次，如步行器助行、关节体操、日常生活活动以及防止个别关节挛缩的局部关节（腕、掌、手指）活动度训练。

2）自我训练：活动时间根据目的而定，首先要确立训练目标，然后示范规定动作，同时给予必要的保护和帮助。

3）阻力训练：有人工和器械训练两种。人工阻力训练由治疗师根据病情提供训练阻力的大小、方向和次数；器械阻力训练由器械设备来控制阻力的大小、方向和次数，包括等长、等张、等速训练，其目的是增强肌肉收缩力和耐力。

（4）预防关节挛缩的被动操：有活动能力或有残存肌力者，可协助做主动或被动操。

（方　敏　阮　玥）

第五节　泌尿系统感染

一、泌尿系统感染的概念

泌尿系统感染又称尿路感染，是细菌侵入尿路导致的炎症反应，包括肾、输尿管、膀胱和尿道等泌尿系统各个部位的感染（图 6-10）。正常尿液是无菌的，如尿中有细菌出现，称为细菌尿；当尿中出现白细胞时，称为脓尿。泌尿系统感染常伴有细菌尿和脓尿。

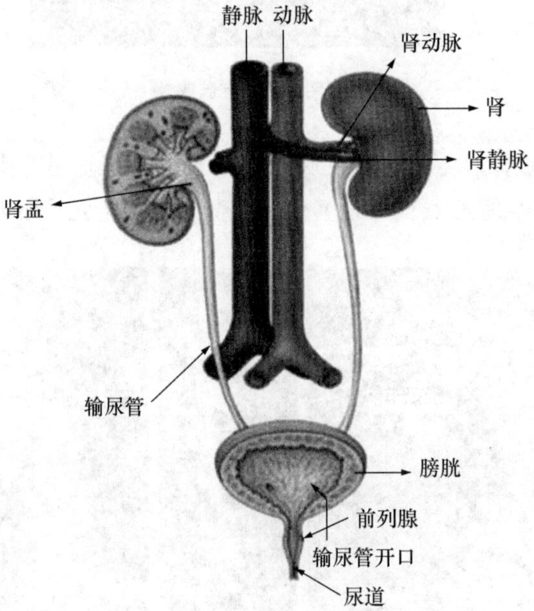

图 6-10　泌尿系统解剖图

泌尿系统感染好发于女性，以生育年龄的已婚女性多见。根据感染部位分为上尿路感染（指肾盂、肾盏、肾小管及输尿管发生的感染）和下尿路感染（为膀胱、尿道发生的感染）；根据两次感染之间的关系分为孤立（或散发）性感染和复发性感染，后者又可分为再感染和细菌持续性存在（又称为复发）；根据感染发作时的尿路状态又可分为单纯性尿路感染、复杂性尿路感染及尿脓毒血症。

二、泌尿系统感染的发病原因

泌尿系统发生感染主要与以下因素有关：

1. 病菌的致病力　泌尿系统感染 95%以上是由单一细菌引起的。其中以大肠埃希菌多见，占 70%以上，其次为变性杆菌、克雷伯杆菌、产碱杆菌、链球菌和葡萄球菌等引起的尿路感染者占总的泌尿系统感染者的 5%～10%。铜绿假单胞菌感染常发生于尿路器械检查后或长期留置导尿的患者；糖尿病及免疫功能低下者可发生真菌感染。细菌进入膀胱能否引起尿路感染与其致病力有很大的关系，而细菌的致病力取决于其对尿路上皮细胞的吸附能力。如大肠埃希菌，只有少数有特殊致病力的菌株能够引起症状性尿路感染。

2. 病原菌入侵感染的途径

（1）上行性感染：为最常见的感染途径。正常情况下，膀胱里的尿液是无菌的，当机体抵抗力下降或尿道黏膜受损，如月经期、性生活后或尿液高度浓缩、入侵的细菌毒力大、黏附于尿道黏膜并上行、传播能力强时，细菌侵入后沿着尿道上行至膀胱、输尿管，甚至于肾而发生尿路感染。

（2）血行性感染：细菌从体内的感染灶侵入血液，通过血液循环到达肾及尿路引起的感染。此种感染途径较少见，仅占尿路感染的3%以下，绝大多数发生于原先已有尿路梗阻者或机体免疫力极差者。

（3）淋巴管感染：极少见，盆腔器官炎症、阑尾炎和结肠炎时，细菌可经淋巴管引起肾盂肾炎。

（4）直接感染：外伤或肾周器官发生感染时，细菌可直接侵入肾而引起本病，临床很少见。

3. 易感因素

（1）尿路梗阻：各种原因引起的尿路梗阻，如肾及输尿管结石、尿道狭窄、泌尿道肿瘤、前列腺肥大等均可引起尿液潴留，细菌容易繁殖而发生感染。梗阻性尿路感染较非梗阻性感染的发病率高，下尿路梗阻感染较上尿路梗阻感染的发病率高。肾下垂、肾盂积水以及怀孕后由于子宫压迫输尿管等，均可使尿液排泄不畅而发生尿路感染。

（2）泌尿系统畸形或功能异常：如先天性的肾发育不全、多囊肾、海绵肾、蹄铁肾、双肾盂或双输尿管畸形及巨大输尿管等，均易使局部组织对细菌抵抗力降低。膀胱输尿管反流使尿液由膀胱反流到肾盂，从而增加了感染的机会。神经源性膀胱的排尿功能失常，易发生尿路感染。

（3）侵入性操作、检查：导尿、膀胱镜检查、泌尿道手术等均可引起局部黏膜的损伤，侵入性操作也易将前尿道的致病菌带入膀胱或上尿路而导致感染发生。研究证明，1次导尿后尿路感染的发病率为3%，留置导尿管3日以上，感染发病率超过90%。

（4）女性尿路解剖生理特点：女性尿道长为3～5 cm，直而宽，尿道括约肌弱，细菌易沿尿道口上行至膀胱，同时尿道口与肛门接近，为细菌侵入尿道提供条件。尿道周围的局部刺激，月经期外阴部易受细菌污染，阴道炎、宫颈炎等妇科疾病，妊娠期、产后及性生活时的性激素变化，均可引起阴道、尿道黏膜改变而利于致病菌的入侵。

（5）机体抵抗力减弱：正常情况下细菌可进入膀胱，但并不能引起尿路感染，这与尿液的冲刷作用、尿路黏膜的杀菌能力及男性前列腺液的杀菌作用等因素有关。当机体抵抗力减弱时，就会增加尿路感染的发生率，全身疾病如糖尿病、高血压、慢性肾病、慢性腹泻、长期使用肾上腺皮质激素等使机体抵抗力下降，尿路感染的发生率明显增高。

三、泌尿系统感染的临床表现

1. 急性单纯性膀胱炎　发病突然，约占泌尿系感染的60%。患者主要临床表现是膀胱刺激征，即尿频、尿急、尿痛，膀胱区或会阴部不适及尿道烧灼感；尿频程度不一，严重者可出现急迫性尿失禁；尿混浊、尿液中有白细胞，常见终末血尿，有时为全程血尿，甚至有血块排出。一般无明显的全身感染症状，体温正常或有低热。

2. 急性单纯性肾盂肾炎

（1）泌尿系统表现：可有或无尿频、尿急、尿痛等膀胱刺激征，主要表现为血尿、患侧或双侧腰痛、患侧脊肋角有明显的压痛或叩击痛等。

（2）全身表现：起病急，常有寒战、高热、头痛、恶心、呕吐、厌食等症状，查血有白细胞计数升高和红细胞沉降率增快的现象。血培养可呈阳性，一般无高血压和氮质血症。

3. 无症状菌尿　是一种隐匿性的尿路感染，即患者尿液中有细菌但无尿路感染的症状，多见于老年女性和妊娠期妇女，发病率随年龄增长而增加。

4. 复杂性尿路感染　可伴或不伴有临床症状，如尿急、尿频、尿痛、排尿困难、腰背部疼痛、肋脊角压痛、耻骨上疼痛和发热。除了泌尿系疾病之外，复杂性尿路感染常伴随其他疾病，如糖尿病和肾衰竭等，导致的后遗症也较多，最严重和致命的是尿脓毒血症和肾衰竭。

5. 导管相关尿路感染　超过90%的院内导尿管相关感染菌尿是无症状的，有症状的感染中最常见的症状是发热。

四、泌尿系统感染的健康教育

1. 泌尿系统感染的治疗　治疗以去除易感因素，合理使用抗生素，控制感染症状为原则。

（1）女性非妊娠期尿路感染

1）急性单纯性膀胱炎的治疗建议采用三日疗法治疗，即口服复方磺胺甲基异恶唑、氧氟沙星或左氧氟沙星。

2）急性单纯性肾盂肾炎的治疗建议使用抗生素治疗14天，对于轻症急性肾盂肾炎患者使用高效抗生素疗程可缩短至7天。用药期间应每1～2周做一次尿常规及尿培养，观察细菌尿是否转阴，根据情况调整方案和定期随访。在疗程结束时及停药后第2、6周应分别做尿细菌定量培养，之后最好能每月复查1次。

3）复杂性尿路感染的治疗方案取决于疾病的严重程度，除了抗菌药物治疗外，还需同时处理泌尿系统解剖功能异常以及治疗合并的其他潜在性疾病，若有必要，还需营养支持治疗。

（2）男性膀胱炎：对于非复杂性急性膀胱炎可口服复方磺胺甲基异恶唑或氧氟沙星、环丙沙星等喹诺酮类药物治疗，剂量同女性患者，但疗程需要7天；而对于复杂性急性膀胱炎患者可口服环丙沙星或左氧氟沙星，连续治疗7～14天。

（3）妊娠期尿路感染

1）妊娠期间无症状菌尿的发生率高达4%～7%，常发生于妊娠的第一个月，其中多达40%病例可进展为急性肾盂肾炎，因此，在妊娠早期应该常规对孕妇进行尿培养检查，以便及时发现无症状菌尿患者。目前对于这类患者应该采取抗感染治疗，停药后1周时到医院复查尿培养情况，建议以后每月复查一次，直到妊娠结束。对于反复出现无症状菌尿者，可以在妊娠期间采取抗生素预防治疗措施。

2）急性膀胱炎的治疗应当根据尿培养和药敏试验结果给予3～5天抗菌药物治疗，治疗后需再行尿培养检查了解治疗效果。

3）妊娠期急性肾盂肾炎的发生率为1%～4%，多发生于妊娠后期。根据尿培养或血培养及药敏试验结果给予抗菌药物静脉输液治疗。临床症状明显改善后，可改为口服抗生素治疗，总疗程至少14天。

（4）无症状菌尿：对于绝经前非妊娠妇女、糖尿病患者、老年人、脊髓损伤及留置导尿管的无症状菌尿的患者，不使用抗菌药物治疗。然而，对于经尿道行前列腺手术或其他可能导致尿路黏膜出血的泌尿外科手术或检查的无症状性细菌尿患者，应该根据细菌培养结果使用敏感抗生素治疗。

(5) 导尿管相关的尿路感染

1) 大多数无症状菌尿的患者不使用抗生素治疗。一些例外情况应该根据细菌培养结果使用敏感抗生素治疗；泌尿系统手术的患者、某些可引起高菌血症发生率的菌株感染以及年龄较大的女性患者移除导管后可能需要短期治疗。

2) 有感染症状时，应当及时更换导尿管，并留取尿液进行微生物病原学检测，根据细菌培养结果使用敏感抗生素治疗。每天评估留置导尿管的必要性，不需要时尽早拔除导尿管，尽可能缩短留置导尿管时间。对长期留置导尿管的患者，拔除导尿管时应训练膀胱功能。医护人员在维护导尿管时，要严格执行手卫生。

2. 泌尿系统感染的预防

(1) 知识宣教：指导患者及家属了解本病的病因、发病机制、主要表现及治疗方法。

(2) 生活指导：在无禁忌证的情况下，指导患者尽量多饮水，勤排尿，每日饮水量应在 2 000 ml 以上。大量排尿可以对膀胱和尿道起冲洗作用，有利于细菌的排出，2～3 小时排尿一次，能避免细菌在尿路的繁殖，可降低尿路感染的发病率，这是预防尿路感染最实用有效的方法。日常生活中养成良好的卫生习惯，学会正确清洁外阴，避免擦便纸污染尿道口，经常清洗外阴，女性患者月经期间增加外阴清洗次数，以保持外阴清洁干燥。平时能够劳逸结合，注意饮食营养均衡，加强体育锻炼，增强机体的抵抗力。

(3) 对症处理

1) 发热是机体对细菌感染的反应，当体温大于 39℃时，宜给予物理降温，采用冰枕、乙醇擦浴、温水擦浴等措施，必要时遵医嘱行药物退热，并观察及记录降温效果。

2) 出现肾区或膀胱区疼痛时，患者应当卧床休息，进行膀胱区热敷或按摩，以缓解疼痛，必要时根据医嘱服用解痉镇痛药如阿托品、654-2 等抗胆碱能药物。

(4) 病情观察：密切观察患者全身情况及体温变化，观察泌尿系统症状及其他伴随症状的变化。如果患者出现高热等全身症状加重或持续不能缓解，尤其是腰痛加重时，要及时报告医生，避免发生严重的并发症。

(5) 用药指导：密切观察药物疗效及其副作用，如磺胺类药物口服可引起恶心、呕吐、厌食等胃肠道反应，经肾排泄时易析出结晶，还可以引起粒细胞减少等，指导患者服用磺胺类药物时增加饮水量；氟喹诺酮类药物可引起轻度的消化道反应、皮肤瘙痒等；氨基糖苷类药物可引起肾损害和听神经损害等。发现不良反应时应及时报告医生处理。

(6) 实验室检查指导：尿细菌定量培养通常留取清晨第一次（尿液在膀胱内停留 6～8 h 以上）的清洁、新鲜中段尿液送检。为保证培养结果的准确性，尿细菌定量培养标本应在使用抗生素之前或停用抗生素 5 日之后留取，留取标本时要严格无菌操作，及时送检。

(7) 预防指导：尽量避免使用尿路器械，如必需使用，要避免污染，有膀胱-输尿管反流的患者，日常生活中养成“二次排尿”的习惯，即每一次排尿后数分钟再排尿一次。

（徐　婷　周贝柠）

第六节 误 吸

一、误吸的概念

误吸是指进食（或非进食）时在吞咽过程中有数量不一的液体或固体食物（甚至包括分泌物或血液等）进入声门以下的气管。误吸是意识障碍和吞咽障碍患者经口进食时常见的并发症。

二、误吸的发病原因

正常人的吞咽是把口腔里的食物通过咽和食管送入胃的过程，是一个复杂的过程，需口、咽、食管的共同参与，这由一系列高度协调的反射性活动组成，其中任何一个部位的性质和功能发生障碍均可导致误吸。常见的因素有以下几种：

1. 患者原因

（1）老年患者由于生理功能及病理因素的影响，误吸发生率较高，主要是因为肌肉运动障碍、协调性降低、吞咽反射减弱或存在延迟性的吞咽反射，使得防止异物进入气管的反射性动作减弱，因此增加了误吸的概率。此外，由于老年人口腔菌群失调，口腔感染而影响吞咽反射。

（2）危重患者由于身体虚弱，出现咳嗽无力，吞咽、呕吐反射相应减弱，咀嚼功能下降，严重时出现意识障碍，导致误吸发生率增加。各种疾病导致的意识障碍与误吸有明显相关性，此类人群发生误吸与张口反射下降、咳嗽反射减弱、胃肠蠕动减弱、胃排空延迟致胃潴留、贲门括约肌阀门作用下降、体位调节能力丧失以及抵御咽喉部分泌物及胃内容物反流入呼吸道的能力下降等有关。研究证明，意识水平下降是误吸的首要危险因素。

（3）长期鼻饲和气管切开患者，因干扰正常吞咽生理而出现吞咽障碍，易引起慢性误吸。容易被人忽略的是气管拔管后也易发生误吸，主要是因为插管拔除后会厌反射未完全恢复，发生了延迟性误吸。当胃内压升高出现胃内容物反流，容易导致误吸，常见于饱胃、消化道梗阻或出血、虚弱的患者以及拔管后咳嗽、呕吐反射降低、意识障碍、吞咽障碍等。鼻饲患者由于鼻饲方法、体位不当也易引起误吸。此外，鼻饲管对咽部慢性机械刺激使环状括约肌受损，易引起误吸。

2. 疾病原因　颅脑疾病、神经肌肉病变、咽喉及会厌部位损伤及其他相关病因如食管蠕动障碍、呼吸道慢性感染等都可引起误吸。

（1）脑卒中是造成吞咽障碍的首要病因，由此引起的误吸是脑卒中的严重并发症，研究发现 9.9％～39.5％ 的脑卒中患者存在误吸情况。重型颅脑损伤患者由于呼吸中枢功能受到影响，常出现中枢性呼吸衰竭（呼衰），颅内压增高，呕吐频繁且胃内容物易误吸入气管，造成严重误吸，引起吸入性肺炎，导致低氧血症而威胁患者生命。

（2）损伤神经传导的病变如急性感染性神经炎、白喉、结核、颅底蛛网膜炎、颈椎病、肿瘤压迫（如颈静脉孔综合征）等均有可能引起误吸。

（3）颈部手术如喉全部切除术、甲状腺手术等，可导致喉返神经麻痹，吞咽和咳嗽反射减弱，或喉内肌瘫痪而引起误吸。

（4）肌肉病变等损害如重症肌无力、多发性肌炎、多发性皮肌炎、甲状腺功能亢进肌病等均能导致误吸发生。

（5）糖尿病患者由于影响自主神经功能而导致胃动力学障碍，中高度血糖可使胃排空时间延长，危重患者应激状态下血糖常升高，均增加了误吸发生的机会。

（6）此外，精神心理性疾病也可出现吞咽障碍，引发误吸，如癔症等。

3. *药物原因*　如茶碱类、钙拮抗剂、多巴胺等都可以使平滑肌松弛，促使误吸的发生。

4. *其他原因（照顾者）*

（1）喂养方式及速度不合适：在为患者进行鼻饲时，如不能很好地控制鼻饲的速度和量，速度过快或鼻饲量过大都会导致胃内压迅速增加而引起误吸。

（2）体位不当：当患者处于平卧位、后仰位或者床头角度过小时，均不利于吞咽口腔分泌物，且不利于食管对反流的胃内容物的清洁，增加了反流误吸的机会。

（3）鼻饲前、中、后的操作不当：如鼻饲后立即吸痰等刺激易引起误吸。

（4）对危重患者经口进食的能力评估不足：未慎重根据病情选择食物和进食途径，以及对进食的指导和观察不够细致。

三、误吸的临床表现

根据患者误吸发生后是否有明显的临床症状，误吸可分为显性误吸和隐匿性误吸。

当异物进入声门以下气管时，随即引起咳嗽反射即呛咳，轻者仅呛咳片刻后恢复正常，重者可连续剧烈呛咳，出现呼吸急促、面色发绀等缺氧症状，甚至引起致命性窒息，临床称为显性误吸。

隐匿性误吸的患者往往直到出现吸入性肺炎时才被觉察，不易引起家属及医护人员的注意，有的患者仅表现为精神萎靡、神志淡漠、反应迟钝及纳差。原因是吞咽反射减弱，咳嗽反射减弱以及脑血管和其他中枢神经系统疾病等。误吸导致吸入性肺炎是致死的最常见原因，包括隐匿性误吸在内，正常人睡眠中可能有45％发生误吸，有意识障碍患者则高达70％。

四、误吸的健康教育

1. *误吸的治疗*　误吸轻者可导致吸入性肺炎，是卧床老年患者致死的最常见原因；重者则可导致窒息。其中食物误吸是老年人窒息的重要原因之一，因此，当误吸发生时，现场急救尤其重要，一旦发生误吸，应立即采取以下处理措施：

（1）使患者侧卧位，头偏向一侧，快速检查患者口腔和咽部，叩拍背部，减少进一步误吸，保持呼吸道畅通。

（2）如吸引器不在身边，立即用毛巾或布块、甚至衣角包裹示指，并将示指伸入患者口中，快速通过后咽壁，感知异物所在，立即掏出，直至掏净为止。可行海姆立克（Heimlich）急救法处理。

（3）如有吸引器，立即使用负压吸引器快速将吸入物排出，亦可用喉镜伸入口内，明视下吸引更为确切、有效，或根据吸入物不同，采取正确的急救处理措施。如果误吸物排出，及时清理口腔内痰液、呕吐物；如果误吸物未排出，危险未解除，要配合医生做好抢救工作（如气管插管、气管切开等）并观察生命体征。

（4）气管插管后再做气管内吸引，并用简易呼吸器辅助呼吸，必要时作间断正压呼吸，先用纯氧，如误吸时间较长，可作呼气末正压通气，使肺泡重张。

(5) 其他处理

1) 吸氧，遵医嘱用药，患者可能出现支气管痉挛，可考虑应用β_2受体阻滞剂，如沙丁胺醇（舒喘灵）、异丙肾上腺素（酚丙喘宁）。

2) 为消除气管黏膜及黏膜下水肿，可喷雾吸入去氧肾上腺素稀释。

3) 通知家属，向家属交代病情及注意事项或给予心理支持。

4) 做好护理记录并分析误吸原因，制订预防措施。

2. 误吸的预防　比治疗更重要。吞咽障碍患者、意识障碍患者、麻醉未清醒患者，特别是临产妇、消化道梗阻或胃、食管出血，以及饱食、醉酒、外伤等急症患者有发生误吸的可能，应予以重视。加强此类特殊疾病患者的病情观察及护理，预防误吸的发生。

(1) 手术患者的预防

1) 术前严格禁食、水。

2) 胃肠减压虽不能将胃完全清空，但可减少胃内的积气及存液。

3) 术前1 h应用抗酸剂，使胃pH上升，即使误吸，危害可以减轻。

4) 此外，组胺拮抗药，如西咪替丁（甲氰咪呱）、雷尼替丁，有助于减少胃液分泌。此类药物多于手术前夜及手术当天早晨服用。在诱导前15 min静脉注入甲氧氯普胺（胃复安），有助加强贲门括约肌的肌力。

5) Sellick手法可降低误吸发生率，适用于全麻诱导及气管内插管。此种手法操作是：紧挨在甲状软骨下缘的环状软骨处，由助手将此环状软骨上方及其两旁用3个手指下压；另一手插至患者后颈，往上顶起，从而使食管开口受压而紧闭。只要胃内压小于6.67 kPa（50 mmHg），即可制止胃内容物的逆流向上。

(2) 鼻饲患者的预防

1) 保持呼吸道通畅，加强口腔护理。对于气管插管或切开的患者，保持管道位置正确及呼吸道畅通，加强口腔护理避免口腔感染而影响吞咽反射，导致误吸入肺的细菌过多，引起严重的肺炎。

2) 采取正确的鼻饲体位：研究表明，床头角度＞30°的卧位是减少反流的最佳体位，在病情允许的情况下，抬高患者床头30°～45°，这样既有利于胃肠食物的排空及消化，防止因体位过低引起反流误吸，又有利于降低因后仰位导致吸入性肺炎的发生。特别是重型颅脑损伤的患者鼻饲时取头部抬高45°的半卧位，鼻饲后保持半卧位30～60 min再恢复体位，有利于食物消化。

3) 正确掌握鼻饲的量、速度：昏迷患者因胃肠蠕动减弱，消化液分泌减少，严格控制鼻饲的速度及总量，禁止压力推注，每次注入不超过200 ml。间隔时间大于2小时。目前临床多采用营养泵持续滴注，滴速根据病情设定为80～120 ml/h。持续滴注可使营养物质与胃肠道充分接触，延长消化吸收的时间，确保营养物质有效地被胃肠道黏膜吸收，减少胃残余量。对清醒的患者鼻饲喂养时应缓慢逐步开始，速度不宜过快，以15～30 min喂完为宜。

4) 改善胃动力，减少残余量，促进胃排空：连续鼻饲喂养期间，每4小时或每次喂食前检查胃排空情况，监测胃残余量。当残余量大于100 ml时需延长鼻饲间隔时间，行胃肠减压。必要时根据医嘱准确、及时地口服胃动力药。

5) 食物反流的预防：鼻饲前应吸尽气管内的痰液，以免鼻饲后吸痰呛咳、憋气使腹内压增高引起反流，翻身拍背应在鼻饲前进行，出现反流时应尽快吸尽气道及口鼻腔反流物，同时暂停鼻饲。在鼻饲中及鼻饲后30 min内尽量不吸痰或避免深部吸痰，以免因吸痰的刺激引起呕吐。

(3) 经口进食吞咽障碍患者的预防

1) 正确评估患者经口进食的能力，根据病情选择合适的食物和进食方式。预防患者发生误吸，从正确喂食开始。

2）食物的选择：选择黏稠、糊状、冻状的软食或半流质食物，此类食物密度均匀、适当黏性而不易松散变形、不易在黏膜上残留。避免选择黏性过强、松脆的及需要咀嚼的食物如糯米糍、蛋卷、汤圆、饼干、大块的肉、花生及带有骨、刺的食物等。饮水呛咳时尽量减少单纯饮水，而以水泡食物等形式保证进水量。

3）进食餐具的选择：选择合适的进食餐具，如汤匙应选择容量 5 ml 左右，凹陷部分小，勺柄比较粗的型号；杯子选择带有切口的纸杯，预防颈部过伸。

4）喂食技巧

①正常人会厌谷的容量为 8～10 ml，液体的容量为 1～20 ml，浓稠泥状食物的容量为 3～5 ml，布丁或糊状容量为 5～7 ml，固体容量为 2 ml。如果根据食物类型给予患者适合容量的食物，可以避免在进食时发生误吸。如果给予患者的食物量过多，食物将从口中漏出或由于咽部残留导致误吸。

②汤匙入口后，在舌前 1/3～1/2 向后下压，倾出食物迅速撤出，指导患者立即闭合唇和下颌，使头轻屈，以利吞咽；可用汤匙每次盛少量食物送到舌根，让患者咀嚼后吞咽，避免使用吸水管吸水。

③点头吞咽：会厌谷是最容易残留食物的地方，颈部尽量前伸，形似点头，同时做空吞咽动作，可去除残留食物。

④侧方吞咽：咽部两侧的“梨状隐窝”是最容易残留食物的地方，让患者下颏分别左右移动，做侧方吞咽，除去隐窝部的残留食物。

⑤交叉吞咽：每次进食后反复做几次空吞咽，使食物全部咽下，然后再进食，亦可每次进食吞咽后饮少量的水（1～2 ml），既有利于刺激诱发吞咽反射，又能除去咽部残留食物。

⑥喂食者尽量站在患者的健侧，将食物从健侧喂入。

（徐　婷　周贝柠）

第七节　继发性癫痫

一、继发性癫痫的概念

癫痫是大脑神经元过度异常同步放电引起的短暂性脑功能失调综合征。根据异常放电起源部位不同及异常放电波及的范围不同，癫痫表现为运动、感觉、意识、精神、行为和自主神经功能障碍或兼而有之。根据病因癫痫可分为原发性癫痫、继发性癫痫和隐源性癫痫。继发性癫痫又称症状性癫痫。

二、继发性癫痫的发病原因

继发性癫痫的发病原因很多，许多中枢神经系统疾病或全身疾病都可以引起癫痫。常见的发病原因有：

1. 先天性疾病　如染色体畸形、先天性脑积水、小头畸形、胼胝体发育不全、脑皮质发育不全及遗传性疾病等。

2. 产前期和围生期疾病　如产伤是婴儿期继发性癫痫的常见病因，窒息、颅内出血、早产、宫内发育不良及黄疸等，是小儿继发性癫痫的常见原因。

3. 热性惊厥后遗　严重和持久的热性惊厥可以导致包括神经元缺失和胶质细胞增生的脑损害，主要在颞叶内侧面，尤其在海马体。

4. 颅脑损伤　颅脑损伤后遗癫痫者，以伴有凹陷性骨折、硬脑膜撕裂、局部神经系统体征、长期损伤后会出现记忆障碍，损伤后数周内即出现早期痫性发作的病例比较多见。

5. 颅内感染　如各种细菌、病毒、真菌感染引起的脑炎、脑膜炎、脑脓肿、炎性肉芽肿，以及寄生虫感染引起的脑囊虫病、脑包虫病、脑血吸虫病、脑肺吸虫病、脑弓形体病、脑旋毛虫病及脑型疟疾等。

6. 中毒　重金属、有害气体、化学物品及药物中毒均可引起脑损害而导致癫痫发作，如铅、汞、一氧化碳、乙醇、番木鳖碱、异烟肼中毒等以及全身性疾病，如妊娠高血压综合征、尿毒症等均能引致癫痫。

7. 颅内肿瘤　在成年期开始发作的继发性癫痫中，除损伤外，幕上肿瘤也是常见原因，尤其是生长于额叶以及中央回皮质附近的少突胶质细胞瘤、脑膜瘤、星形细胞瘤、转移癌肿等。

8. 脑血管疾病　除脑血管畸形和蛛网膜下腔出血产生癫痫时年龄较小外，脑卒中后发生癫痫的患者多见于中老年人，尤其是脑栓塞、脑血栓形成和多发性腔隙性梗死发作，高血压脑病也常引起癫痫。

9. 营养、代谢性疾病　儿童的维生素缺乏病时常会引发癫痫。在成人中，胰岛细胞瘤所致低血糖、糖尿病、甲状腺功能亢进、甲状旁腺功能减退、维生素 B_6 缺乏症等均可导致癫痫发作。

10. 其他　如结节性硬化、老年期痴呆也常会引起癫痫。

三、继发性癫痫的临床表现

癫痫的产生与神经元异常放电有关。在癫痫病灶中，一组病态神经元的放电频率可高达每秒数百次。癫痫病灶细胞群高频重复放电，使其轴突所直接联系的神经元产生较大的突触后电位，从而产生连续传播，直至抑制作用（包括痫性周围抑制性神经细胞的活动，胶质细胞对兴奋性物质的回收，以及病灶外抑制机构的参与）使发作终止。癫痫发作的类型不同，临床表现也各有差异，但都具有发作性、短暂性、刻板性和重复性的特点。常见的有：

（1）单纯部分性发作：发作时间短暂，一般不超过 1 分钟，起始与结束均较突然，无意识障碍。可分为四型：

1）部分运动性发作：表现为一侧眼睑、口角、手等身体某一局部不自主抽动，可波及一侧面部或肢体，常有 4 种发作形式：Jackson 发作、旋转性发作、姿势性发作和发音性发作。

2）部分感觉性发作：常表现为肢体的麻木感或针刺感，多数发生于口角、舌部、手指或足趾，病灶在中央后回体感觉区。特殊体感性发作包括：视觉性、听觉性、嗅觉性和眩晕性发作。

3）自主神经性发作：出现多汗、苍白、面部及全身潮红、呕吐、腹痛、肠鸣、欲排尿感等，可出现意识障碍。

4）精神性发作：表现为各种类型的记忆障碍、情感障碍、错觉、幻觉等，常为复杂部分性发作的先兆。

（2）复杂部分性发作：大多数由颞叶病变所引起，故又称颞叶癫痫，也称精神运动性发作。占成人癫痫的 50%以上，主要特征是发作时有意识障碍、自动症和运动症状，先兆多在意识丧失前或即将丧失时发生，故发作后患者仍能回忆。

（3）强直-阵挛发作（大发作）：表现为早期出现意识丧失、摔倒，随后发作分为三期：

1）强直期：全身骨骼肌呈现持续性收缩，双眼球上蹿，喉肌痉挛，发出尖叫，因呼吸肌强直收缩出现呼吸暂停，面色由苍白表现为青紫。此期常持续10～20秒转入阵挛期。

2）阵挛期：全身骨骼肌强直和松弛相交替，阵挛频率逐渐减慢，松弛期逐渐延长。以上两期可发生舌咬伤，并伴呼吸停止、心率增快、血压升高、瞳孔扩大、光反射消失、唾液和支气管分泌物增多等。

3）发作后期：此期尚有短暂的强直痉挛，以面部咬肌为主，造成牙关紧闭；全身肌肉松弛，出现尿失禁。持续数十秒或数分钟后抽搐发作自然停止，进入昏睡状态。醒后会出现短时间的头昏、烦躁、疲乏，不能回忆起发作的过程。若癫痫连续多次发作，发作间期意识不清或一次发作持续30分钟以上者称癫痫持续状态，常可危及生命。

（4）失神发作：又称小发作，多见于儿童，发作时出现短暂的意识丧失、突然中止原来的活动，中断谈话、面色苍白、双目凝视、无神、手中持物跌落、头前倾、口角眼睑颤动、时有眼球颤动，既不跌倒、也不抽搐。持续5～10秒后立即清醒，继续原先的活动，对发作无记忆。一般智力不受影响。若发作频繁，一日数十次甚至数百次，可能影响学习。

（5）自主神经性发作：可有头痛型、腹痛型、肢痛型、晕厥型或心血管性发作。

继发性癫痫多为部分性发作，亦可见全身性发作。

四、继发性癫痫的健康教育

1. 继发性癫痫的治疗　继发性癫痫病因复杂，对病因明确者应针对病因治疗，常用治疗方法有：

（1）药物治疗：用药前应明确诊断，按照发作类型正确选择药物，迅速控制症状。常用药物有安定、氯硝安定、苯妥英钠、扑痫酮、卡马西平、奥卡西平、拉莫三嗪、丙戊酸钠、左乙拉西坦等。原则上选择单一用药，症状难以控制时考虑联合用药；药物剂量需足够，加药减药宜慢不宜快，必要时监测血药浓度以调节剂量。指导患者遵医嘱长期规律服药。每种抗癫痫药物均有多项不良反应，开始用药或加量时，应密切观察药物的不良反应。若出现严重的特异性反应如卡马西平所致皮疹、肝损伤，苯巴比妥引起的智力、行为改变，苯妥英钠所致的神经系统损害等，应立即报告医生减药或停药。

（2）手术治疗：主要适用于难治性癫痫及有明确病因的患者。凡确诊为癫痫后，经系统药物治疗并在血浆浓度监测下治疗2年仍不能控制，病程在3年以上者，可考虑行手术治疗。

（3）高压氧治疗：对各种脑损伤引起的继发性癫痫具有一定的疗效。

（4）放射外科治疗：根据发作类型，脑电图、脑地形图、CT或MRI检查定位，应用伽玛刀治疗，毁损癫痫病灶。

2. 继发性癫痫的预防

（1）日常生活指导

1）患者应养成良好的生活习惯，生活应有规律，保证充足睡眠，避免过度劳累、情绪激动，思想紧张，使用兴奋药物、刺激性的食物等诱发因素，减少精神感觉刺激等。

2）饮食应给予富有营养容易消化的食物，避免辛辣刺激性食物，不宜进食过饱，多食新鲜蔬菜、水果，戒除烟酒。

3）尽量避免到危险场所及接触危险品，不易从事高空作业及需要精力高度紧张的工作，如登山、游泳、开车、骑自行车，小孩不宜独自在河边、炉旁，夜间不宜单人外出，尤其不要做现代化的高空游戏，如蹦极等。

4）如果有义齿应在每次睡觉前摘下，必要时使用床档，以免发生坠床。

5）随身携带简要的病情诊疗卡，注明姓名、地址、联系方式及病史等，以备发作时能够得到及时有效的救治。

（2）用药指导：家属要检查、监督患者按时按量、准确无误的服药，防止发生少服、漏服和多服的现象，注意在服药期间定期监测肝肾功能，并观察药物的副作用。不可随便更换药物和剂量，无论是增加还是减少药物以及药物的品种，均应在医生的指导下进行。应坚持长时间的服药治疗。癫痫完全控制后，在医生的指导下才可考虑逐渐停药，减药过程也需 1 年以上，切忌短期或突然停药，病程越长，剂量越大，停药越要缓慢，少数可能需要终身服药。

（3）心理护理：癫痫是一种慢性疾病，患者不仅躯体痛苦，同时还要忍受家庭的歧视和社会的偏见，这些因素严重影响患者的身心健康。患者常会感到紧张、焦虑、恐惧、情绪不稳，时刻担心再次发病，甚至对疾病的康复失去信心，家庭成员应经常给予关心、帮助、爱护，鼓励患者说出自己的困惑并予以解答，及时消除患者的顾虑，帮助他们树立信心。为患者营造一个良好的生活环境，使患者拥有愉悦的心情和良好的情绪，提高生活的质量。

（4）癫痫发作的处理

1）有发作先兆时，迅速将患者平卧；如果患者是在活动时发作，应抱住患者缓慢就地放倒，适度扶住患者的头、手、脚，以防外伤；将头偏向一侧，清除口腔和呼吸道分泌物。

2）迅速给予氧气吸入，改善脑组织缺氧。

3）松解衣领，保持呼吸道通畅，如有舌后坠，用舌钳将舌拉出，防止呼吸道堵塞，必要时行气管切开，牙关紧闭者用牙垫或纱布包裹的压舌板置于上、下臼齿间，防舌及面颊部咬伤。

4）尽快建立静脉通路，并遵医嘱给予镇静剂，如地西泮、苯巴比妥钠等。

5）对抽搐的肢体，切勿用力按压，防止骨折或脱臼。发作停止后意识未恢复或有短时躁动的患者，应使用床档，必要时给予保护性约束，确保患者安全。

（徐　婷　周贝柠）

第七章　中医康复护理知识

第一节　中药汤剂用法

一、中药汤剂煎煮法

中药是临床上中医治疗疾病最常用的一种手段，汤药的煎煮方法正确与否对药效的影响很大，因此，掌握中药汤剂的煎煮法尤为重要。

（一）煎药前的准备

1. *选择煎煮器具*　煎药的器具很多，但忌用铁器、铜器、铝器等，因为这些金属物品会与某些药物产生化学反应，继而影响药物疗效，甚至危害人体。目前常用的是带盖的陶瓷砂锅、瓦罐，不仅价廉，还具有导热均匀、化学性质稳定、保温性好等诸多优点（图 7-1）。

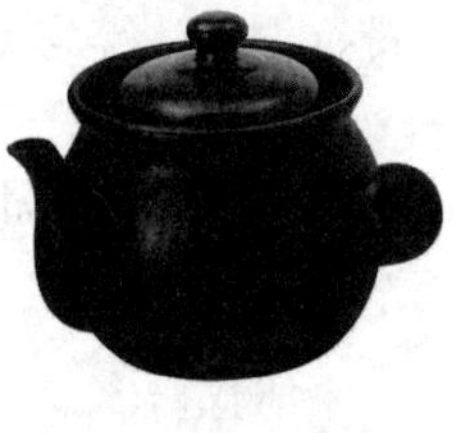

图 7-1　煎药罐

2. *中药浸泡*　中草药煎煮之前不用清洗。煎药前将药物倒入容器内，用冷水浸泡 30～60 分钟，便于药物有效成分的析出，忌用沸水。夏天气温高，为防止浸泡用水变质，浸泡时间应稍短，一般 30 分钟为宜；冬天气温低，浸泡时间适当延长。

3. *煎药用水*　以洁净水为原则，如自来水、井水、泉水、纯净水均可。用水量应适宜，第一次煎药用水量高出药面 3～5 cm。质地坚硬或需久煮的药物，用水略多；质地疏松、易挥发或煎煮时间不易过长的药物，用水量应减少，淹没药物即可。第二次煎煮用水相应减少，加水至超过药面 2～3 cm 即可。

（二）煎药火候及时间

应掌握先武后文的原则。即未沸前用大火，沸后开始计时，用小火保持微沸状态，以免药汁溢出或熬干。煎药时间根据药性而定，一般药为 30 分钟。解表药、清热药、芳香类药物不宜久煎，水沸后再煎 15～20 分钟。滋补药先用武火煮沸后，改用文火慢煎 40～60 分钟。煎药时要搅拌药料 2～3 次。

（三）煎药次数及药量

每剂中药一般煎煮 2 次，第 2 次煎煮时间可略短。对质地厚重或滋补的药物可煎 3 次或更多。儿童每煎 50～100 ml，成人每煎 150～200 ml。

（四）过滤取汁

药液滤出后，将吸附有药液的药渣放入纱布或透水性能好的原色棉布中包好待凉，加压绞取药液，可保证有效成分充分析出。

(五) 特殊药物煎法

1. 先煎　主要目的是增加药物溶解度，降低药物毒性，充分发挥疗效。除特殊规定外，一般先煎20～30分钟，再下其他药物共煎。先煎的药物包括矿石、甲壳类、兽角类。某些药物难溶于水及需要先煎去沫的如石决明、石膏、龙骨、鳖甲、天南星、生半夏等。

2. 后下　主要目的是缩短受热时间，减少有效成分挥发。一般药物即将煎至预定量时，投入同煎5分钟即可。气味芳香，含挥发油多的药物如薄荷、藿香、细辛等。不宜久煎的药物如杏仁、大黄、番泻叶等。

3. 包煎　药物体积较小或呈粉末状，入煎后或浮于水面或沉入锅底，影响煎煮疗效，因此需要包煎，如青黛、天花粉等。药物性质黏滑，易沉锅底而焦糊的如车前子、菟丝子等宜包煎。对附绒毛药物，如旋覆花、枇杷叶等亦可采取包煎，以避免因绒毛脱落混入药液中刺激咽喉，引起咳嗽。

4. 烊化　凡胶质、黏性大而且易溶的药物，如阿胶、鹿角胶、蜂蜜、饴糖等，宜加适量开水融化后冲入汤液中。

5. 另煎　贵重药为保留有效成分，减少损耗，应另煎或另炖，如人参、西洋参、鹿茸等。另外，质地轻、量大的白茅根、丝瓜络、金钱草等应另煎去渣取汁，再用此汁煎煮他药。

6. 泡服　含挥发油或药物易溶解者，可用开水或药汁趁热浸泡，如藏红花、肉桂、胖大海等。

7. 冲服　药物的有效成分不在水中溶解或加热后有效成分易分解的药物，如琥珀粉、三七粉、麝香粉、生藕汁等均需冲服。

二、中药用法及护理

清代医家徐灵胎指出："方虽中病，而服之不得法，非特乏功，反而有害。"说明了服药方法的重要性。汤剂服用方法是否正确，直接影响药物在人体中的吸收和治疗效果。因此，必须正确执行各种服药方法。

(一) 服药次数

一般汤剂一日分早晚两次服用，清热解毒药可每日服3～4次，补益药应早晚各服1次，发汗药可加服2～3次。对老人小儿服药有困难的，也可采用少量多次或浓煎后服用。顿服是将1剂汤药1次服下，以取其量大力峻、快速起效之作用。连服是指在短时间内连续给予大剂量药物的服用方法。

(二) 服药时间

应根据病情来决定。一般汤药宜在饭后1～2小时服用。病在上焦的（心、肺部），欲使药力停留较久，宜饭后服；病在下焦的（膀胱、肠道），欲使药力迅速下达，宜饭前服；清热解毒药、润肠药、滋补药宜空腹服，此时胃中空虚容易吸收。所谓空腹服，即指早饭前1小时或晚饭后1小时服药。特殊药物应特殊服用，如助消化药在服药前应少量进食以助药效；驱虫药应在早晨空腹服，服药前喝少量糖水，可以提高杀虫效果；攻下药在解大便后立即停服；安神药、滋补药、延缓衰老的药物宜睡前服用；安眠药应在睡前2小时服用；治疟疾药应在发作前2小时服用。急诊用药则不拘时间，慢性病多服丸、散、膏、酒者，应定时服用。如遇汗难出者，可缩短服药的时间，以利于发汗。

（三）服药温度

汤剂在治疗一般疾病时宜采用温服法，对有特殊治疗需要的情况应按特殊的方法服用。凡属理气类药，热则易舒，凉则增滞；活血、补血、凉血、止血类药，寒则瘀滞，热则沸溢。凡服用解毒剂，俱宜冷服，可使毒物瘀滞易于排出。凡热性疾病宜冷服（如四虎汤），而寒性病则宜热服，发散攻下，以助药力。行血脉通络达筋骨者宜热服，收涩固精止血之剂宜冷服。除烦止渴祛暑之剂宜热服，解表药多属辛散之品，功能疏散肌表，宜热服；清热药和消暑药宜冷服。大热病服用寒性药应温服；大寒病用热性药应冷服。对于不应冷服的汤剂在服用后会引起胃肠刺激，出现腹痛或呕吐，可用生姜擦舌即止。

（四）服药剂量

中药汤剂均是煎煮 2～3 次后的合并液，再按临床需要分次服药。一般来讲，每次服用 150 ml 为宜，但有的病症也有例外。发热患者服清热解毒剂时，药液可稍多些以助药力；生津止渴药药液量也应多，并可代茶频服。身强者服药稍多，身弱者如儿童和重患者，服药量应酌情减少。一般 1 岁以内儿童服用成人药量的 1/5，1～3 岁服用成人药量的 1/4，4～7 岁服用成人药量的 1/3，8～10 岁服用成人药量的一半，10 岁以上就可以用成人药量了。

三、中药性能与饮食禁忌

（一）中药性能

中药的性能是中药作用的基本性质和特征的概括，又称药性，主要包括四气五味、归经、升降浮沉、毒性等。

1. 四气五味

（1）四气：即指药物具有寒、热、温、凉 4 种药性，它是由药物作用于人体所产生的不同反应和疗效而总结出来的。一般能够减轻或消除热证的药物属于寒性或凉性，如黄连、黄芩，反之则为温性或热性，如附子、干姜。

（2）五味：是指药物有辛、甘、酸、苦、咸五种不同的味道。辛：具有发散、行气、止血的作用。甘：具有补益、缓急止痛、调和药性、和中的作用。酸：具有收敛、固涩的作用。苦：具有泻泄和润燥的作用。咸：具有软坚散结、泻下通便的作用。

2. 归经　药物的作用部位。药物对某一经（脏腑和经络）或某几经发生明显作用，而对其他经作用较少，甚至无作用，这种对机体某部分的选择性作用称归经。掌握归经有助于提高用药的准确性。

3. 升降浮沉　是指药物对机体有向上、向下、向外、向内四种不同的作用趋向。药物的这种性能可用于调整机体气机紊乱，使之恢复正常的生理功能，或因势利导，驱邪外出，达到治愈疾病的目的。

（1）升：即上升提举，主要治疗病势向下的疾病。

（2）降：即下达降逆，主要治疗病势向上的疾病。

（3）浮：即向外发散，主要治疗病势在表的疾病。

（4）沉：即向内收敛，主要治疗病势在里的疾病。

4. 毒性　是指药物对机体的损害性，它分为大毒、有毒、小毒三种。为了确保用药安全，必须了解有毒中药的品种及其使用的特殊要求，根据患者体质强弱和病情，严格控制使用剂量和服药时间。

（二）中药饮食禁忌

饮食禁忌是指服药期间对某些食物的禁忌，也就是俗话所说的忌口。一般服药后饮食要清淡、大熟，忌食生冷、油腻。此外，由于疾病不同，禁忌也会有所不同。如热性病应忌食辛辣、油腻、煎炸类食物。寒性应忌食生冷寒凉食物。头晕烦躁患者忌食胡椒、辣椒、白酒等辛热之品，脾胃虚寒者忌食生冷、不易消化的食物。

四、中药中毒与不良反应的护理

（一）中药不良反应

药品不良反应是指合格药品在正常的用法用量下出现的与用药目的无关的或意外的有害反应。如果在临床应用中引起不良反应的是中药，即为中药不良反应。包括副作用、毒性作用、变态反应、药物依赖等。

（二）不良反应的护理

（1）仔细核对中药汤剂，如有疑问要及时向医生咨询解决。用药期间要严格遵守医嘱，掌握用药途径、用法、用量及给药时间。

（2）学习中药基本知识，掌握正确煎煮中药的方法、服用方法及特殊药物的副作用，注意认真观察有无不良反应的发生。

（3）采用中西药物联合治疗的患者，要向医生问清楚服用方法及注意事项。指导患者使用“准”字号药物，拒绝使用伪劣药品。

（4）注意用药期间的饮食禁忌，如蜂蜜忌大葱、鳖甲忌咸菜、茯苓忌醋等。某些药物有损害胎儿的副作用，如麝香、巴豆等。

（柯　娟　李久虎）

第二节　常见病症的中医康复知识

一、眩　晕

（一）中医辨证

1. 风阳上扰　眩晕、耳鸣，头痛且胀，易怒，失眠多梦。

2. 痰浊上蒙　头疼如裹，视物旋转，胸闷作恶，呕吐痰涎。

3. 气血亏虚　头晕目眩，面色淡白，神倦乏力，心悸少寐。

4. 肝肾阴虚　眩晕久发不已，视力减退，少寐健忘，心烦口干。

（二）辨证施治

（1）眩晕而昏厥不省人事，急刺人中，强刺激，并立即报告医生。

（2）耳穴压籽可选肾、枕、内耳、神门、内分泌等穴。

（3）眩晕伴恶心呕吐者，针刺内关、足三里。

（4）药物中毒所致者，宜煎服绿豆甘草汤频服。

（三）健康教育要点

1. 住院患者健康教育知识

（1）情志指导：保持情绪平稳，眩晕发作时，卧床休息，不宜紧张恐惧，尤其肝阳上亢者，应避免暴怒等不良刺激，以防发展为中风。

（2）饮食指导：饮食以清淡易消化为宜。肝阳上亢者，应忌辛辣刺激、煎炸之品，戒烟酒，平时多食新鲜蔬菜，如芹菜、萝卜、海带等，可多吃新鲜的水果。虚证眩晕者，应加强营养，多食血肉有情之品，如猪肝、鸡蛋、红枣、龙眼肉等。

（3）用药指导：眩晕呕吐甚时，汤药应少量多次频服，可在服药前口含新鲜生姜或滴上几滴姜汁于舌上。严格遵照医嘱服药，如降压药、降糖药，不得擅自增减，以防发生血压过高、过低，低血糖等而出现眩晕。

（4）养生指导：安静、舒适，空气新鲜，光线宜暗，避免噪声，保证充足的休息。

2. 出院患者健康教育知识

（1）预防知识指导：注意体质调护，适当选择降压操、舌操等进行功能锻炼，预防眩晕的发生。

（2）家庭护理知识指导：日常注意劳逸结合，节制房事修身养性，不宜长期过度疲劳、紧张。

（3）复诊指导：注意情志调护，当出现血压升高、头晕目眩、头部胀痛等，应及时就医。

二、头　痛

（一）中医辨证

中医将头痛分为外感头痛和内伤头痛。

1. 外感头痛　包括风寒头痛、风热头痛、风湿头痛。

（1）风寒头痛：头痛时作，痛连项背，遇风尤剧，恶风畏寒，口不渴。舌苔薄白。

（2）风热头痛：头痛而胀，甚则头痛如裂，发热或恶风，面红目赤，口渴欲饮，便秘尿黄。舌红苔黄，脉浮数。

（3）风湿头痛：头痛如裹，肢体困重，纳呆胸闷，小便不利，溏便。苔白腻，脉濡。

2. 内伤头痛　包括肝阳头痛、肾虚头痛、血虚头痛、痰浊头痛、瘀血头痛。

（1）肝阳头痛：头痛目眩，心烦易怒，夜眠不宁，或兼胁痛，面红口苦。舌苔薄黄，脉弦有力。

（2）肾虚头痛：头痛且空，每兼眩晕，腰痛酸软，神疲乏力，遗精带下，耳鸣少寐。舌红少苔，脉细。

（3）血虚头痛：头痛而晕，心悸不宁，神疲乏力，面色惨白。舌质淡，苔薄白，脉细弱。

（4）痰浊头痛：头痛昏蒙，胸脘满闷，呕恶痰涎。苔白腻，脉弦滑。

（5）瘀血头痛：头痛经久不愈，痛处固定不移，痛如锥刺，或有头部外伤史。舌质紫，苔薄白，脉细涩。

（二）辨证施治

（1）头痛急性发作期宜卧床休息，避免劳累或用脑过度，保证充足的睡眠。

(2) 头痛剧烈可按摩或针刺印堂、太阳、合谷等穴或用风油精、清凉油涂擦。

(3) 外感风寒而致头痛，头部注意保暖，可戴帽子或扎围巾以减轻疼痛。

(三) 健康教育要点

1. 住院患者健康教育知识

(1) 情志指导：保持情绪平稳，避免忧思恼怒，减少不必要的刺激，以免加重头痛。

(2) 饮食指导：饮食以清淡而富有营养为宜。风热头痛者，多食水果和清凉饮料；肝阳上亢引起头痛应忌葱、蒜、韭菜、辣椒等辛辣之品，宜低脂、低胆固醇之品，平时多吃菊花芯、马兰头、海带、紫菜、淡菜等，常饮菊花茶；血虚头痛患者应加强营养，多食血肉有情之品补益气血，如动物血、肝、禽蛋等；形体肥胖，痰湿较盛者，应少食膏粱厚味制品，控制饮量。

(3) 用药指导：外感风寒头痛者，汤药不宜久煎，宜热服，服用后可饮热粥或热饮，以助药力；头痛较轻者，可服生姜红糖水。风热头痛者汤药宜温服，兼有便秘者，可服黄连上清丸 5 克，每日两次，通腑泄热；肝阳上亢而致头痛者，可服龙胆泻肝丸 5 克，每日三次，可用菊花 6 克、决明子 10 克泡水代茶；瘀血头痛者，可用白芷、川芎粉各 2 克，水煎服。

(4) 养生指导：居住保持安静，避免噪声等不良刺激。空气新鲜，避免对流风。

2. 出院患者健康教育知识

(1) 预防知识指导：正确认识疾病，积极治疗原发病，正确使用药物预防。

(2) 家庭护理知识指导：提倡有规律的生活和工作，睡眠充足、饮食结构合理、戒除不良嗜好，积极参加感兴趣的文体活动。

(3) 复诊指导：注意劳逸结合，出现头痛发作或头痛剧烈时应及时就医。

三、胃　痛

(一) 中医辨证

1. 肝胃气滞　胃脘胀满或胀痛，胁肋胀痛，因情绪因素诱发或加重，嗳气频作，胸闷不畅，舌苔薄白，脉弦。

2. 肝胃郁热　胃脘饥嘈不适或灼痛，心烦易怒嘈杂反酸，口干口苦，大便干燥，舌红苔黄，脉弦数。

3. 脾胃湿热　脘腹痞满，食少纳呆，口干口苦，身重困倦，小便短黄，恶心欲吐，舌质红，苔黄腻，脉滑或数。

4. 脾胃气虚　胃脘胀满或胃脘隐痛，餐后明显，饮食不慎后易加重或发作，纳呆，疲倦乏力，大便溏薄，舌淡苔白，脉沉弱。

5. 脾胃虚寒　胃痛隐隐，绵绵不休，喜温喜按，劳累或受凉后发作或加重，泛吐清水，神疲纳呆，四肢倦怠，手足不温，大便溏薄，舌淡苔白，脉虚弱。

6. 胃阴不足　胃脘灼热疼痛，胃中嘈杂，似饥而不欲食，口干舌燥，大便干结，舌红少津或有裂纹，苔少或无，脉细或数。

7. 胃络瘀阻　胃脘痞满或痛有定处，胃痛拒按，黑便，面黄暗滞，舌质暗红，脉弦涩。

(二) 辨证施治

1. 饮食停滞　多食理气消食之品，如萝卜、金橘、山楂等，并可用食疗方，如曲米粥（神曲 15 克，粳米 100 克)，陈茶米粥（陈茶叶 5～10 克，粳米 100 克）。

2. 肝气犯胃　忌食壅阻气机的食物，如红薯、南瓜、土豆等。

3. 肝胃郁热　每日晨起饮温盐水 1 杯，以清胃泄热。

4. 脾胃虚寒　勿食生冷寒凉之品，可选用姜、葱、胡椒等调料，常饮生姜红糖茶，并多食补中温胃之品，如大枣、龙眼、牛奶、鸡蛋、鳝鱼等。

5. 胃阴虚　忌辛辣煎炸、浓茶、咖啡等刺激品，可食养阴生津之品，如番茄、甘蔗、百合、莲子、银耳、甲鱼等。

（三）健康教育

1. 住院患者健康教育知识

（1）情志指导：保持情绪稳定，勿忧思、恼怒、悲伤。情绪过度激动亦是诱发实证胃痛的主要因素，故应保持精神愉快。

（2）饮食指导：饮食以软、烂、温热、少食多餐为原则，疼痛、呕吐剧烈或呕血、便血量多时应禁食，恢复期逐渐改为软饭或面食，根据不同的证型给予饮食调护。

（3）用药指导：中药汤剂应少量多次频服。呕恶剧烈者，服药前口含姜片或山楂片以缓解呕吐。若胃痛持续不解，可服沉香粉、延胡粉各 1 克，以理气止痛。脾胃虚寒者，汤药应热服，服药后应进热粥、热饮，以助药力。理气和胃口服液宜在饭后服用。

（4）养生指导：居室内空气新鲜，寒温适度。急性期绝对卧床休息，减少活动，症状缓解后可下床轻微活动，注意劳逸结合，生活有规律。

2. 出院患者健康教育知识

（1）预防知识指导：脾胃虚寒者，注意胃部保暖。

（2）家庭护理知识：指导平时养成良好的饮食习惯，合理配餐，营养均衡，谨和无味，戒烟酒。进食规律，定时定量，勿暴饮暴食，勿过冷或过热，少食油腻生冷之物。

（3）复诊指导：积极治疗原发病，查明引起胃痛的原因，若反复发作，迁延不愈，应定期做有关检查，防止恶变。

四、泄　泻

（一）中医辨证

1. 寒湿困脾　大便清稀或水样，腹痛肠鸣，胃寒食少。

2. 肠道湿热　腹痛即泄，泄下急近，粪色黄褐，肛门灼热，可伴发热。

3. 食滞胃肠　腹满腹痛，大便臭如败卵，泄后痛减，纳呆，嗳腐吞酸。

4. 肝气郁滞　腹痛肠鸣泄泻，每因情志不畅而发，泄后痛缓。

5. 腹气亏虚　大便溏薄，夹有不消化食物，脐腹疼痛，喜暖，形寒肢冷。

6. 肾阳亏虚　晨起泄泻，大便夹有不消化食物，脐腹疼痛，喜暖，形寒肢冷。

（二）辨证施治

1. 急性泄泻　次数较多或伴发热时，应卧床休息，虚证、寒证者注意腹部保暖。

2. 腹中冷痛　可做腹部顺时针方向按摩。

3. 肾阳虚弱　腹痛可用小茴香炒热入布包敷脐部。

4. 清洗　每次便后软纸擦肛门，温水清洗，外扑松花粉，防止发生肛周湿疹。肛门因便次多而糜烂、出血时，应清洗后外涂油膏治疗。

（三）健康教育要点

1. 住院患者健康教育知识

（1）情志指导：急性期患者给予安慰，戒除急躁情绪，慢性患者告之疾病调养的办法，使其树立战胜疾病的信心，积极配合治疗。

（2）饮食指导：饮食急性期以清淡、少油、易消化流质或半流质食物为宜，多饮开水、淡盐水或糖盐水。伤食泄泻节制饮食，少食或禁食，忌生冷瓜果、山芋等润肠通便食品；寒湿泄泻饮食宜温热、清淡，忌肥甘、油腻、辛辣及生冷瓜果。病情稳定后注意饮食调理，可选食山药、莲子、大枣、薏仁粥等，以健脾养胃。

（3）用药指导：按时服药，寒湿泄泻中药汤剂宜热服，药后覆被静卧微微出汗，以助散邪。

（4）养生指导：居室整齐、舒适，便后及时开窗通风，更换污染床单、衣裤，保持环境清洁。生活起居谨慎，顺应四时气候变化，及时增减衣服，防止外感风寒暑湿之邪。盛夏炎暑时不要露卧湿地，以免暑湿外侵。脾胃虚寒者，注意腹部保暖。

2. 出院患者健康教育知识

（1）预防知识指导：适当进行体育锻炼，增强脾胃功能。平时注意饮食卫生，防止病从口入。消灭苍蝇、蟑螂，搞好环境卫生。

（2）家庭护理知识指导：少食生冷瓜果，饭前便后洗手。夏季冰箱内食物不宜存放过久，再食时应煮透。勿食馊腐、霉烂变质的食物。夏季可用荷叶、藿香、香薷、滑石等水煎服，以清暑化湿。

（3）复诊指导：注意观察大便情况，出现排便次数增多，粪便稀溏甚至水样便时应及时就医。

五、感　冒

（一）中医辨证

1. 风寒感冒　除鼻塞、喷嚏、咳嗽、头痛等一般症状外，还有畏寒、低热、无汗、肌肉疼痛、流清涕、吐稀薄白色痰、咽喉红肿疼痛、口不渴或渴喜热饮，苔薄白，脉浮紧。

2. 风热感冒　除鼻塞、流涕、咳嗽、头痛等感冒的一般症状外，还有发热重、痰液黏稠呈黄色、喉咙痛，痰通常黄色或带黑色，舌边尖红苔白，脉浮数。

3. 暑湿感冒　畏寒、发热、口淡无味、头痛、头胀、腹痛、腹泻，小便短赤，舌苔黄腻，脉濡数。

4. 气虚感冒　感冒反复，经久不愈，身倦无力，气短懒言，鼻塞头痛，咳痰无力，舌淡苔白，脉浮无力。

5. 阴虚感冒　身热，微恶风寒，无汗或少汗，咽干口渴，干咳少痰，手足心热，头晕心烦，舌红少苔，脉细数。

6. 时行感冒　突然畏寒、高热、头痛、怕冷、寒战、头痛剧烈、全身酸痛、疲乏无力、鼻塞、流涕、干咳、胸痛、恶心、厌食，婴幼儿或老年人可能并发肺炎或心力衰竭等症状。

（二）辨证施治

（1）感受风寒恶寒发热无汗者，可取督脉及膀胱经腧穴行背部捏脊。

（2）外感暑湿发热恶寒兼周身疼痛者，可取背部两侧膀胱经腧穴行刮痧法。

（3）汗出不畅者可艾灸大椎、曲池穴以助汗出。

（4）头痛时可按摩头部印堂、太阳、大椎、百会等穴以缓解疼痛。

（5）周身酸痛不适者，可循足太阳膀胱经作背部按摩使周身微汗或行四肢按摩，放松局部肌肉组织缓解疼痛。

（三）健康教育

1. 住院患者健康教育知识

（1）情志指导：感冒痊愈一般需 1 周时间，不可急躁，安心治疗。

（2）饮食指导：①饮食宜清淡易于消化，以稀饭、面条等半流质或软饭为主，配清淡的蔬菜，给予汤汁之类，多饮水。②风寒感冒忌生冷食物，轻症可用生姜红糖水；风热感冒忌食油腻、辛辣之物，可饮金银花露；暑湿感冒应少食甜品，可选鲜藿香、鲜佩兰代茶饮，或薏苡仁、绿豆煮汁饮。③乳食喂养的小儿应暂时减少哺乳次数，以防发生消化不良症状。

（3）用药指导：①发散表邪的药多属辛散之品，不宜久煎，宜轻煎温服，药后加衣盖被，可食热粥或汤汁以助药力，发汗驱邪。药后观察汗出的情况，以微出汗为佳。②风寒者汤剂热服；风热者病情轻则可一日一剂，2～3 次服用；重则一日二剂，每 6 小时服 1 次，若汗出热退身凉脉静，则为正可胜邪。③给小儿喂药要耐心劝导，不可强行灌服，以免误入气管。④服解表剂后腠理开泄，故应避风寒，以免复感外邪。

（4）养生指导：居室清洁整齐，空气新鲜流通，温、湿度适中，避免吹对流风，勿汗出当风。初期症状不严重者，可正常工作，适当休息，多饮水即可。恶寒发热、头痛明显者，应卧床休息。

2. 出院患者健康教育知识

（1）预防知识指导：气候变化时要注意保暖防寒。养成经常性户外活动习惯，根据不同年龄和体质进行体育锻炼，增强正气卫外功能。亦可进行耐寒训练，可从夏季开始，冷水洗脸、冷水浴等加强人体抗寒防病。感冒流行期间，尽量少到公共场所。可选用贯众、板蓝根、忍冬藤等药煎服，或板蓝根冲剂预防给药。

（2）家庭护理知识指导：适当休息，避免过度疲劳使机体抵抗力降低，养成不随地吐痰等良好的个人卫生习惯。室内定时通风换气，或用食醋熏蒸，或苍术、艾叶、雄黄等燃烟消毒。

（3）复诊指导：注意观察体温、神志、鼻涕等变化，出现异常情况应及时就医。

六、咳　嗽

（一）中医辨证

1. 风寒束肺　咳嗽声重，咳白色稀薄痰。

2. 风热犯肺　咳嗽气粗，咳痰黏白或黄，咽痛或咳声嘶哑。

3. 燥邪伤肺　干咳少痰，咳痰不爽。

4. 痰热壅肺　咳嗽气粗，痰多稠黄。

5. 肝火犯肺　咳呛气逆振作，咳时胸胁引痛。

6. 痰湿蕴肺　咳声重浊，痰多色白。

7. 肺阴亏虚　久咳痰少，咳吐不爽。

8. 肺气亏虚　病久咳声低微，咳前伴喘。

(二) 辨证施治

(1) 轻症患者，若仅见咳嗽，可正常工作，但应避免劳累。咳嗽剧烈伴随症状明显者，应到医院检查治疗，注意卧床休息。

(2) 咳嗽不能平卧者，可取半卧位。

(3) 咽痒、咽干者，可予温开水缓缓咽下以润喉。

(4) 痰吐不畅者，可轻拍背部，协助排痰。

(三) 健康教育

1. 住院患者健康教育知识

(1) 情志指导：保持精神愉快，避免忧虑、恼怒等不良情志的刺激而加重病情。

(2) 饮食指导：饮食以清淡易消化为宜，多食新鲜蔬菜、水果。内伤咳嗽应分清不同证型，注意选择健脾、补肾、养肺、化痰、止咳的食物。阴虚者，多食养阴滋润之品，如雪梨、白木耳、蜂蜜、罗汉果、冰糖等，忌早用补品或过食肥甘厚味之品，尤忌烟、酒、辛辣刺激之品，以免生痰。

(3) 用药指导：风寒咳嗽者，中药汤剂宜热服，药后加盖衣被，食热饮、热粥，以助驱邪扶正。风热咳嗽者，可用枇杷膏调配川贝粉服，以疏风化痰止咳。风燥证者，可用雪梨炖川贝、蜂蜜服之，以润肺止咳。肺阴亏虚而致咳嗽者，可用麦冬、沙参适量泡水代茶，以养阴清热。不可擅自服用中枢镇咳药，如可待因等。

(4) 养生指导：居室冷暖适中，温、湿度适宜，空气流通。禁止烟尘及特殊气味的刺激，吸烟者劝其戒烟，避免过劳。对轻症患儿更应避免风寒，防止感冒。

2. 出院患者健康教育知识

(1) 预防知识指导：注意防寒保暖，顺应四时气候变化。创造良好生活环境，消除烟尘及有害气体的危害。积极锻炼，增强御邪能力，如气功、太极拳、呼吸操等，提高肺的功能。定时对青少年进行体格检查，新生儿和婴幼儿应及时接种卡介苗及百白破疫苗。

(2) 家庭护理知识指导：饮食宜清淡，忌肥甘厚味、辛辣之品，避免饮酒，以防痰湿内生。保持情绪乐观，避免情志过激、七情内生而致疾病复发。加强卫生教育，提倡戒烟。养成良好的卫生习惯，不随地吐痰。

(3) 复诊指导：注意四时变化，出现消瘦、胸痛气促、久咳不止、痰中带血等症状时应及时就医。

七、消　渴

(一) 中医辨证

1. 肺热津伤　烦渴多饮，口干咽燥，尿频量多，舌质红，苔薄黄，脉洪数有力。

2. 胃热炽盛　多食易饥，大便干燥，口干尿多，形体消瘦，苔黄，脉滑有力。

3. 肾阴亏虚　尿频量多，浑如脂膏，腰膝酸软，头晕耳鸣，视物模糊，口干唇燥，失眠心烦，舌红无苔，脉细数。

4. 阴阳两虚　小便频繁，饮一溲一，色浑如膏，面容憔悴，耳郭干枯，消瘦显著，腰膝酸软，四肢不温，畏寒肢冷，阳痿或月经不调，舌苔淡白，脉沉细无力。

(二)辨证施治

1. 肺热津伤 用鲜芦根、天冬、麦冬泡水代茶或用蚕蛹 50 克煮水服。

2. 大便秘结 可用枸杞子、决明子各 10 克煎水代茶或服麻仁丸。

3. 胃热炽盛 可用天花粉、黄连各 90 克为末,炼蜜为丸。

4. 阴阳两虚 可用怀山药 100 克、黄芪 50 克,水煎服。

(三)健康教育

1. 住院患者健康教育知识

(1)情志指导:糖尿病需长期坚持治疗。患者要保持心情愉快,避免情志刺激。向患者宣传本病的有关知识,介绍长期服药和注射胰岛素的必要性,不能擅自停药或增减药物剂量。

(2)饮食指导:饮食控制是治疗糖尿病的基础。①坚持饮食节制,定时定量。多食粗粮和新鲜蔬菜,控制主食饭量,轻型无合并症者,可单用饮食疗法。主食量应根据尿、血糖值,体重及劳动量而定。食谱安排:早 1/5,中 2/5,晚 2/5。②控制饮水摄入量,每日不超过 4 000 ml。上消可食金银花露、地骨皮露、茅根汤,中消可食萝卜汤、番茄汤等,下消可用鲜生地汤或枸杞子冲茶饮。③消瘦明显的患者适当进补,如黄芪猪腰汤、蘑菇瘦肉汤、百合山药粥等,以补气养阴。

(3)用药指导

1)中药汤剂偏凉服用。肺热津伤证,可用鲜芦根、天冬、麦冬或生地、玄参、花粉泡水代茶,以生津止渴。大便秘结者,可用枸杞子、决明子各 10 克,煎水代茶,或服麻仁丸,1 日 2 次。胃热炽盛者,可用天花粉、黄连各 90 克为末,炼蜜为丸,麦冬煎汤送服,每次 10 克,每日 2 次。阴阳两虚证,可用怀山药 100 克,黄芪 50 克水煎服,以补益脾肾,益气养阴。

2)掌握口服降糖药的服法。严格执行医嘱,必须在饭前定时、定量使用。磺脲类如优降糖等,饭前 30 分钟服;双胍类如二甲双胍肠道反应较重,应在饭中或饭后立即服用;阿卡波糖片(拜糖平)为 α-糖苷酶抑制剂,服药时间非常重要,应与第一口饭同时嚼碎服下,若与胰岛素或其他降糖药合用,易致低血糖,随身带食糖,以备急用。

3)掌握胰岛素治疗要点,正确掌握短效、中效、长效胰岛素的使用方法。餐前 30 分钟,用 1 ml 注射器或诺和灵笔,或胰岛泵连续注射。应经常更换注射部位,以免局部形成皮下硬结,影响药物吸收。

(4)养生指导:居室环境安静、整洁、舒适、光线柔和,温、湿度适宜。轻症者适当运动,肥胖者适当活动,肥胖患者加强锻炼,减轻体重,以不疲劳为度。

2. 出院患者健康教育知识

(1)预防知识指导:正确掌握“运动疗法”。选用适当运动,以不疲劳为度,持之以恒,最好固定在餐后 1 小时,如步行、家务劳动等。糖尿病应用胰岛素等降糖治疗的患者,随身带保健卡,注明姓名、住址、病名、膳食治疗,所用胰岛素的种类、剂量,以便及时抢救。

(2)家庭护理知识指导

1)卧床日久,协助翻身,拍背,按摩受压部位,以防压疮。

2)保持口腔清洁,饭后及时用温水漱口。

3)注意用眼卫生,常闭目养神,勿久看影视、书报,避免用眼疲劳,保证睡眠。视物模糊者,用珍珠明目液等滴眼液,每日 4 次滴眼。平时用枸杞子、杭菊花、决明子各 10 克泡茶服,以清肝明目。定期查视力、眼底。

4）保持皮肤清洁卫生。经常剪指甲、洗头、洗澡，衣物应柔软、宽大。做好足部的保护，穿鞋应宽大，防止糖尿病足的发生。讲究个人卫生，保持全身和局部的清洁，并防止损伤。

（3）复诊指导：注意规范监测血糖、血压、体重等，出现低血糖、并发症或血糖控制不佳时应及时就医。

八、水　肿

（一）中医辨证

1. 伤风水肿　多半是汗出当风受凉所引起。起病很急，先从眼睑、头面肿起，渐渐地手足上也浮肿起来，用手按在皮上，就会凹陷下去，发热，怕冷，怕风，身上无汗。脉浮，苔白润。

2. 伤湿水肿　体内有水湿停留，发生浮肿，多从脚上发起，小便短少，渐渐地腹部、颜面都肿大，气粗不能平卧。苔白，脉沉细。

3. 肾虚水肿　水肿时间长，体质变弱，面部和手脚浮肿，腹部肿胀，口不渴，面色白，泄泻，或大便如鸭粪一样，时时气喘，稍微行动气喘就加剧。舌苔淡白，脉沉细。

4. 脾虚水肿　多由于长期营养不良或失血引起。面部、手足肿得比较厉害，腹部也肿，全身无力，面色苍白，上腹部胀满，食欲差。舌苔白，舌质淡红，脉细软。

（二）辨证施治

（1）急性水肿患者，起病1～2周内需卧床休息，经治疗水肿消退，病情稳定，方可下床活动。

（2）严重水肿，伴有胸腔积液、腹水者，以卧床休息为主，取半卧位，病情好转后逐渐增加活动量，以不疲劳为宜。

（3）水肿伴有高血压者，密切观察血压变化。

（三）健康教育

1. 住院患者健康教育知识

（1）情志指导：慢性肾病水肿患者，由于病程长，病情反复，思想上易产生悲观失望情绪，应加强情志护理，鼓励患者树立战胜疾病的信心。家属及周围人员给予精神安慰，使患者得到家庭和社会的支持。

（2）饮食指导：饮食宜进食高蛋白质、高热量、高维生素、低盐低脂食物，多食新鲜蔬菜，忌食辛辣刺激、海腥发物及动物内脏。每日蛋白质摄入量200～300克，盐2～3克。平时可予玉米须30克，红枣10克，煮水代茶，以健脾渗湿，减少尿蛋白。尿少肿胀甚时，控制饮水量，一般为前1日液体排出量加500 ml为宜，可根据证型给予不同的食疗方法。

（3）用药指导

1）中药汤剂应少量多次温服，并观察用药后效果和反应。疏风利水剂不可久煎，要趁热服下，药后盖被安卧，以助汗出。恶心较甚时，用鲜姜汁滴舌面或生姜片擦舌，以降逆止呕。

2）应用糖皮质激素治疗时，严格执行医嘱，准确给药，向患者交代服药方法、注意事项及可能出现的不良反应。大剂量使用肾上腺糖皮质激素者，应注意有无上消化道出血及精神症状。

3）服用环磷酰胺者，应注意有无恶心、呕吐、出血性膀胱炎、骨髓抑制等副作用。

（4）养生指导：居室安静整齐，冷暖适度，注意与呼吸道感染患者隔离。

2. 出院患者健康教育知识

（1）预防知识指导：日常慎起居，平时要根据气候变化，及时增减衣被，预防上呼吸道感染。

（2）家庭护理知识指导：注意个人清洁卫生，勿搔抓皮肤，防止疖肿而诱发水肿。

（3）复诊指导：注意监测血压，出现蛋白尿、血尿或者水肿时应及时就医。

九、不 寐

（一）中医辨证

1. 肝郁化火　心烦不能入睡，烦躁易怒，胸闷胁痛，头痛面红、目赤。

2. 痰热内扰　睡眠不安，心烦懊恼，胸胁满闷，口苦痰多。

3. 阴虚火旺　心烦不寐，或时寐时醒，手足心热，头晕耳鸣。

4. 心脾两虚　多梦易醒，或朦胧不实，心悸健忘。

5. 心虚胆怯　夜寐多梦易惊，心虚胆怯。

（二）辨证施治

（1）每晚睡前温水泡脚 15～30 分钟，同时用双手按摩足心（涌泉穴）。

（2）心脾两虚，睡前针刺神门、三阴交，或按摩背部夹脊穴，耳穴埋籽等，睡前按揉神门 3 分钟以宁心安神。

（3）心气虚弱者给予酸枣仁粉 10 克，睡前冲服，或遵医嘱服用安神补心类药物。

（三）健康教育

1. 住院患者健康教育知识

（1）情志指导：保持情绪稳定，劝慰患者正确对待生活，注意自我调节，化解生活或工作中的压力，避免精神过度紧张。

（2）饮食指导：饮食以清淡、易于消化、富营养为宜，可进食具有安神定志作用的食物，如红枣、桂圆等。睡前不宜喝浓茶、咖啡，不宜饮酒。虚证失眠者，要加强营养，常食桂圆红枣汤、莲子赤豆汤、山药粥等；实证者，应忌食肥甘油腻辛辣刺激之品，以免损伤脾胃，酿生痰热。肝郁化火者可多饮菊花茶、决明子茶以助清肝降火。痰热内扰者多饮用新鲜寒性水果蔬菜汁，如梨汁、藕汁、萝卜汁等。晚餐不宜过饱，以防脾胃不和，则寐不安。

（3）用药指导：严格遵照医嘱服药，不宜长期依赖安眠药。可选择针灸、推拿、理疗等治疗手段改善睡眠。实证者汤药宜凉服，虚证者汤药久煎温服。为使药物起到安神镇静入睡的目的，一般早上或上午不服药，午后及晚上临睡前各服一次。临时应用安神药物如酸枣仁粉、琥珀粉等，应睡前半小时至 1 小时服用。严格按医嘱使用镇静剂，注意有无不良反应。对于老年人和肝肾功能差的患者，尤其要注意慎用含朱砂的中药。

（4）养生指导：保持居住环境安静，尽量避免或消除噪声，营造一个舒心环境；居室温、湿度适宜，以免因燥热、潮湿而影响睡眠。室内光线宜暗而柔和，可用深色窗帘遮挡阳光。选择适宜的寝具，如枕头高度在侧卧时不要超过肩颈距离，睡衣选用棉质松软衣料，被褥清洁轻软，床铺软硬适中等。

2. 出院患者健康教育知识

(1) 预防知识指导：积极治疗原发病，以免任何疼痛不适而影响睡眠。

(2) 家庭护理知识指导：养成良好的生活习惯，调整作息规律，避免白天睡眠时间过长。临睡前不要看刺激性书刊、电视，不要高谈阔论，避免兴奋后入睡困难。注意劳逸结合，脑力劳动者每日坚持参加适当的体力劳动或体育锻炼。入睡前尽量避免引起兴奋的因素，如剧烈运动、饮浓茶或咖啡等。

(3) 复诊指导：坚持服药，门诊随诊，以期早日康复。

十、痹　证

（一）中医辨证

1. 风湿痹阻　肢体关节肌肉疼痛、肿胀，疼痛游走不定，皮色不变肌肤麻木，随天气变化而发作，伴恶风寒，汗出，头痛头重，或身体微肿，舌淡红或淡暗，苔薄白或稍腻，脉浮缓或濡缓。

2. 寒湿痹阻　肢体关节冷痛、肿胀，痛处固定，屈伸不利，以下肢关节为多，遇阴雨天气加重，得热痛减，遇冷加剧，舌淡胖，苔白腻，脉弦紧或弦缓。

3. 湿热痹阻　肢体关节疼痛、灼热，局部红肿、拒按，发热，汗出，口干口苦，烦闷尿黄，大便不爽，舌质红，苔黄腻，脉滑数或濡数。

4. 脾虚湿阻　肌肉关节酸楚疼痛，或肿胀，肌肤麻木不仁，肌肉萎软无力，面色苍黄或浮肿，食欲减退，脘腹胀满，大便稀溏，舌淡胖，边有齿印，苔白腻，脉沉缓。

5. 脾肾阳虚　着痹日久，肢体关节酸痛肿大，屈伸不利，关节怕冷，畏寒喜暖，手足不温，腰膝酸软，口淡不渴，或面浮肢肿，纳差腹胀，小便频数，大便稀溏，或男子阳痿，女子带下清稀，舌淡胖，苔白滑，脉沉迟无力。

（二）辨证施治

(1) 疼痛剧烈、关节肿胀明显或兼发热者，需卧床休息，采取舒适体位，以减轻疼痛。

(2) 生活不能自理者，应给予生活照顾，并注意皮肤护理，防止局部皮肤受压，预防压疮的发生。

(3) 恢复期须坚持下床活动，循序渐进，恢复关节功能，以免肌萎缩或关节畸形。

（三）健康教育

1. 住院患者健康教育知识

(1) 情志指导：保持愉快的心情，加强体育锻炼，增强抗病能力，防止痹症的发生发展。本病病程较长，反复发作，医务人员及家属消除其顾虑和悲观失望情绪，安心养病，并取得家属支持，防止发生意外。

(2) 饮食指导：饮食有节，合理搭配，谨和五味，坚持服药，遵医嘱忌口。注意丰富营养，增强体质。风寒湿痹者饮食宜温热，忌生冷，可选用姜、椒等温热性调料，以助热散寒，或配合鳝鱼、赤小豆等燥湿之品。酒类性热，温经通络，本证可酌情选用药酒如虎骨酒、麻黄桂心酒等止痛。风湿热痹者宜常食健脾祛湿之品及清热类蔬果，如扁豆、冬瓜、丝瓜、藕等。久病迁延者平素用蹄筋、牛骨髓等以强筋壮骨。

(3) 用药指导：了解药物的作用、服用方法及药后的反应，根据医嘱按时服药。风寒湿痹者汤药宜温热服；风湿热痹者汤剂宜偏凉服；久病迁延者应遵医嘱坚持服药；水杨酸类解热镇痛药对胃肠道有较强的刺激作用，应在饭后服用，同时配合服用护胃药；使用肾上腺皮质激素药物治疗时，不能自行增减药量或停药；关节疼痛剧烈者，若汤剂中有附子、川乌等副作用较强的药物，应久煎或与甘草同煎可缓解毒性。服药后若有唇舌手足发麻、恶心、心悸等中毒症状，宜酌情减轻药量或停止服用。若采取药性比较峻猛、副作用较大的虫类药物如全蝎、蜈蚣等，可研末装入胶囊内吞服，注意观察用药后的反应。

(4) 养生指导：居室宜光线充足，避免阴暗潮湿之所。特别注意保暖，可在疼痛处加用护套。若有汗出，及时擦干并更换内衣。

2. 出院患者健康教育知识

(1) 预防知识指导：家族中有类似病史者，应早预防、早发现、早治疗。

(2) 家庭护理知识指导：避免居处、劳动环境寒冷潮湿，如坐卧湿地，涉水淋雨，长期水中作业等。保持室内干燥，阳光充足。平时要采取有效的保暖、防寒、防湿措施，随气温变化增减衣被，以免病情复发

(3) 复诊指导：定期门诊随诊，坚持治疗与康复训练。

十一、痛　经

(一) 中医辨证

1. 气血虚弱　在经期中、后小腹绵绵作痛，按之痛减，经色淡，质清稀，面色苍白，唇淡，形体消瘦，精神倦怠，头晕目眩，心悸不眠，腰酸乏力，大便溏等，舌淡苔薄，脉虚细。

2. 气滞血瘀　经前作痛，腹痛拒按，连及胸胁，痛引小腹两侧，经量少而色紫黑，间有血块，血块下则痛减，乳房胀痛，舌质紫黯，有瘀点瘀斑等。

3. 寒湿凝滞　经前或经期小腹冷痛，甚则牵连腰脊疼痛，得热则舒，经行量少，色黯有血块，畏寒便溏，苔白腻，脉沉紧。

(二) 辨证施治

1. 病情观察　注意观察月经色、质、量的变化，以便及时采取相应措施。当阴道有较大血块或组织物排出时，要保留新鲜标本，以供医生查看。

2. 腹痛护理　观察腹痛程度、性质及伴随症状并予对症处理。当患者腹部疼痛剧烈或出现面色苍白、出汗、脉细弱、血压下降等虚脱症状时，要立即平卧保暖，并采取相应抢救措施；痛经剧烈发作者，可将麝香风湿油 2～3 滴置于气海、关元穴，按摩 3～5 分钟，或遵医嘱针灸关元、三阴交、内关、足三里等，同时密切观察面色、汗出、脉搏、血压的变化，以防发生晕厥；腹痛喜按、遇热疼痛减轻者，可用热水袋热敷下腹部；月经来潮腹胀甚于痛者，可遵医嘱予理气止痛的玄胡粉；月经来潮时，小腹正中痛或伴恶心呕吐、四肢冷者，可给生姜红糖水热服。

3. 痛经护理　痛经发作时，可采用针灸的方法，选取主穴：气海、合谷、三阴交，配穴：关元、足三里。疼痛不止加配穴或灸气海、关元。艾灸三阴交、合谷等穴位，也会收到良好的效果。推拿按摩，取肾俞、气海、关元、三阴交、阿是穴，每个穴位按摩几秒钟。按摩时可以采用推法、揉法，以达到发热、酸胀感为宜。热敷法：将 500 克左右的粗盐用铁锅炒热装布袋，或用热水袋，敷在患者下腹部。痛经时，腹痛程度往往轻重不一，一般无腹肌紧张或反跳痛，待经血排出流畅时，疼痛可缓解。此外，其

他病症所出现的腹痛亦可发生在经期或于经期加重，必要时应尽快至医院进行妇科检查和全身检查以鉴别。

（三）健康教育

1. 住院患者健康教育知识

（1）情志指导：消除对月经的紧张、恐惧心理，解除思想顾虑，心情要愉快。可以适当参加劳动和运动，但要注意休息。月经初潮的患者，由于对月经生理的不理解，易产生恐惧心理，故应指导其学习月经的有关生理卫生知识，解除思想顾虑，平时乐观豁达，心情平和，防止因七情内伤，肝气郁结而致痛。

（2）饮食指导：经期要注意饮食调理，经前和经期忌食生冷寒凉之品，以免寒凝血瘀而加重痛经。月经量多者，不宜食用辛辣香燥之物，以免热迫血行，出血更甚。食养疗法如下：

1）山楂酒：干山楂片200克去核，放入毛口瓶中，加白酒300毫升泡1周后可用，每次服10～20毫升，每日2次，适用于血瘀证。

2）姜糖饮：生姜片15克、葱白（3 cm长3段）、红糖20克，加水500毫升，煮沸加红糖，趁热1次服下，盖被取微汗，适用于寒凝血瘀证。

3）糯米阿胶粥：阿胶20克，糯米50克，将阿胶炒黄捣碎为末备用，先将糯米加水500毫升煮粥，待粥熟后下阿胶末搅匀服食，每日2次，适用于血虚证。

（3）用药指导：疼痛发作时可对症处理，口服延胡索片、去痛片，也可服用阿托品、颠茄及安定，都可缓解疼痛。原发性痛经服药时间颇为重要，尤其是在经间、排卵期服补肾调气血药，将大大减轻经期腹痛。前列腺合成酶的抑制剂如吲哚美辛（消炎痛）、阿司匹林（乙酰水杨酸）等止痛药宜饭后服，以减少对胃部的刺激，通常用于经期开始或疼痛开始时，疼痛消失后即停药。

（4）养生指导：生活起居指导，慎起居，注意休息，劳逸结合，经期要保证充足的睡眠，注意保暖。不可感受风寒、淋雨涉水、坐卧潮湿之地，以防引起痛经。

2. 出院患者健康教育知识

（1）预防知识指导：注意经期卫生。经期或经前忌饮冷食或感受风寒，淋雨涉水都可能引起痛经，故经前或经期应避免冷饮，衣服要保暖，避免淋雨或游泳，可以预防痛经和防止痛经病情严重发展。经前3～5天可服用对症的中药或中成药，来月经当天停止。

（2）家庭护理知识指导：加强体育锻炼，尤其是体质虚弱者，还应注意改善营养状态，并要积极治疗慢性疾病。防止房劳过度，经期绝对禁止性生活。注意休息，经期要保证充足的睡眠，可照常工作与劳动，但要禁止剧烈运动，减少疲劳，加强营养，增强体质，应尽量控制剧烈的情绪波动，避免强烈的精神刺激，保持心情愉快。

（3）复诊指导：出现腹痛难忍症状时应及时就医。

十二、痄腮（流行性腮腺炎）

（一）中医辨证

1. 邪犯少阳　轻微发热恶寒，一侧或两侧耳下腮部漫肿疼痛，咀嚼不便，或伴头痛，咽痛，纳少，舌红，苔薄白或淡黄，脉浮数。

2. 热毒壅盛　高热不退，腮部肿胀疼痛，坚硬拒按，张口、咀嚼困难，烦躁不安，口渴引饮，或伴头痛、呕吐，咽部红肿，厌食，尿少黄赤，舌红苔黄，脉滑数。

3. 邪陷心肝　高热不退，神昏，嗜睡，项强，反复抽风，腮部肿胀疼痛，坚硬拒按，头痛，呕吐，舌红，苔黄，脉洪数。

4. 毒窜睾腹　病至后期，腮部肿胀渐消，一侧或两侧睾丸肿胀疼痛，或伴少腹疼痛，痛甚者拒按，舌红，苔黄，脉数。

（二）辨证施治

（1）注意观察发热、腮腺肿痛情况，有无睾丸红肿、疼痛。高热时可用头部冷敷、温水擦浴进行物理降温，或服用适量退热药。发热早期可口服板蓝根冲剂、利巴韦林。

（2）腮腺局部肿痛时，可采用外治法

1）青黛散或如意金黄散，用醋调匀后敷患处，保持局部药物湿润，防止干裂引起疼痛。

2）新鲜仙人掌 1 片，除刺剥开，以切面贴患处，或捣烂成泥外敷，每日更换 1 次。

3）紫金锭（又名玉枢丹）适量，用茶水或醋调后外敷。

4）南通蛇药片 15～20 片捣碎，用醋调匀后外敷。

5）局部冷敷，使血管收缩，可减轻炎症充血程度及疼痛。

（3）并发睾丸阴囊肿胀疼痛，可采取以下措施

1）针灸血海、三阴交，每日 1 次。

2）蒲公英软膏外敷。

3）蒲公英、马齿苋等煎水熏洗。

4）也可试用局部冷敷，阴囊用“丁”字形布带托起。

（4）脑膜炎多于腮腺肿大 1 周左右发生，应注意观察，及时发现。如患儿出现持续高热、剧烈头痛、项颈强直，嗜睡、烦躁或抽搐的症状，应立即报告医生，以便采取相应的治疗和护理。

（5）恢复期颌下、颈部或枕后等淋巴结肿大不消者，除防止重复感染外，可冲服浙贝粉，每次 2～3 克，每日 3 次。

（6）口腔护理，保证口腔清洁，预防继发感染。腮腺肿痛，影响吞咽，口腔内残留食物易致细菌繁殖，应于饮食前后用银花甘草水或温开水漱口，不会漱口的婴幼儿除口腔护理外，应鼓励多饮水，可用银花 9 克、空心菜 3 克、鲜芦根 30 克或菊花 6 克、夏枯草 10 克，煎水代茶饮，以利邪毒排泄。

（三）健康教育

1. 住院患者健康教育知识

（1）情志指导：保持情绪稳定，因积极的情绪可使疼痛减轻。向患儿及家长宣教有关本病的知识，使之积极主动的配合治疗，有利于健康。

（2）饮食指导：饮食宜清淡、易消化的流质和半流质。忌食酸、辣、硬而干燥的食物，否则可引起唾液分泌增多，排出受阻，腺体肿胀加剧而加重疼痛。尽量少咀嚼食物。多饮水，禁食肥腻、酸性食物。热毒蕴结者，宜多进清凉饮料，有利于退热及毒邪的排出。因张口咀嚼疼痛而影响进食者，要耐心做好劝说解释工作。

（3）用药指导：中药汤剂宜温服，高热者偏凉服。

（4）养生指导：生活起居，居室要保持清洁、安静，温湿度适宜。隔离期间患儿应卧床休息，症状较轻者可在室内适当活动，但需避免吹风受凉诱发其他疾病。

2. 出院患者健康教育知识

(1) 预防知识指导

1) 腮腺炎流行期间，不带儿童去公共场所，托幼机构应加强晨检。

2) 对接触过患儿的易感儿童，可用板蓝根15～30克，银花10克煎水服，每日1次，连服3天；或冲服板蓝根冲剂，每次1包，每日2次；也可接种腮腺炎减毒活疫苗，采用皮内、皮下接种或喷雾、气雾法，90%可产生抗体。

3) 让患儿家属了解本病以及病后终身免疫的特点及隔离时间，指导家长学会观察病情，出现症状时立即就医。

4) 加强体育锻炼，增强体质，循序渐进，持之以恒，预防各种疾病。

(2) 家庭护理知识指导：防止感染传播，对患儿应严格执行呼吸道隔离至腮腺肿大完全消退为止。如有并发症应住院治疗，单独隔离。对其呼吸道分泌物及其污染的物品应做消毒处理。

(3) 复诊指导：出现硬结肿痛时应及时就医。

(柯　娟　邹　瑞)

第八章　常用康复护理技术

第一节　体位摆放技术

一、概　念

体位是指人体所处的某种姿势或某种位置。在临床上是指根据患者病情，针对护理、治疗或者康复需要所采取的治疗性姿势或身体所摆放的位置。康复护理中常用的体位摆放技术有良肢位、功能位、烧伤患者抗挛缩体位的摆放等。

1. 良肢位　为预防和减轻痉挛姿势的出现，保护肩关节，早期诱发分离运动而设计的一种治疗体位。在脑损伤患者的康复护理中，良肢位摆放具有防止畸形，减轻症状，使躯干和肢体保持在功能状态的作用。

2. 功能位　指当肌肉、关节功能不能或尚未恢复时，必须使肢体处于发挥最佳功能活动的体位。临床上通常采用绷带、石膏、矫形支具、系列夹板等固定来保持功能位。

3. 烧伤患者的抗挛缩体位　指烧伤患者应保持的正确体位，即应与烧伤部位软组织收缩方面相反的体位。这种体位有助于预防挛缩，因此，在卧床期间应始终保持正确的体位。

二、体位摆放的目的

正确的体位摆放具有预防或减轻痉挛和畸形的出现，使躯干和肢体保持在功能状态的作用，定时变换体位有助于预防并发症的发生。体位摆放是康复护理的重要组成部分，应根据疾病的种类以及疾病的不同发展阶段，协助并指导患者采取正确的体位。

三、常用体位摆放及注意事项

（一）脑损伤患者的体位摆放

在疾病的急性期，大部分脑损伤患者的患侧肢体处于迟缓状态。急性期过后，患侧肢体逐渐进入痉挛状态。上肢以屈肌痉挛占优势，下肢以伸肌痉挛占优势。长时间的肢体痉挛会造成关节挛缩、关节半脱位和关节软组织损伤等并发症。早期实施良肢位摆放可有效预防各种并发症的发生，为后期的康复打下良好基础。脑损伤患者的良肢位摆放包括健侧卧位、患侧卧位和仰卧位等。

1. 健侧卧位　健侧肢体在下，患侧肢体在上，头部垫一高低合适的软枕，背部使用有一定硬度的枕头支撑，其枕头长度最好从患者肩胛部到骶尾部，躯干略前倾与床面保持直角，健侧上肢、下肢可自由采取舒适伸展位，患侧上肢放于枕上，肩关节向前平伸，患侧肩前屈 90°～100°；肘关节伸直，前臂旋前，腕、指关节伸展放于枕上，掌心向下，避免腕及手悬空，防止腕屈曲。患侧髋关节、膝关节尽量前屈 90°，放于体前另一软枕上，踝关节、足部置于长枕上，避免患者足部悬于枕头边缘，以防发生足下垂内翻。健侧卧位是患者最舒适的体位，对患肢功能的恢复也大有好处（图 8-1）。

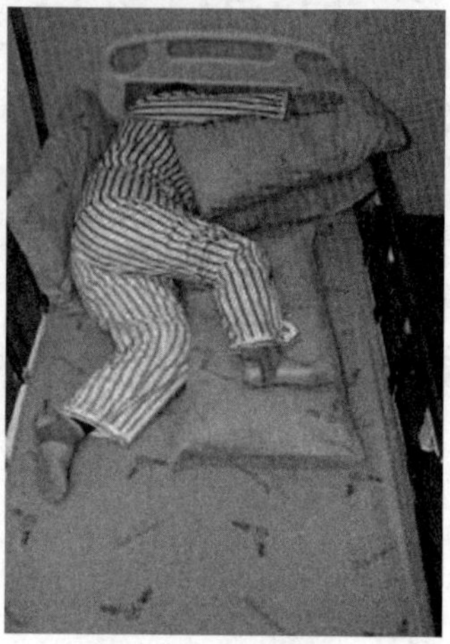

图 8-1　健侧卧位

2. 患侧卧位　患侧肢体在下，健侧肢体在上，躯干稍稍后仰，背部使用有一定硬度的枕头支撑，其枕头长度最好从患者肩胛部到骶尾部；患侧肩关节外展 90°，肘关节伸直，前臂旋后，掌心向上，手指自然分开，将患侧肩关节拉出以避免肩关节受压、后缩、下沉；患侧髋关节稍后伸，膝关节略屈曲，踝关节中立位放于床上，放置舒适位，防止足下垂的发生；健侧上肢自然放松，放于身上或后边的软枕上，避免放在身前，以免因带动整个躯干向前而引起患侧肩胛骨后缩。健侧下肢可屈髋屈膝，放于软枕上。患侧卧位可以伸展患侧肢体，减轻或缓解肢体痉挛的产生，同时患侧在下，可使患侧关节韧带受到一定压力，促进本体感觉的输入，促进患侧肢体的恢复，健侧在上能自由活动，提高生活自理活动能力，患侧卧位是所有体位中最重要的体位，又称第一体位或首选体位，鼓励患者多采用患侧卧位（图 8-2）。

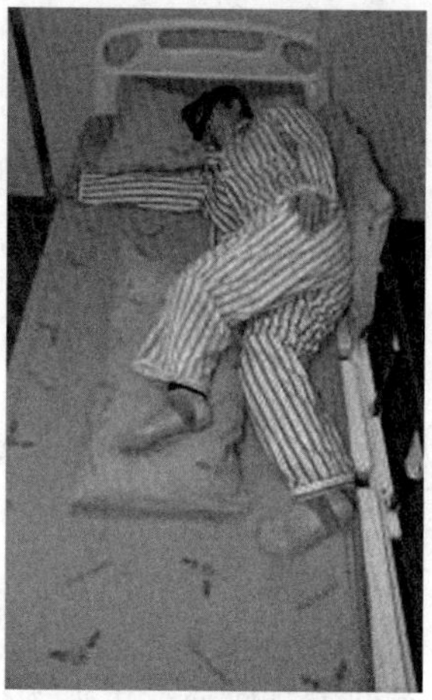

图 8-2　患侧卧位

3. 仰卧位　患者平卧，头部垫一高低合适的软枕，患肢上肢外展 30°～45°，整个患肩和患侧上肢放于软长枕上，枕头不宜过高或过低，保持肩前伸外旋位；肘关节伸直，前臂旋后，腕关节背伸、手掌尽量伸直，掌心向上；患侧骨盆下垫一薄软枕使骨盆前伸，大腿外侧放软枕，防止下肢外展、外旋，膝下垫薄枕，保持患膝稍屈曲，但不宜过度屈曲，也可从患者髋关节至膝关节使用高低合适的软枕支撑；踝关节保持背曲、外翻位，足尖向上，防止足下垂。此种体位尽量少用，仰卧位时伸肌张力增高，容易诱发躯干四肢紧张性迷路反射。同时，仰卧位时间过长会大大增加骶尾部、足跟外侧、外踝等部位压疮的发生（图 8-3）。

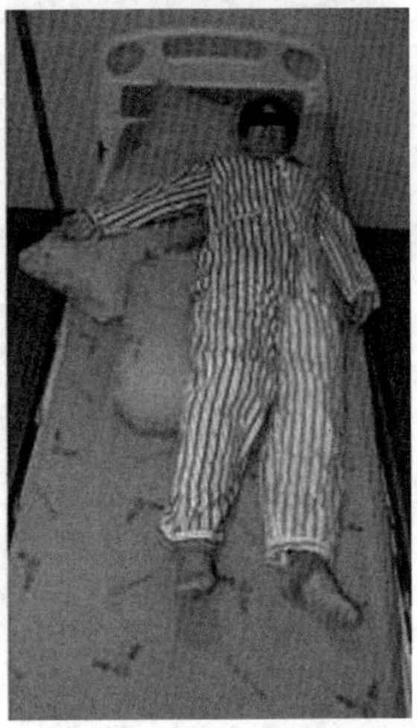

图 8-3 仰卧位（脑损伤）

（二）脊髓损伤患者的体位摆放

1. 仰卧位　四肢瘫患者上肢体位摆放应将双肩关节用软枕垫起支撑，防止后缩，双肩关节下垫的枕头高低要合适，双上肢放在身体两侧的枕头上，肘关节伸直，前臂旋后，腕关节背屈 30°～45°，手指自然屈曲，手掌可握毛巾卷，以防止长时间功能丧失形成的“猿手”，同时也可佩戴支具，保持功能位。下肢体位摆放：双侧髋关节伸展，双侧膝关节下放一小软枕，使膝关节呈轻度屈曲位，严禁膝关节过度伸展，在两腿之间放 1～2 个枕头，以保持髋关节轻度外展。双足底可垫软枕，也可放置防垂足板，以保持踝关节背屈，预防足下垂的形成。截瘫患者上肢功能正常，下肢体位摆放与四肢瘫相同（图 8-4）。

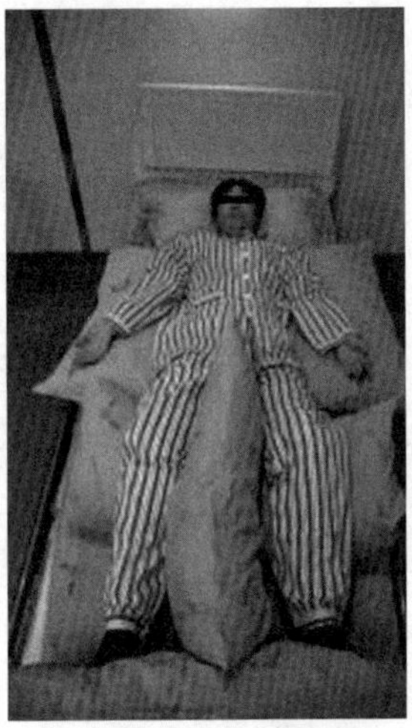

图 8-4 仰卧位（骨髓损伤）

2. 侧卧位　四肢瘫患者侧卧位时上肢体位摆放，头部垫一高低合适的软枕，背部使用有一定硬度的枕头支撑，其枕头长度最好从患者肩胛部到骶尾部，以保持身体侧卧，双侧肩关节向前，肘关节伸直，下侧上肢的前臂旋后放在床上，腕关节自然伸展，手指自然屈曲，上侧上肢放于胸前的枕头上，肘关节伸直，前臂旋前，腕关节背屈 30°～45°。下肢体位摆放：下侧的髋膝关节自然屈曲，上侧的髋关节、膝关节、踝关节放在身体前侧的软枕上，踝关节自然背屈。截瘫患者侧卧位体位摆放与四肢瘫相同（图 8-5）。

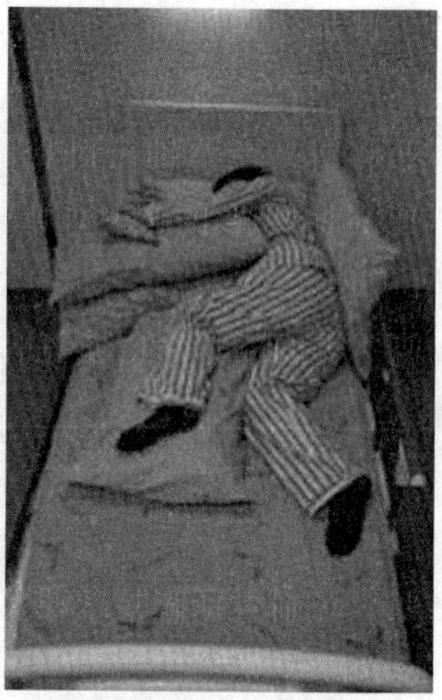

图 8-5 侧卧位（骨髓损伤）

（三）骨关节疾病患者的体位摆放

骨关节疾病功能位摆放有利于肢体恢复日常生活活动，例如梳洗、进食、行走等，即使发生挛缩或僵直，在康复治疗过程只要做出最小的努力，即可获得最基本的功能。

1. 上肢功能位　肩关节屈曲 45°，外展 60°（无内、外旋）；肘关节屈曲 90°；前臂中间位（无旋前、旋后）；腕关节背伸 30°～45°并稍内收（即稍尺侧屈）；各掌指关节和指间关节稍屈曲，由示指至小指屈曲度有规律地递增；拇指在对掌中间位（即在掌平面前方，其掌指关节半屈曲，指间关节轻微屈曲）。

2. 下肢功能位　下肢髋关节伸直，无内、外旋，膝关节稍屈曲 20°～30°，踝关节处于 90°中间位。

（四）烧伤患者的体位摆放

在烧伤的急性期，正确的体位摆放可减轻水肿，维持关节活动度，防止挛缩和畸形，使受损伤的功能获得代偿。当烧伤患者采取功能位时常因感到非常不适，多采取保护性的屈曲和内收的舒适体位，这样容易导致肢体挛缩畸形。抗挛缩体位原则上采取伸展和外展位，但不同的烧伤部位体位摆放也有所差异，也可使用矫形器协助。烧伤患者身体各部位抗挛缩体位见表 8-1。

表 8-1　烧伤患者抗挛缩体位

烧伤部位	可能出现的畸形	抗挛缩体位
头面部	眼睑外翻，小口畸形	戴面具，使用开口器
颈前部	屈曲挛缩	去枕，颈部轻度伸展
肩	上提、后撤、内收、内旋	肩关节外展 90°～100°并外旋
肘	屈曲并前臂旋前	肘关节处于伸展位
手背部	MP 过伸，PIP 和 DIP 屈曲，拇指 IP 屈曲并内收，掌弓变平（鹰爪）	腕关节背伸 20°～30°，MP90°，PIP 和 DIP 均为 0°，拇指外展及对展位
手掌部	PIP 和 DIP 屈曲，拇指 IP 屈曲并内收	MP、PIP 和 DIP 均为 0°，拇指外展，腕背伸 20°～30°
脊柱	脊柱侧凸，脊柱后凸	脊柱伸展位
髋	屈曲、内收	髋关节中立伸展位：如大腿内侧烧伤，则髋外展 15°～30°
膝	屈曲	膝关节伸直位
踝	足趾屈并内翻	踝关节背屈 90°，防止跟腱挛缩

DIP：远端指间关节；PIP：近端指间关节；MP：掌指关节；IP：指间关节

（五）体位摆放的注意事项

（1）仰卧位体位摆放时，在足部放一支架被，把被子支撑起来，避免被子压在患足上，引起足下垂或加重足下垂。

（2）侧卧位时，尽可能使头部和颈部保持正常生理曲线，偏瘫患者取患侧卧位时，将患肩向前拉出，避免受压和后缩。

（3）进行体位摆放时床垫应放平，床头不应太高，应 1～2 小时变换一次体位，以维持良好的血液循环，避免皮肤受压时间过长。

（4）脑损伤患者出现痉挛时，手中不要放任何东西来对抗痉挛。

（5）保持室内温度适宜，避免温度太低，因温度太低可加重痉挛程度。

（6）保持心情舒畅，避免紧张和焦虑，因不良的心理状态可使肌张力增高，加重痉挛。

四、健康教育

（1）患者及家属知晓体位摆放的重要性并实施。

（2）根据患者的身高、体型来选择高度、长度、硬度合适的枕头，增加患者的舒适度，提高其依从性。

（3）进行体位摆放时，要充分考虑患者的感受。

（王成秀　周　蕾）

第二节　轮椅应用指导训练技术

一、概　念

（一）定义

轮椅通常是指带有行走轮子的坐椅，是康复治疗的重要辅助工具。

（二）基本结构

轮椅一般主要由轮椅车架、车轮、轮胎、制动装置、驱动装置、扶手、坐椅、靠背、脚托、腿托等部分组成。下面简单介绍轮椅常见的组成部分（图 8-6）。

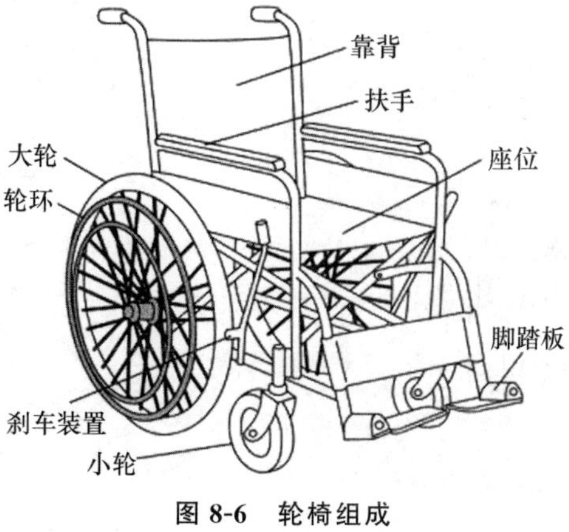

图 8-6　轮椅组成

1. 轮椅车架　是轮椅的核心部分，分为固定式和折叠式两种。固定式轮椅的强度和钢度都很好，结构简单。折叠式轮椅在折叠后体积变小，便于携带及放置。为了方便使用者在进行上、下轮椅操作时，两侧的扶手最好是可以拆卸的。

2. 车轮　每个轮椅上都装有一对大轮和一对小轮。每个大轮的外侧都装有驱动圈（上图标的称轮环）。使用者双手转动轮环可使轮椅前进、后退或转弯。大轮承重，小轮多为转向轮。大轮常分为充气式和实心式，实心车轮在地毯上推动时，较为容易，保养简单，但在凸凹不平的地面上行走时，震动过大，对轮椅的车架有损。充气式车轮在凸凹不平的地面上行走时，减震效果比实心车轮轮椅好，且轮椅的车架不致受损，但需要定期充气，轮胎容易破损，在地毯上推动轮椅时比较费力。

3. 刹车装置　轮椅的刹车装置比较简单，多数采用手拉扳把刹住大轮。使用者在坡道上停留时，或坐于轮椅上进行弯腰、伸展、转腰等动作和进行轮椅转移时，必须将轮椅刹住，否则轮椅会自行溜走，造成患者跌倒危险。在患者使用轮椅过程中一定要切记使用刹车装置。

4. 靠背　轮椅靠背关系到乘坐者的安全和舒适。而靠背高低的选择，则要根据患者躯干的控制程度和活动能力来选配，一般分为低靠背、中靠背、高靠背、高靠背加头托等几种。低靠背方便做弯腰、伸展和转腰动作，所以适用于经常参加体育运动的患者；中靠背适宜于自行推动轮椅的患者；高靠背适用于躯干控制力欠佳、不能自行推动轮椅的患者；高靠背加头托适用于控制躯干和头颈能力差的患者，在使用轮椅时可根据病情来选择患者合适的轮椅。

5. 脚托和腿托　用于支托足部和小腿部，分为固定式、可拆卸式和膝部角度可调整式等。可拆卸式便于轮椅座位接近床缘，膝部可调节式便于乘坐者取半卧位。脚托分为横跨两侧式和两侧分开式，此两种托都可以采用能够旋转到一边和可以拆卸为理想。

（三）轮椅的选配

轮椅尺寸的合适与否，特别是座位宽窄、深浅与靠背的高低以及脚踏板到坐垫的距离是否合适，都会影响乘坐者相关着力部位的血液循环，使局部皮肤受到磨损、擦伤，甚至发生压疮。轮椅选配前应由康复医生对患者进行全面细致的评估，详细了解使用者的年龄、疾病诊断、运动、感觉、认知功能、康复需求以及对使用轮椅的态度、能力等。

1. 轮椅座位宽度　患者在轮椅上坐好后，合适的座位宽度是臀的两侧与轮椅座位两内侧的距离应各有 2.5 cm 或 1～2 横指宽的间隙。座位太窄，臀部及大腿的皮肤容易受到压迫和磨损发生压疮，而且在进行上下轮椅、转动身体等动作会较为困难；座位过宽，使用者在两上肢推动轮椅时太过费力，容易产生疲劳，而且不能在轮椅上坐稳。此外，座位过宽会使轮椅的总宽度增加，不易通过狭窄的通道（图 8-7）。

2. 轮椅座位长度　乘坐者坐好后，腘窝部与座位前缘的间隙应为 6.5 cm 为宜，座位过短会使坐骨结节承重太大，容易在坐骨结节处产生压疮，座位过长又会使座位前缘压迫腘窝部小腿的上端而影响血液循环，容易擦伤皮肤（图 8-8）。

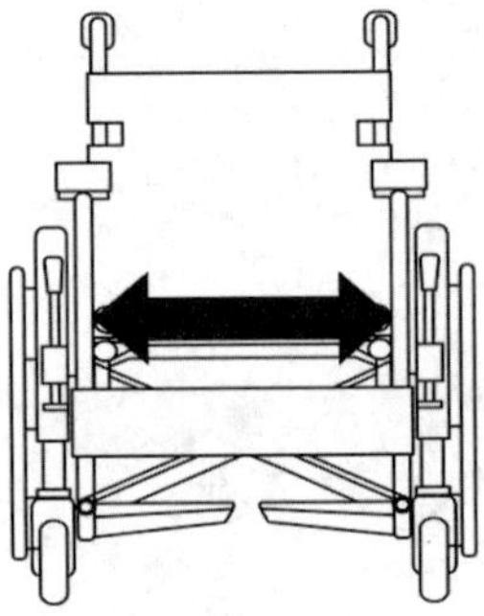

图 8-7　座位宽度

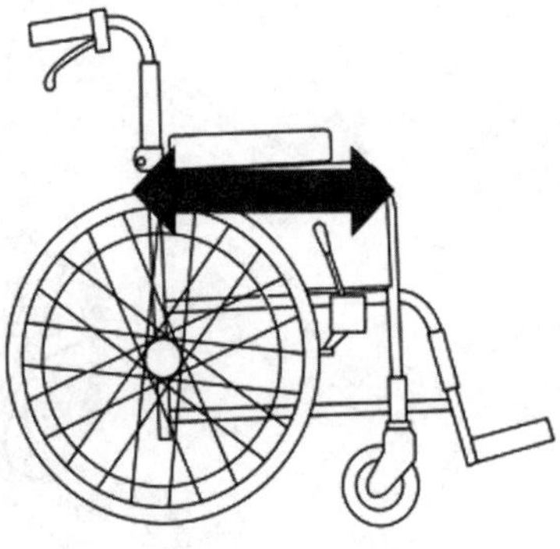

图 8-8　座位长度

3. 轮椅座位高度　座位高度是测量腘窝至地面的高度，一般为 45～50 cm，座位太高，轮椅不能靠近桌子，座位太低，则坐骨承受压力过大（图 8-9）。

4. 轮椅靠背高度　靠背的高度根据乘坐者的坐高及上半身功能情况而定，靠背越高则乘坐者越稳定，靠背越低则上半身及双臂活动越方便。靠背上缘高度应在乘坐者腋上约 10 cm 为宜（图 8-10）。

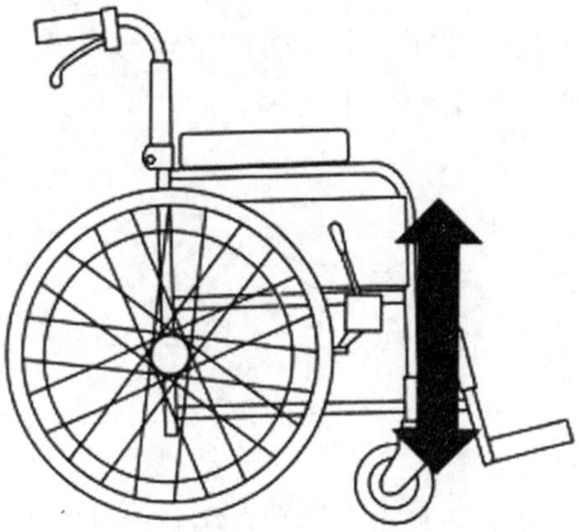

图 8-9　座位高度

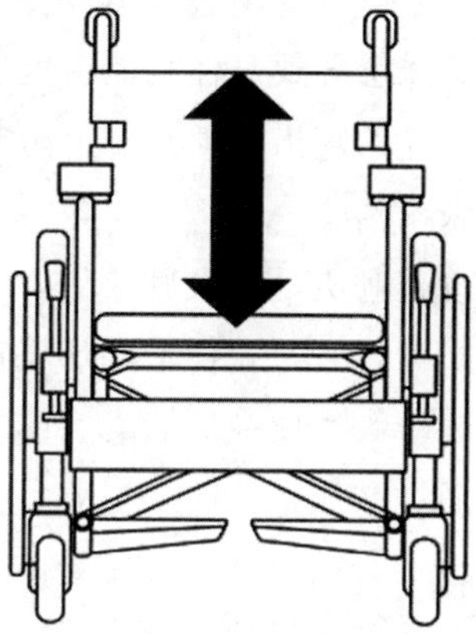

图 8-10　靠背高度

5. 轮椅扶手高度　乘坐者坐好后，上臂垂直，肘关节屈曲 90°，测量椅面至前臂下缘的高度再加 2.5 cm。扶手过高，上肢被迫上抬容易疲倦；扶手过低，则需要使用者弯曲上身来让前臂得到承托，不利于维持身体平衡，还会影响呼吸（图 8-11）。

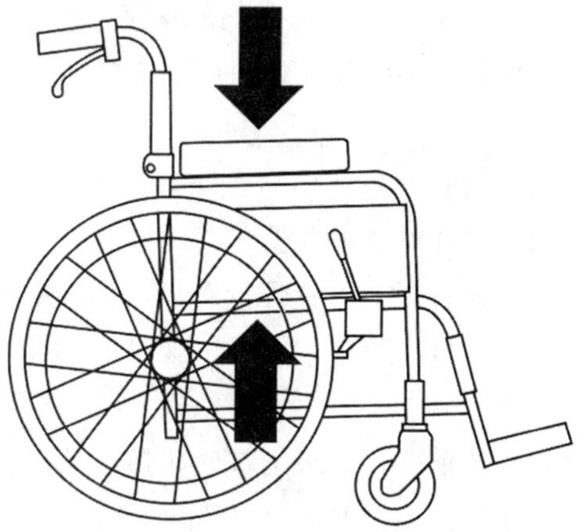

图 8-11　扶手高度

6. 轮椅脚踏板高度　脚踏板高度一般应与地面至少保持 5 cm 的距离。

7. 轮椅附件　轮椅附件包括椅桌、各种垫类、固定带、座位及座位系统等。附件是为了满足乘坐者特殊需求而专门设计的，配置多种人性化功能，如增加防震装置，扶手安装臂托，方便患者的吃饭桌、书写架等，根据患者使用情况适时选配。

（四）轮椅的分类

1. 按驱动方式分类　分为手动式轮椅和电动式轮椅。

2. 按构造分类　分为折叠式轮椅和固定式轮椅。

3. 按使用的对象分类　分为幼儿轮椅、儿童轮椅、成人轮椅。

4. 按用途分类　分为普通轮椅、偏瘫轮椅、截瘫轮椅、竞技轮椅。

二、轮椅训练的目的

长期卧床会导致身体功能极度下降，甚至完全丧失运动功能。对于病情稳定的患者，应尽早开始康复训练。首先希望患者能从床上坐起，从开始短暂的坐，逐渐增强坐的耐力，然后再坐上轮椅活动，最后脱离卧床生活。

（1）改善呼吸，增大肺活量，有利于呼吸道分泌物排出。

（2）扩大视野，变换活动环境，增加对外接触，改善心理状态。

（3）改善大小便控制能力。

（4）通过减压指导改变坐姿，有效预防压疮。

（5）在进行站立之前，使身体循环系统逐渐适应站立位置。

（6）在外部支持的帮助下，通过对坐姿的调整，鼓励头部和躯干活动，增强身体平衡能力。

（7）进行简单的低强度耐力训练，提高自理能力，缓解肢体震颤或强直。

三、轮椅训练及注意事项

（一）轮椅训练指导

1. 轮椅的打开与收起　打开轮椅时，双手掌分别放在座位两边的扶手，同时向外、向下用力即可打开；收起时，先将脚踏板翻起，然后双手握住坐垫前后的中央，同时用力向上提拉即可收起。

2. 自己操作轮椅

（1）向前推：操作前先将刹车松开，身体向后坐下，眼看前方，双上肢后伸，稍屈肘，上身前倾，双手紧握轮环的后半部分同时向前推并伸直肘关节，当肘完全伸直后，放开轮环，如此反复进行。对于一侧肢体有功能障碍的偏瘫患者，或一侧上下肢骨折患者，利用健侧上下肢同时操纵轮椅，如先将健侧脚踏板翻起，健足放在地上，健手握住手轮，推动时健足在地上向前踏步，与健手配合将轮椅向前移动。

（2）上坡时保持上身前倾，重心前移。如果上坡时轮椅后倾，很容易发生轮椅后翻。

（3）大轮平衡技术：是指在小轮悬空离地大轮支持的情况下，保持轮椅平衡不致摔倒的一种技术。这种技巧对上下台阶或过人行道等帮助极大。分 3 个步骤：准备、起动、保持平衡。

3. 推轮椅技巧

（1）后倾轮椅：推者双手握住推柄，一只脚放在后倾杆上，后倾时双手向下按压，同时脚向下踏。在后倾的过程中，双手承受的重量逐渐减少，当轮椅后倾约 30°时，双手负重最小，这个位置称为平衡点。

（2）上下楼梯

1）一人辅助：上台阶时，先把轮椅推到台阶旁，正对台阶，后倾轮椅至平衡点；向前推轮椅至大轮接触台阶，用脚控制后倾杆，使方向轮轻落到台阶上；推者双手用力将轮椅提起并滚上台阶。下台阶则与上台阶正好相反。

2）两人辅助：一般力量大者在轮椅后，手握推柄；另一人在轮椅前，面向患者。如果脚踏板是固定的，手可以握住脚踏板；如果脚踏板板是活动的，可以一手握住支架的横梁，一手握住直柱。不可抓捏活动的扶手或脚踏板，以免在抬轮椅上、下楼梯的过程中扶手或脚踏板突然松开出现意外。

4. 轮椅转移　具体请参考本章第五节。

（二）轮椅训练的注意事项

（1）在使用轮椅前，要仔细检查轮椅的性能是否完好。

（2）在进行轮椅转移时，要保证患者安全，避免擦伤患者皮肤或跌倒。

（3）要根据患者的疾病特点选择适合于患者的轮椅。

（4）患者在使用轮椅时，要教会患者轮椅减压技巧，避免发生压疮。

（5）患者初用轮椅时，为避免危险应由护士辅助，上、下轮椅需要反复练习，多训练肢体柔韧性和力量，注意让患者自己利用患肢操纵轮椅，使其残存功能得到最大程度的发挥。

（6）对于完全依赖轮椅生活的患者加装轮椅桌，在患者独自坐轮椅或户外活动时，要用安全腰带和腿带保护，以免打喷嚏、剧烈咳嗽、肢体晃动或滑移造成损伤。

（7）对下肢关节不稳定、反射异常、挛缩以及人工关节置换术后的患者，应遵医嘱配备轮椅，严禁使用站立式轮椅自行训练。

（8）轮椅桌最好选择易于装拆、便于清洁、桌面透明度较好的轮椅桌，以便医护人员全面观察患者在轮椅上的状况。

四、健康教育

（1）使用轮椅时要根据患者的疾病特点、病情、身高、体形来选择轮椅，使患者用上自己喜爱的轮椅能达到独立生活的目的。

（2）患者在使用轮椅时，要保持稳定的坐姿，要有符合人体生理曲线的靠背，从脊柱上方到臀部给予充分的支持，达到身体放松的目的。

（3）使用轮椅时，要让患者身体压力在轮椅上均匀分布。

（4）教会患者自己操控轮椅，如自由控制轮椅的方向、刹车杆起止及稳定作用等，使患者知道如何进退及转向，以便应用自如，进出方便。

（5）教会患者轮椅转移的方法：轮椅到床的转移，床到轮椅的转移，轮椅到座便器之间的转移。

（王成秀　周　蕾）

第三节　吞咽功能训练技术

一、概　念

吞咽障碍是指由于下颌、双唇、舌、软腭、咽喉、食管括约肌或食管的结构和（或）功能受损，不能安全有效地把食物从口送到胃内以获取足够营养和水分的进食困难。

二、吞咽功能障碍训练的目的

(1) 改善患者的摄食吞咽功能。

(2) 改变或恢复患者经口进食的方式，尽早拔除鼻饲管、胃造瘘管等。

(3) 增强患者经口进食的安全性与能力，预防和减少并发症，如吸入性肺炎的发生。

(4) 改善患者的营养状态，增强康复信心。

(5) 增加患者进食的乐趣。

三、吞咽功能障碍训练的方法及注意事项

在康复护理中，吞咽训练主要针对各种不同病因导致的吞咽障碍，采取物理和运动训练的方法，帮助患者安全地完成对食物的吞咽，不至于引起误吸的一种方法。吞咽训练包括基础训练（又称间接训练）和摄食训练（又称直接训练）。

(一) 基础训练

基础训练又称间接训练，主要是对摄食、吞咽功能有关的器官进行的训练，包括局部肌肉运动控制训练、舌部运动训练、冷刺激训练、屏气-发声训练、呼吸训练、咳嗽训练、门德尔松手法等。

1. *局部肌肉运动控制训练* 指导患者进行皱眉、鼓腮、张口、闭口、微笑、伸舌训练和双侧面部按摩，改善口、面、舌、下颌的运动功能，促进肌肉主动收缩功能恢复。

2. *舌部运动训练*

(1) 舌部被动运动：用吸舌器或纱布包住患者舌头，向前后、左右、上下各个方向运动，每个动作维持3～5秒，这有助于降低舌肌张力，1～3次/天，每次牵拉20次，直到舌部能主动运动为止。

(2) 舌部主动运动：指导患者进行舌前伸、后缩、侧方顶颊部、用舌舔上下唇、舔左右嘴角、卷舌，这有利于提高舌的灵活性，1～3次/天，每次运动20次。

(3) 舌部抗阻运动：用勺子或压舌板在患者舌上进行按压、滑动等刺激，同时指导患者用力将舌向不同方向抵压舌板，进行舌部抗阻训练，帮助患者逐步增强舌部肌肉力量。

3. *冷刺激训练*

(1) 咽部冷刺激：用冷冻的大头棉签或将棉签在碎冰块中放置数秒钟，轻轻刺激患者软腭、舌根及咽后壁，左右相同部位交替刺激，然后指导患者做空吞咽动作。通过冷刺激可诱发和强化吞咽反射。

(2) 冰块刺激：采用头部30°～60°前屈仰卧体位，先用较小的冰块刺激口腔两侧黏膜—舌根—咽部，然后咽下冰块，1次/天，逐渐增加至2～3次/天，通过以上方法训练后患者若出现吞咽功能，即可开始进行进食训练。

4. *屏气-发声训练* 患者坐在椅子上，双手支撑椅面，做屏气动作。此时胸廓固定、声门紧闭；然后，突然松手，声门大开，呼气发声。此运动可以训练声门的闭锁功能、强化软腭的肌力，同时有助于去除残留在咽部侧隐窝的食物。

5. *呼吸训练* 采用腹式呼吸、缩唇呼吸训练，自己调节呼吸节奏，延长呼气时间，使呼吸平稳。

6. *咳嗽训练* 通过强化训练有效咳嗽，提高呼吸系统的反应性，促进咽喉部闭锁的效果，达到排出分泌物、预防误吸的目的。有效咳嗽训练方法：患者采取舒适和放松的体位，指导在咳嗽前先缓慢深吸气，然后屏气片刻，快速打开声门，用力收腹将气体迅速排出，引起咳嗽。一次吸气可连续咳嗽三声，

停止咳嗽，并缩唇将余气尽量呼尽。然后平静呼吸片刻，准备再次咳嗽。

7. 门德尔松手法　患者喉部可上抬时，指导患者做空吞咽动作，并使喉部保持在上抬的位置，此手法增强喉部上抬的幅度和时间，而延长环咽肌开放时间，改善吞咽的协调度。

（二）摄食训练

摄食训练又称直接训练，是进食活动的直接训练，当患者的吞咽反射恢复后，才可试行摄食训练。包括进食体位、食物选择、食具选择、一口量、改变吞咽的方法。

1. 进食体位

（1）半坐位：适合不能坐椅的患者，取仰卧位并摇高床头 30°～60°，头部前屈，偏瘫侧肩部以软枕垫起，喂食者位于患者健侧。此体位进食可有效避免食物从口中流出，并利于食物向舌根运送，还可以减少鼻腔反流及误咽的危险。

（2）坐位：喉上抬，使食物容易进入食管。

2. 食物选择　根据患者饮食特点及吞咽障碍程度，选择患者喜爱的营养丰富且易消化的食物，食物选择如下：

（1）容易吞咽的食物特点：密度均匀、黏性适当、不易松散、通过咽和食道时容易变形且不宜在黏膜上残留。

（2）稠的食物比稀的安全，因为其能较满意地刺激触觉、压觉和唾液分泌，使吞咽变得容易。

（3）兼顾食物的色、香、味及温度等。

（4）以偏凉食物为宜，冷刺激能有效强化吞咽反射。

（5）食物太稀，可使用增稠剂增加食物的黏稠度及润滑度。

3. 食具选择

（1）勺：底浅、5～10 ml 的长柄勺，适合舌向后运送食物困难者。

（2）杯子上缘有一缺口的“斜口杯”，只需抬高杯子喝完杯内水，避免呛咳。

4. 一口量　进食的一口量和控制速度的一口量，正常人约为 20 ml。先以少量试之（3～4 ml），逐渐增加，如 3 ml、5 ml、10 ml…。防止吞咽时食物误吸入气管，吞咽后咳嗽，可除去残留在咽喉部的食物残渣。

5. 改变吞咽的方法

（1）空吞咽：每次进食吞咽后，反复做几次空吞咽（至少 1∶2），使食团全部咽下再进食。可除去残留食物，防止误咽。

（2）侧方吞咽：让患者分别左、右侧转头，作侧方吞咽，可除去梨状隐窝部的残留食物。

（3）交替吞咽：每次进食吞咽后饮极少量的水（1～2 ml），既有利于刺激诱发吞咽反射，又能达到除去咽部残留食物的目的。

（4）用力吞咽：指导患者将舌用力向后移动，帮助食物推进通过咽腔，以增大口腔吞咽压，减少食物残留。

（5）低头吞咽：颈部尽量前屈姿势吞咽，使会厌谷的空间扩大，并让会厌向后移位，避免食物溢漏入喉前庭，更有利于保护气管，收窄气管入口，咽后壁后移，使食物尽量离开气管入口处。

（6）点头样吞咽：颈部尽量前屈似点头，同时作空吞咽动作，可去除会厌谷残留食物。

（三）电刺激

电刺激是吞咽障碍患者治疗的重要手段。主要用于辅助强化肌力、帮助喉提升及增加咽肌收缩力量与速度。

（四）吞咽功能障碍训练的注意事项

（1）患者在进行吞咽训练时，要为患者创造一个良好的进食环境，减少各种外部因素的干扰。

（2）开始训练时时间不宜过长，以患者能够耐受为佳，可视情况逐渐延长时间，防止引起患者疲劳和急躁。

（3）必须要求患者家属掌握吞咽训练的方法、并发症的监测、误吸的紧急处理等。

（4）护理人员要定时观察训练的效果，及时给予指导和纠正。

（5）患者进食或摄食训练前后应认真清洁口腔，保持口腔清洁卫生，防止误吸。

四、吞咽功能障碍训练的健康教育

（1）重视吞咽障碍的初步筛查及每次进食期间的观察，防止误吸特别是隐匿性误吸发生。

（2）运用吞咽功能训练，保证患者进食安全，避免误吸。

（3）进行吞咽功能训练时，要根据患者病情选择合适的体位。

（4）对有吞咽功能障碍的患者，要有良好的团队协作精神，保证患者吞咽功能得到最好的康复。

（王成秀　周　蕾）

第四节　肠道康复护理技术

一、概　念

肠道护理技术在临床上主要用于各种原因导致的排便异常的患者，如脑损伤、脊髓损伤及周围神经损伤等。早期及时有效的肠道护理技术是神经源性直肠功能障碍患者重要的肠道康复手段。

二、肠道康复护理技术训练的目的

（1）帮助患者重新建立规律的排便习惯。

（2）帮助患者掌握适合自己的排便动作，使排便过程顺利进行。

（3）消除或减少由于便秘、排便失禁给患者造成的痛苦。

（4）预防因便秘、大便失禁导致的各种并发症，如肛裂、痔疮、失禁性皮炎、电解质紊乱等。

（5）增进患者的自尊感，提高生活质量。

三、肠道康复护理技术训练的方法及注意事项

由于引起排便障碍的病因不同，造成的排便功能障碍类型也不同，所实施的护理措施及训练方法也就有所不同。因此，在对患者进行肠道护理时要采取有针对性的训练方法，这样才能取得良好的效果。

(一) 反射性大肠的训练方法

反射性大肠的患者主要表现为便秘，康复训练目标为建立规律的排便习惯，预防因便秘导致的并发症。反射性大肠的训练方法包括腹部按摩、肛门牵张、肛门指力刺激、肠道功能训练、饮食与运动、药物应用、行为干预。

1. 腹部按摩　患者取平卧位，屈膝，放松腹部，训练者站在患者右侧，用手掌自右向左沿结肠解剖位置（升结肠、横结肠、降结肠、乙状结肠）方向，即自右下腹、右上腹、左上腹、左下腹做顺时针环形按摩，手掌按压以患者能耐受为度，由轻到重，每次 15～30 分钟，早晚各一次，可促进肠道蠕动，加速粪便的排出。

2. 肛门牵张　训练者戴上手套，示指或中指涂润滑油，轻轻插入肛门，在 3 点、6 点、9 点、12 点四个方向把直肠壁向肛门一侧持续牵拉，可缓解肛门内外括约肌痉挛，诱发直肠反射，促进大便排出。

3. 肛门指力刺激　协助患者取左侧卧位，训练者戴上手套，示指或中指涂润滑油，轻轻插入肛门 2～3 cm，使用指腹内侧沿着直肠壁顺时针环形转动，每次指力刺激可持续 15～20 秒，一般不超过 1 分钟，直到感到肠壁放松、排气或粪便流出为止。如果发现患者肛门处有粪块阻塞，应先用手指将粪块清除后再进行肛门指力刺激。肛门指力刺激可诱发肠道反射，促进粪团的排出，但在训练时要注意自主神经反射异常的发生。

4. 肠道功能训练

（1）括约肌、盆底肌训练：患者取仰卧位或坐位，双膝关节屈曲，抬高臀部，缩肛提肛 10 秒，再缓慢放松，连续 10 次，每天练习 3 组，促进括约肌及盆底肌的功能恢复。

（2）腹肌训练：通过增强腹肌的训练，提高排便时的腹内压，有助于粪便的排出，腹肌训练的常用方法有双桥训练、直腿抬高训练、仰卧起坐等。

（3）模拟排便训练：根据患者以往的排便习惯及规律选择排便时间，环境安静隐蔽，选择适宜的排便姿势，最好采取蹲位或者坐位，病情不允许时也可采取左侧卧位，指导患者缓慢深吸气，然后向下腹部用力，模拟排便。每天定时进行模拟排便训练，有助于养成定时排便的习惯。

5. 饮食与运动　指导患者多进食蔬菜、水果及粗纤维食物，尽量减少高脂肪、高蛋白质食物的大量摄入，保证每天的饮水量在 2500 ml 左右，每天进行适当运动以增强体力。

6. 药物应用　便秘严重者，也可选择使用通便剂或口服通便药物，如口服乳果糖、果导片，使用开塞露、甘油栓等，软化粪便，润滑肠道，刺激肠蠕动而促进排便，如果效果不佳，可用小量不保留灌肠促进排便。

7. 行为干预　根据患者的排便习惯（排便时间、频率、排便量、排便体位、排便环境），帮助患者克服由于排便困难所产生的精神压力，学会自我调控情绪，顺利完成肠道功能训练。对于长期卧床者，鼓励患者尽量下床活动，增加肠蠕动，促进排便。

(二) 迟缓性大肠的训练方法

迟缓性大肠与反射性大肠不同，由于患者的排便中枢被破坏，患者无法依靠肠蠕动而实现主动排便，常表现为大便失禁。康复训练的目标是减少失禁次数，尽量保持成形大便，养成规律排便习惯。迟缓性大肠的训练方法包括盆底肌训练、腹肌训练、饮食指导、皮肤护理等。

1. 盆底肌训练　患者取仰卧位或坐位，双膝关节屈曲，抬高臀部，缩肛提肛维持 10 秒，再缓慢放松，连续 10 次，每天练习 3 组，可促进盆底肌功能恢复。

2. 腹肌训练　通过腹肌训练增强对排便的控制能力，同时养成定时排便习惯。腹肌训练的常用方法有仰卧直腿抬高训练、仰卧起坐等。

3. *饮食指导* 指导患者进食清淡、易消化饮食，避免辛辣刺激性食物的摄入，禁烟、酒。

4. *皮肤护理* 保持床单、被服干净无异味，保持肛周、臀部皮肤清洁干燥，避免出现皮肤湿疹、破损、压疮等，必要时可使用卫生棉条塞肛，保护局部皮肤，必要时也可涂鞣酸软膏。

（三）便秘与腹泻交替出现

脑损伤或脊髓损伤后，有些患者因使用口服通便剂不当会出现腹泻与便秘交替出现的现象，导致患者无所适从，根据患者病情，在能耐受的情况下可适当进行小量不保留灌肠，彻底清除肠道内的粪便，然后再进行相应的肠道功能训练。具体方法同上。

（四）肠道康复护理技术训练的注意事项

（1）肠道功能训练的时间最好符合患者的生活规律，并根据情况进行调整和评价。

（2）进行肠道功能训练时要指导患者情绪放松，避免紧张及情绪受干扰。

（3）当患者出现严重腹泻时，要注意对肛门周围皮肤的保护，防止因粪便刺激而发生皮肤破溃。

（4）注意保护患者隐私，提供隐秘安静的环境，保证充足的排便时间。

（5）排便时尽量避开治疗、护理、用餐时间，避免排便时看书、看报、使用手机等。

（6）保持室内空气新鲜，排便后及时开窗通风，去除不良气味。

（7）对脊髓损伤患者要观察自主神经反射异常的临床表现，并及时排除肠道原因。

四、肠道康复护理技术训练的健康教育

（1）进行肠道功能训练前，要结合患者实际情况全面评估，取得患者及家属的支持与配合。

（2）进行肠道功能训练时，尽可能沿用患者伤前排便习惯，同时考虑出院后的情况。

（3）当大便干结时，可使用大便软化剂，尽量少用药物，避免长期使用缓泻药，若建立起良好的排便规律，应立即停用缓泻药。

（4）当排便出现异常时，应找出原因，及时处理。

（王成秀　周　蕾）

第五节　床上运动及转移技术

一、概　念

体位转移是指人体从一种姿势转换到另一种姿势以及从一个位置转移到另一个位置的过程，包括卧、坐和立位。

床上运动及转移技术不仅可以促进血液循环，还可预防因卧床引起的一系列并发症，如坠积性肺炎、压疮、肌萎缩、关节挛缩和深静脉血栓等，最大限度地保持关节活动度，而且对于巩固和促进康复效果也具有重要意义。

二、床上运动及转移技术训练的目的

（1）提高患者日常生活自理能力，减少依赖。

（2）早日回归家庭、重返社会。

（3）提高患者的生活质量。

三、床上运动及转移技术训练的方法及注意事项

（一）床上运动及转移技术训练方法（以偏瘫患者为例）

1. *床上翻身*　向患侧翻身时，将健侧下肢插到患侧下肢下面，也可将健侧下肢屈膝；双手十指交叉握紧，伸肘（患手大拇指一定要放在健手拇指的上方）；先将伸握的双手摆向健侧，再反方向地摆向患侧，借助双手摆动的惯性翻向患侧。向健侧翻身时，可屈肘，用健手前臂拖住患肘放在胸前；将健腿插入患腿的下方，在身体旋转的同时，用健腿搬动患腿，翻向健侧（图 8-12）。

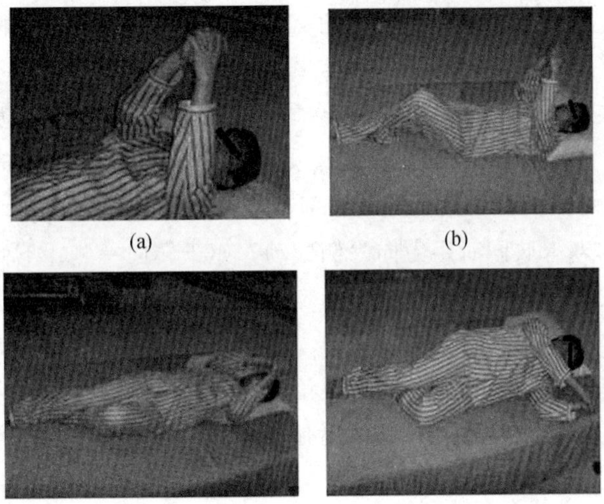

(a)　(b)　(c)　(d)

图 8-12　床上翻身

2. *床上左右移动*　移向右侧时，先将健足插到患足的下方，用健足钩住患足向右移动；用健足和肩支撑起臀部，同时将下半身移向右侧，臀部右移；再将头缓慢移向右侧；左移的动作与此类似。

3. *床上坐起*　对有良好坐位平衡能力及臂力的患者进行坐位训练时，通常用最简单的方法就是借助绳梯或一根打结的粗绳，双手交替牵拉，就可以从仰卧位到坐位，它适用于双下肢瘫痪的患者。在无辅助设备的情况下，应先翻身至健侧卧位，然后将下肢移动到床边，并逐渐用健侧上肢支撑起身体坐起；对不能自行坐起者，辅助坐起的方法是让患者双臂肘关节屈曲支撑于床面上，操作者站在患者侧前方，用双手扶托患者双肩并向上牵拉，指导患者利用双肘支撑抬起上部躯干，逐渐改用双手掌支撑住床面，支撑身体而坐起。

4. *从床到轮椅的转移*

（1）站立位的转移法：将轮椅推至床旁，轮椅与床边呈 45°，刹住车闸，翻起脚踏板；协助患者坐于床边，双脚着地，躯干前倾；操作者面向患者，直背屈髋，将患者头放在操作者靠近轮椅侧的肩上；

让患者双臂抱住操作者的颈部，双下肢分开站于患者双腿两侧，双膝夹紧患者双膝外侧并固定，双手抱住患者臀部或拉住腰带，操作者挺直后背并后仰将患者拉起呈站立位；在患者站稳后，操作者以足为轴缓慢旋转躯干，使患者背部转向轮椅，臀部正对于轮椅正面，然后患者慢慢弯腰，平坐于轮椅上；帮助患者坐好后，翻下脚踏板并将患者脚放于之上。

（2）床上垂直转移法：对躯干有一定控制能力，双手或单手能部分支撑身体的患者可用此法。轮椅正面向床，垂直紧贴床边，刹住车闸；协助患者挪动身体靠近床边坐起，背对轮椅，躯干前屈，一手或双手向后伸抓住轮椅扶手；操作者站在轮椅一侧，一手扶患者的肩胛部，一手扶患者的大腿根部；操作者和患者同时用力，患者尽可能将躯体撑起并将臀部向后上方移，操作者将患者的躯干向后拖，使患者的臀部从床上移动到轮椅上；打开车闸，移动轮椅离床，使患者足跟移至床边，刹住车闸，把双脚放于脚踏板上。

5. *从轮椅到床转移*　与上述步骤相反。

（二）床上运动及转移技术训练方法（以截瘫患者为例）

1. *翻身法*　患者仰卧位，头和肩部前屈，双手于中立位伸肘上举，做左右侧方摆动，引发肩、上肢向同侧摆动，带动躯干旋转翻身。

2. *床上移动*　无论是横向移动还是纵向移动，都必须在坐位下完成。横向移动：双手先放在髋部两侧，右手紧靠身体，左手距身体约 30 cm，伸肘，前臂旋后或中立位；身体前倾，双手支撑抬起臀部，头和肩同时向右移动，使左肩向前，右肩向后，向左移动骨盆。纵向移动：双下肢保持外旋位，膝放松。双手放在髋部前方，靠近身体，伸肘，前臂旋后；上身前倾，头位于膝的上方；双手支撑抬起臀部，头和上肢进一步向前移动前倾，向前移动臀部。

3. *卧位→坐位转移*　双上肢同时用力向一侧摆动，躯干转向一侧；下侧的肘关节及上侧的手掌同时支撑床面，然后伸展肘关节，用力支撑床面，并逐步靠近身体，另侧手移至身体同侧；将双手置于体侧，伸肘至坐位。

4. *床→轮椅转移*　垂直转移：轮椅与床呈直角，关好刹车；患者坐在床上，背向轮椅，以双手在床上做支撑动作，慢慢把臀部移向床边；用双手握住轮椅扶手的中央，用力撑起上身，使臀部落在轮椅上；打开刹车，向后移动轮椅直到足跟移到床边；关好刹车，把脚放在脚踏板上。侧方转移：轮椅推至床边，与床平行或呈 30°～45°，关好刹车，卸去靠床侧的扶手；患者取床边坐位，一手握住轮椅的扶手，另一手支撑床面，把臀部抬高移向轮椅；最后把脚放在脚踏板上。

（三）床上运动及转移技术训练方法（以四肢瘫患者为例）

1. *协助翻身法*　患者仰卧位，将患者双手交叉放于腹部，双膝屈曲，双足支撑床面；操作者站在患者要翻向的一侧，一手扶住患者的肩部，另一手扶托髋部，用力将患者翻向侧卧位，然后再按良肢位摆放患者肢体。

2. *床→椅转移*　两人协助法，轮椅推至床边呈 20°，关好刹车；患者取坐位，躯干前倾，两臂交叉于肋下；一位操作者站在患者身后，双手从患者的腋下穿过，抓住患者交叉的前臂，并夹紧其胸廓下部；另一位操作者面向床，双脚前后站立，双臂拖住患者的下肢，一手放在大腿部，另一手放在小腿部，两位操作者同时重心后移抬起患者，将患者轻轻放在轮椅上。

（四）床上运动及转移技术训练的注意事项

（1）床上运动及体位转移前，要向患者讲解运动及转移的方法和步骤，消除患者紧张情绪、对抗心理，取得患者配合。

(2) 床上运动及转移前要对全身皮肤进行检查，转移中动作要轻柔，不可用暴力拉、拖等，避免碰伤患者肢体、臀部、踝部的皮肤，尽可能发挥患者残存的功能进行转移，逐渐减少帮助，使其独立完成转移。

(3) 轮椅转移时必须先制动，椅子转移时应在最稳定的位置。

(4) 体位转移后，应注意保持肢体的功能位，并保证患者舒适、安全。

(5) 可使用软枕、海绵垫和其他支撑具，保证患者舒适。

四、床上运动及转移技术训练的健康教育

(1) 根据康复治疗和病情，选择适合患者的床上运动及体位转移方法和转移间隔时间。

(2) 床上运动及体位转移应注意患者安全，预防发生跌倒等意外事件。

(3) 进行体位转移时，空间及设备应在结构、位置上利于患者完成转移活动，如床、轮椅要结实、稳当，转移空间无障碍，相互转移的两个平面应该高度相当，应尽可能靠近，设备应稳定，利于相互转移。

(4) 进行床上运动及体位转移前，护理人员应充分了解患者的能力，如瘫痪的程度和认知情况、转移的方式、力度的大小等。

（王成秀　莫足娥）

第六节　日常生活活动指导训练技术

一、概　念

日常生活活动能力指人们为了满足日常生活需要而每天必需反复进行的最基本、最具有共性的活动。日常生活活动能力训练是帮助病、伤、残者维持、促进和恢复自理能力，改善健康状况，提高生活质量，逐步从依赖他人帮助到自我护理的过程。

二、日常生活活动指导训练的目的

(1) 促进患者生活自理，提高生活质量。

(2) 增强患者自信心，促进康复。

(3) 回归家庭，重返社会。

三、日常生活活动指导训练的方法及注意事项

(一) 日常生活活动指导训练方法

日常生活活动训练是一项非常艰辛的工作，不仅需要护理人员细致、耐心的指导和训练，更需要患

者的主动参与及家属的理解与配合，在训练时应遵循由简单到复杂、由粗到细、由易到难的原则，可结合患者的实际生活方式灵活选择适当的方法进行训练。日常生活活动训练包括进食训练、穿脱衣训练、个人卫生训练。下面以脑卒中为例，介绍有关日常生活活动训练的内容。

1. 进食训练　主要是训练患者尽可能地独立完成进食动作，增强患者进食的主动性、趣味性，同时增强患者对康复治疗的信心，减少对他人的依赖。训练方法如下：

（1）手的抓握：手的精细动作不能完成或握力稍弱者可借助勺、叉代替筷子，也可将手柄加粗或使用功能固定带固定在手背上辅助完成。

（2）上肢运送：由于上肢肌力、肌张力异常，关节活动受限，协调障碍等原因不能将食物准确送到嘴边，患者可先取坐位，将食物摆在患者前面稳定的台面上，用健手辅助患者进食，如果患者的患侧上肢具有一定的运动功能，可用健手固定碗或使用防滑垫固定碗，患手直接进食。

（3）吞咽动作：由于患者口腔周围肌肉肌力低下、协调障碍、口腔颌面关节活动受限等原因造成吞咽障碍，具体训练方法参照本章第三节吞咽功能训练技术。

2. 穿脱衣训练　是日常生活中不可缺少的动作，能增加患者的协调动作。进行穿脱衣训练时衣服应宽大柔软，方便患者穿脱练习。训练前要全面准确评估患者的坐位及站位平衡能力，以免在患者训练时跌倒，导致意外事件的发生。穿衣训练的原则是先穿患侧，再穿健侧，脱衣训练的原则是先脱健侧，再脱患侧。

（1）穿开襟上衣训练：患者取坐位，用健手找到衣领，将衣领向前平铺在双膝上，用健手协助患肢套入袖内，并把衣领拉至肘关节、肩关节上，再用健手拉衣领，沿肩部衬衫拉至健侧，健手随即穿入另一侧衣袖，单手整理衣服并扣好纽扣（图 8-13）。

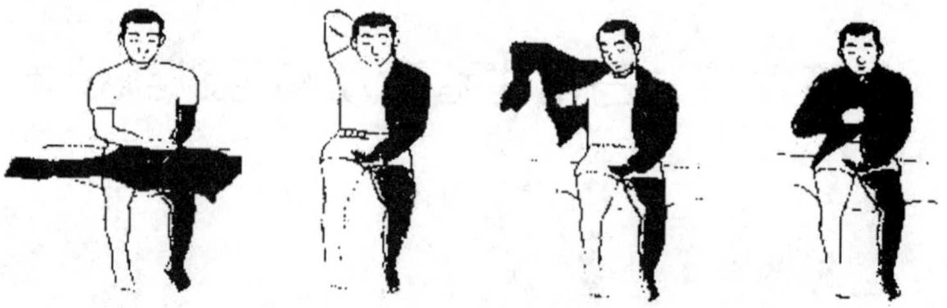

图 8-13　穿开襟上衣（左侧偏瘫）

（2）脱开襟上衣训练：脱衣过程正好相反，用健手解开纽扣，先将健手衣袖脱下，健手从颈部将衬衫拉至患侧肩部，随即脱掉患侧上肢（图 8-14）。

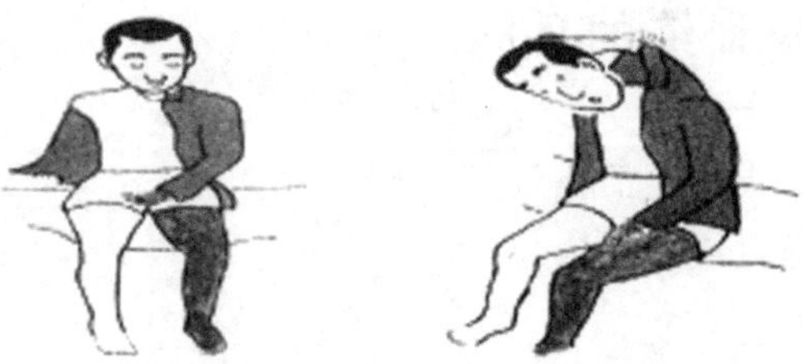

图 8-14　脱开襟上衣（左侧偏瘫）

（3）穿套头上衣训练：患者取坐位，用健手将套头衫平放在双膝上，正面向下，领子放于远端，用健手将衣袖套进患手并拉至肘关节以上，再穿上健侧袖子，健手将套头衫举过头顶，患者稍向前弯腰并低头，随即套入头部，健手将衣服拉下并整理好（图 8-15）。

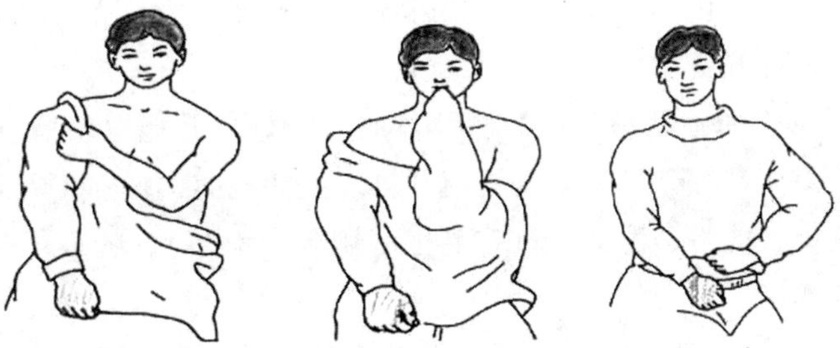

图 8-15　穿套头上衣（右侧偏瘫）

（4）脱套头上衣训练：患者取坐位并向前弯腰，健手将衣拉至胸部以上，然后健手从肩部穿过背后将衣服拉至头部，低头将衣服向前方脱出，随即脱出健手，后脱出患手（图 8-16）。

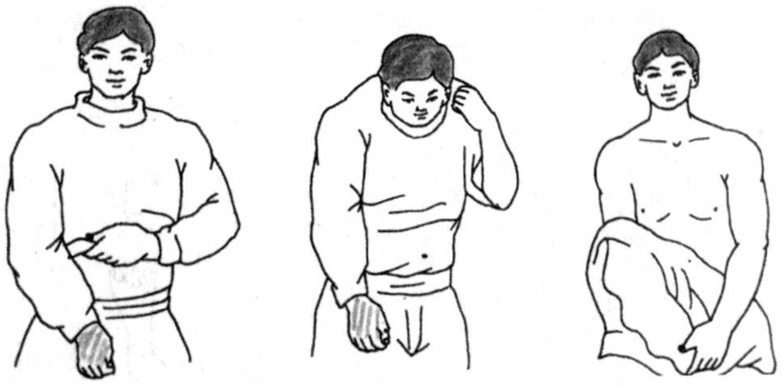

图 8-16　脱套头上衣（右侧偏瘫）

（5）穿裤训练：患者取坐位，用健手将患腿抬起放于健腿上，患腿呈屈膝、屈髋状，用健手将患侧裤腿套上并拉至膝关节以上，放下患腿脚掌着地，再穿健侧裤腿，拉至膝关节以上，抬臀或站起将裤拉至腰部，整理拉上裤链系紧（图 8-17）。

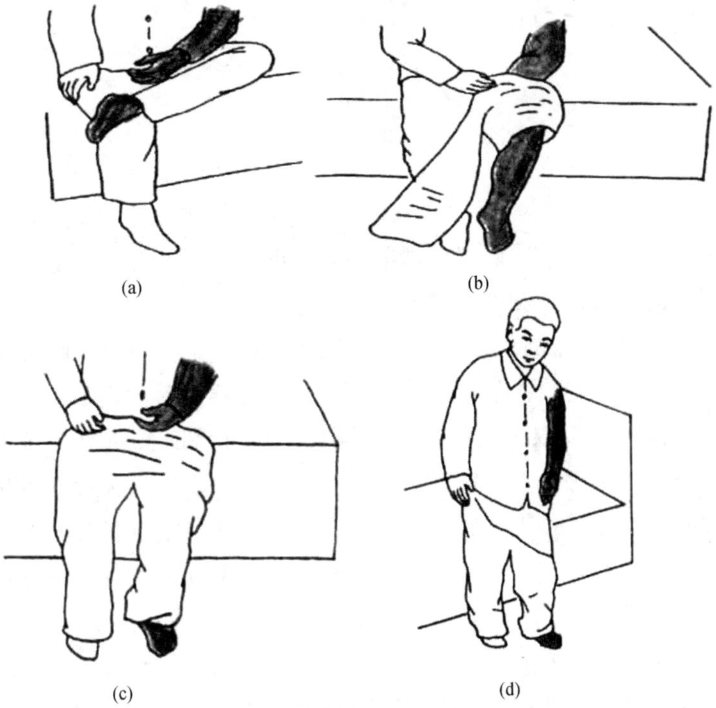

(a) (b) (c) (d)

图 8-17　穿裤训练（左侧偏瘫）

（6）脱裤训练：患者取站位，拉开裤链，松开腰带，裤子自然下落，再取坐位，抽出健腿，再抽出患腿，健手将裤子捡起整理好备用。

3．个人卫生训练　对全身症状稳定，健侧肢体肌力良好，并能在轮椅上坐位并坚持30分钟以上的患者，应尽早进行个人卫生训练，最大程度提高其自理生活能力，增强患者康复的信心。

（1）清洁：包括梳头、洗脸、洗手及口腔卫生（刷牙、漱口）。脑卒中患者只需用一只手就可完成以上动作。具体训练步骤如下：

1）患者坐在水池边，用健手打开水龙头，调节水温，将患手放于水池内，用健手洗脸、洗前臂及患手；洗健手时，将毛巾固定在水池边，涂上香皂，健手及前臂在毛巾上擦洗；拧干毛巾时，将毛巾对折套在水龙头上或患侧前臂上，用健手将毛巾两端合拢，朝一个方向拧干即可（图8-18）。

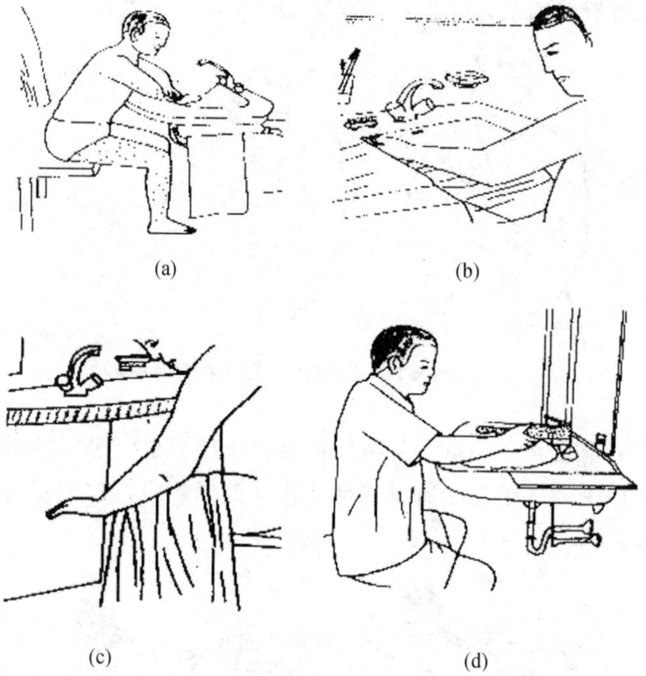

图8-18　清洁

2）要打开牙膏盖刷牙时，可借助身体将牙膏固定如用两膝夹住，用健手将盖扭开，健手挤牙膏，用嘴固定牙刷，将牙膏涂在牙刷上，刷牙由健手完成即可。

（2）洗澡：包括盆浴和淋浴。

1）盆浴：患者坐在紧靠浴盆的椅子上，椅子高度与浴盆高度一致，脱去衣物，用健手托住患腿放入盆内，再用健手扶住盆沿，健腿撑起身体前倾，抬起臀部移至盆内椅子上，再把健腿放入盆内。擦洗时用健手持毛巾擦洗身体前部及双下肢，身体远端及背部可借助长柄的海绵浴刷擦洗。擦洗健侧上肢时，可将毛巾放在腿上，用健手涂上香皂，将健侧上肢在毛巾上擦洗。拧干毛巾时，将毛巾对折套在患侧前臂或夹在两腿之间，用健手拧干并擦干身体即可。出浴盆顺序与前面步骤相反。

2）淋浴：患者可坐在椅子上，先开冷水管，后开热水管调节水温，淋浴较容易进行。洗涤及擦干步骤同盆浴方法。

（3）如厕：对于瘫痪患者，要完成如厕动作，首先得学会床至轮椅、轮椅至便器、便器至轮椅间的转移才能进行训练。如厕训练是通过从床或轮椅转移至厕所，接近坐便器时转移至坐便器上，然后脱裤子到大腿中部，便完后健手完成擦拭动作，穿好裤子再转至轮椅，冲水。

（二）日常生活活动指导训练的注意事项

1. 进食训练注意事项

（1）患者在行进食训练时，应让患者放松，环境安静，以避免在进食期间呛咳。

（2）如患者不能坐于桌边进食，应协助患者在进食期间从床上坐起或坐于床边。

（3）用防滑垫或患手稳定碗盘等容器，也可用吸盘器固定碗盘，以防碗盘移动影响训练。

（4）患侧上肢和手功能没有恢复，在进食训练时应放于桌上，接近碗和盘子，防止异常模式。

（5）健手可借助刀、叉、调羹从碗里拿取食物，如有可能，可训练患者尽可能使用患手。

（6）在使用食物训练吞咽时，口腔塞饭或呛咳提示可能有吞咽问题，需要全面评估及特殊处理等。

2. 床脱衣训练注意事项

（1）进行穿脱衣训练时，建议选择宽松的开襟衫和套头衫。

（2）鼓励患者尽可能利用健手主动穿衣。

（3）如果患者不能用一只手系纽扣，可改用魔术贴代替，或使用穿衣钩帮助，尽量不穿带拉链衣服。

（4）鞋子不要太重和太硬，建议使用松紧带代替普通的系带鞋。

（5）当患者穿错衣、裤、鞋、袜时，不能打击训斥患者，要多给予鼓励和指导。

3. 个人卫生训练注意事项

（1）在行个人卫生训练时，要注意患者安全，避免跌倒等意外事件。

（2）进行个人卫生训练的各项设备应适合患者，必要时进行改造。

（3）洗澡时要注意室温和水温，避免患者受凉和烫伤。

四、日常生活活动指导训练的健康教育

（1）日常生活活动进行训练前，向患者解释训练的目的及方法，取得患者的理解及配合。

（2）训练时动作应由简单到复杂，由粗到细，由易到难，训练时要给予充足的时间和必要的指导。

（3）所有训练动作应结合实际生活场地来学习和指导。

（4）当患者的运动功能，肌肉力量和关节活动均能达到一定水平时，方可进行日常生活活动训练。

（5）训练时应根据患者病情制订训练计划，并根据患者动作恢复情况及时做出调整。

（6）康复医师、治疗师、护士、家属所采取的训练方案应保持一致，避免太大的差异，以防影响患者训练效果。

（7）训练时要注意观察患者精神状态和身体状况，避免疲劳。

（8）训练者要有足够的耐心，鼓励和帮助患者。

（王成秀　杨　慧）

第七节　助行器应用指导技术

一、概　念

用于辅助人体站立、行走的所有器具统称为助行器。它可以辅助患者保持站立或步行中身体的稳定性，同时减轻下肢的负荷，改善心肺功能，外周血液循环，预防骨质疏松，提高日常生活能力。适用于高龄、平衡能力差、下肢肌力差、步行异常等行走能力欠缺的患者。临床中根据结构可将助行器分为两大类：助行杖和助行架。

1. 助行杖

(1) 手杖：为单侧手扶持以助行走的工具，适用于上肢和肩部肌力正常的偏瘫患者和单侧下肢瘫痪患者。分为单足手杖、多足手杖（三足手杖、四足手杖）。多采用木料或铝合金制成。

(2) 前臂杖：又称肘杖，适用于下肢单侧或双侧无力，不能负重，不协调者；上肢无足够力量使用手杖者。前臂杖可很好地减少下肢的负重，并提供较好的腕部稳定性。多采用铝合金制成。

(3) 腋杖：适用于任何原因导致的步行不稳定、下肢无力和下肢不能承重，且手杖、前臂杖无法提供足够稳定性的患者。腋杖在使用过程中要避免腋托顶在腋下，以免压迫臂丛神经。多采用木制、铝合金、不锈钢等金属制成（图 8-19）。

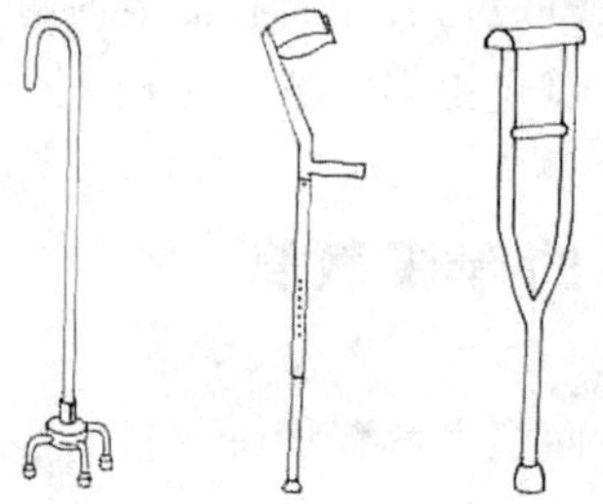

图 8-19　助行杖

2. 助行架

(1) 固定式助行架：又称讲坛架，适用于上肢功能健全、下肢平衡能力较差的步行困难者，以及长时间卧床需要进行步行训练者。

(2) 交互式助行架：跟固定式助行架相比，两边装有铰链，交互式前进。适用于上肢肌力较弱的患者，不需抬起助行架进行前移，而是依靠两侧交替的推动助行架来实现。

(3) 轮式助行架：分为两轮式、三轮式、四轮式助行架，适用于下肢肌力差、平衡功能差、脑血管疾病引起的步行障碍患者，也可用于长期卧床者的步行训练。

(4) 平台式助行架：带有前臂支撑平台和两个活动脚轮与两个固定脚轮，特点是支撑面积大，稳定性能好。适用于全身肌力低下者、脑血管疾病引起的步行障碍者、长期卧床者的步行训练等（图 8-20）。

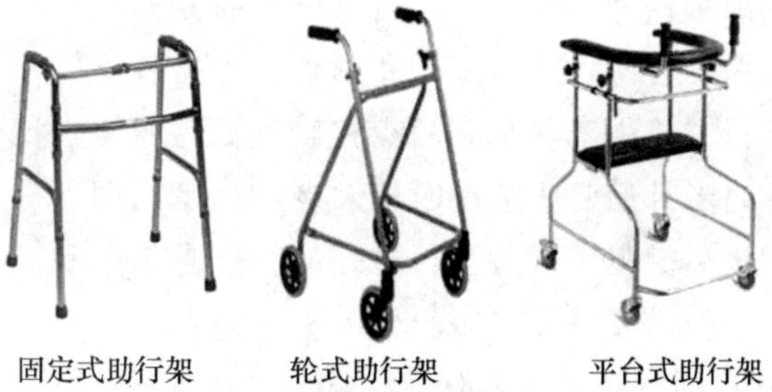

图 8-20　助行架

二、助行器训练的目的

（1）进行助行器训练，减少并发症。

（2）促进机体早日康复。

（3）增强患者治疗信心，提高康复效果。

三、助行器训练的方法及注意事项

（一）应用指导

助行器在临床应用中要注重选配，首先要对患者进行康复评定，包括：患者的全身与局部状况、上肢及下肢力量评定、平衡能力评定、单侧及双侧负重能力评定、使用环境的评定等，评定后根据患者的不同伤病时期选用合适的助行器，如交替步态、摆过步态、两点步态、四点步态，以辅助患者进行更好的步行训练。因此，助行器长度或高度的确定十分重要，是选配助行器的前提与基础。下面介绍临床常用助行器的高度选配原则。

1. 手杖

（1）手杖的长度：①站立位测量：让患者穿上鞋子，测量下肢股骨大转子至地面的高度即为手杖的扶手高度；或自然站立，屈肘 30°～40°，腕背伸约 25°，小趾前外侧 15 cm 处到手掌面的距离，即为手杖的扶手长度。②卧位测量：患者仰卧位，测量尺骨茎突至足后跟的距离再加上 2.5 cm（约鞋跟高度）（图 8-21）。

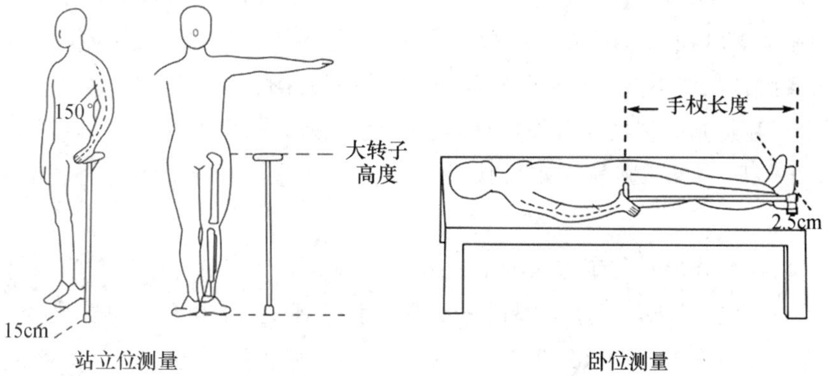

图 8-21　手杖长度测量

(2) 手杖应握于健侧，因手杖和患肢同出，将身体的部分重量分到手杖上，以减轻患肢的负重。

(3) 手杖步行方式：常用的有两点支持步行和两点一点交替支持步行。两点支持步行：步行顺序是手杖→患腿→健腿。这种步行方式由于总是有两点接触地面，稳定性比较好，但步行速度比较慢，多用于步态训练早期、长期卧床患者开始起床活动时以及老年患者。两点一点交替支持步行：步行顺序是手杖和患腿先同时迈出，然后再迈健腿。这种步行方式的特点是手杖和患腿始终共同支撑体重，减少了患腿负重，且步行速度比较快，但需要持仗者有较好的平衡能力。

2. 腋杖　也是一种最常见的辅助行走器具，根据患者情况选用适合的、高度可调节的腋杖，可预防姿势不良、步态不稳和腋窝臂神经丛受压的发生。

(1) 腋杖的长度：一般测量腋窝下 5 cm 或三横指至地面的高度，过高会压迫臂丛神经和血管。扶手的长度：同手杖的长度测量方法（图 8-22）。

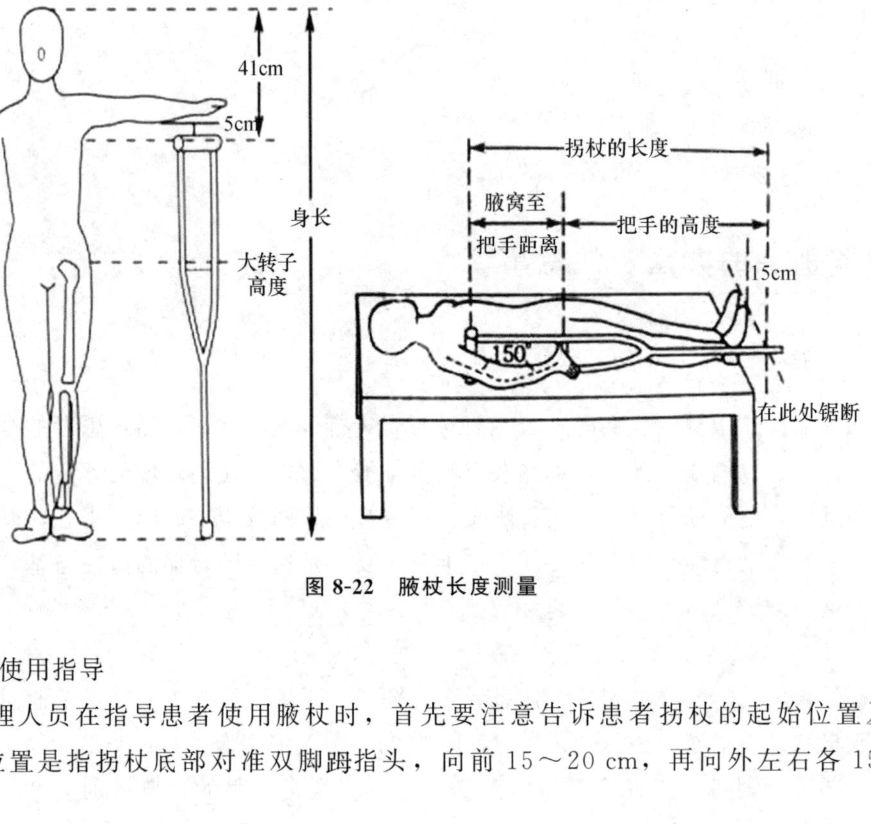

图 8-22　腋杖长度测量

(2) 腋杖的使用指导

1) 康复护理人员在指导患者使用腋杖时，首先要注意告诉患者拐杖的起始位置及落点处，腋杖的正确起始位置是指拐杖底部对准双脚踇指头，向前 15～20 cm，再向外左右各 15～20 cm，即是起点处。

2) 指导患者正确使用腋杖：将身体的重量交于手掌，手腕背屈、手肘弯曲 25°～30°，腋横把应离腋窝两指，但须紧靠胸廓以使腋杖稳固。持腋杖行走时身体略向前倾，使身体的重心置于腋杖与身体之间，同时要抬头向前看，切不可一直看向地面或直盯着双脚的移动。

3) 休息、坐下和站起时腋杖的操作和处理：首先选择有扶手的座椅，准备坐入座椅前，将腋杖由腋下交到一只手中，另一只手则抓握座椅扶手、屈肘，使身体缓慢坐入椅内，由坐而站时，顺序恰好相反。

4) 上下楼梯时，操作腋杖行走方法如下：上楼梯时，健肢先上，腋杖和患肢留在原阶；下楼梯时，患肢和腋杖先下，然后健肢下，一手抓握栏杆，另一手持腋杖上下楼梯会更安全。

5) 腋杖行走的步态主要有四点式步态、三点式步态、两点式步态、迈至步态、迈越步态。

3. 助行架　是一方框型、四脚架的辅助行走器具，适用于初期行走训练，也是为准备使用拐杖（手杖）的练习，用于下肢无力的患者，助行架宜在平地上使用，上下楼梯则不合适，但有许多行动迟缓的老年人或平衡障碍的患者，助行器为一永久的依靠。使用指导如下：

(1) 先以双手分别握住助行架两侧的扶手，提起助行架使之向前移动 25～30 cm 的距离，迈出健侧下肢，再移动患肢跟进，如此反复进行。

(2) 若是患者有一侧肢体已被截肢，或是下肢仅有一侧能够负重，使用助行架行走时，患者将助行架先向前移动 25～30 cm 的距离，然后双手握住扶手用力，使双手分别承担一些身体的重量，并向下压助行架，以健肢支撑身体用力迈出一大步。

(二) 助行器训练指导的注意事项

(1) 正确使用腋杖，不要将腋窝靠压在腋杖顶部，如果感觉腋窝有麻木不适出现，立即改进拄拐方法，如果使用方法正确，仍发现腋窝有受压，可能是腋杖过长，则需要调整腋杖的长度。

(2) 拐杖应有橡皮脚垫、厚垫肩托以及手柄，并保证这些部件牢靠，没有松动、破损，必要时更换。

(3) 如果患者双手容易发生疼痛和疲劳，可以在拐杖手柄上加厚衬垫。

(4) 行走时应放慢脚步，避免在潮湿的地面行走。

(5) 拄拐行走时，禁止穿拖鞋。

(6) 健壮的双臂是使用拐杖行走的必要条件，切不可将身体的重量全置于腋窝，或架在腋横把上休息，因腋窝下的神经血管很多，有可能被压伤，开始时应每天检查皮肤并询问患者感受。

(7) 若无医生允许，禁止使用患腿站立支撑。

四、助行器训练的健康教育

(1) 进行助行器训练前要先评定患者的残余功能，明确患者的康复治疗目标。

(2) 使用中应当密切注意患者安全，以防患者再次损伤。

(3) 没有教会患者正确使用之前，严禁交付患者自行使用。

(4) 在患者使用腋杖时，应观察患者有无臂痛或手指发麻情况，或手握无力感，如有此类症状，应警惕是否为使用拐杖不当引起的，立即告知医生。

(5) 示范拐杖行走步态时，动作宜慢，并讲解清楚注意事项和重点。

（王成秀　杨　慧）

第九章　康复护理保健操

第一节　颈椎功能锻炼操

一、颈椎功能锻炼操动作要点

1. *预备姿势*　自然站立，双目平视，双脚略分开，与肩同宽，双手自然下垂，全身放松。

2. *前俯后仰*　双手叉腰，先抬头后仰，同时慢慢吸气，双眼望天，停留片刻；然后缓慢向前胸部位低头，同时慢慢呼气，双眼看地。做此动作时要闭口，使下颌尽量紧贴前胸，停留片刻后，再上下反复做15～20次（图9-1、图9-2）。

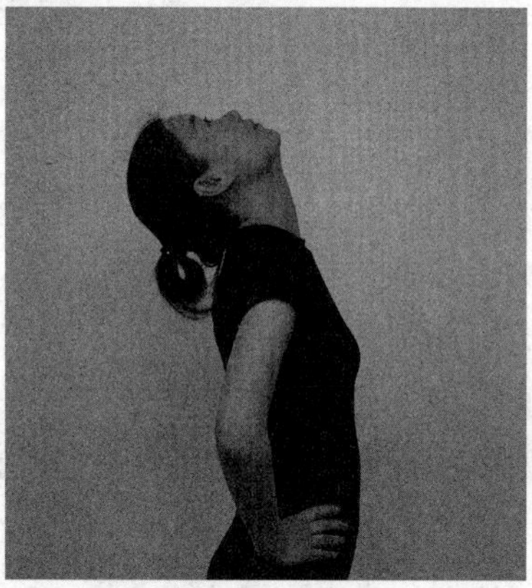

图9-1　后仰

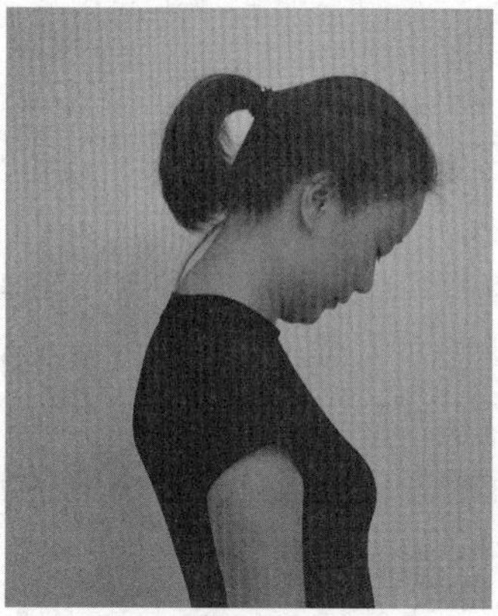

图9-2　前俯

3. *左右旋转*　双手叉腰，先将头部缓慢转向左侧，同时吸气，让右侧颈部伸直后，停留10 s，再缓慢转向右侧，同时呼气，让左边颈部伸直后，停留10 s。这样反复交替做15～20次（图9-3、图9-4）。

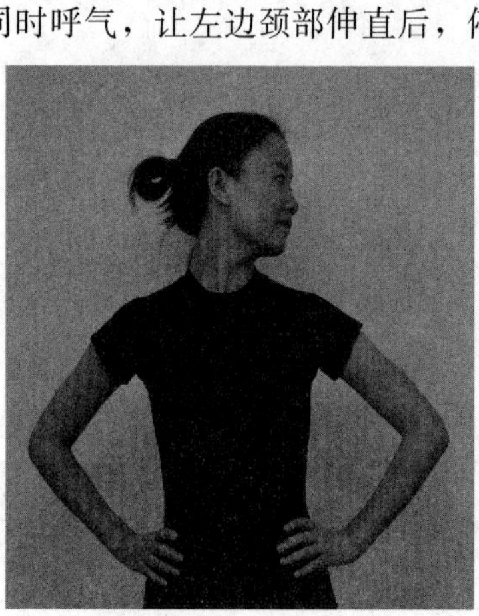

图9-3　左旋转

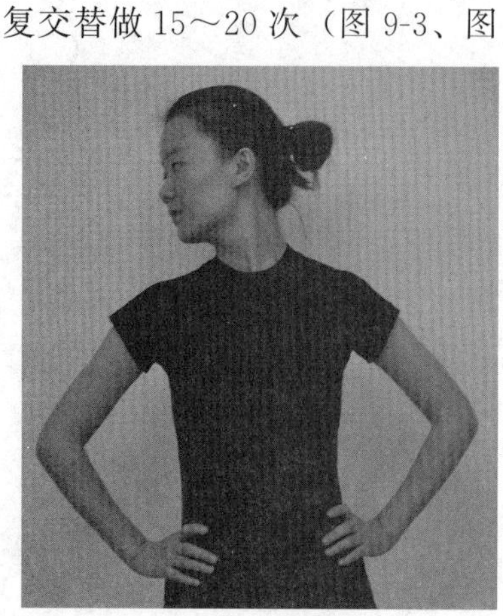

图9-4　右旋转

4. 提肩缩颈　预备势准备动作时慢慢将双肩提起，颈部尽量往下缩，停留片刻后，双肩慢慢放下，头颈自然伸出，还原自然，然后再将双肩用力往下沉，头颈部向上拔伸，停留片刻后，双肩放松，并自然呼气，做 15～20 次（图 9-5、图 9-6）。

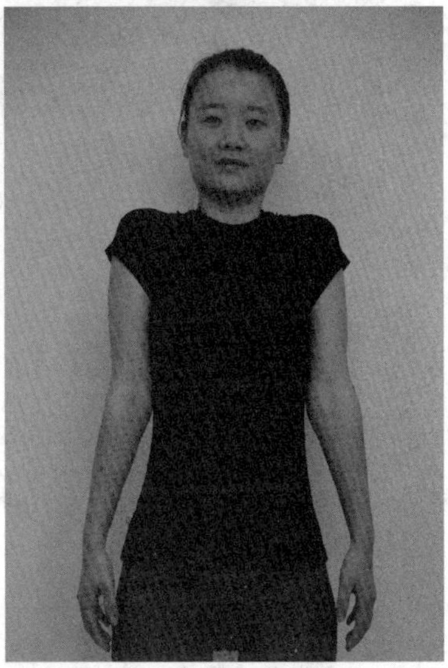
图 9-5　提肩

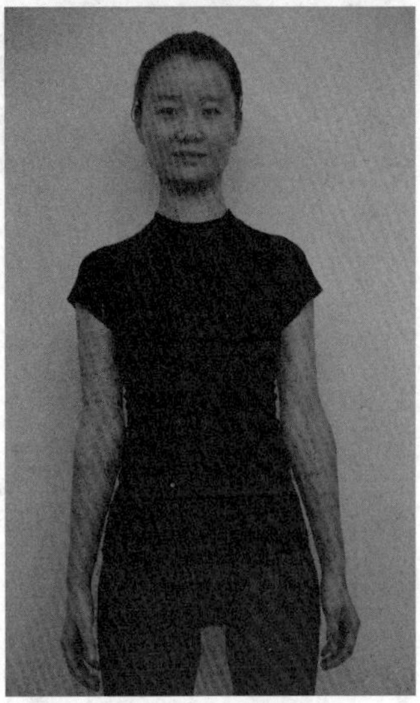
图 9-6　缩颈

5. 左右摆动　做操前，先自然站立，双目平视，双脚略分开，与肩平行，双手叉腰。动作时头部缓缓向左侧倾斜，使左耳贴于左肩，停留片刻后，头部返回中位；然后再向右肩倾斜，同样右耳要贴近右肩，停留片刻后，再回到中位。这样左右摆动反复做 15～20 次（图 9-7、图 9-8）。

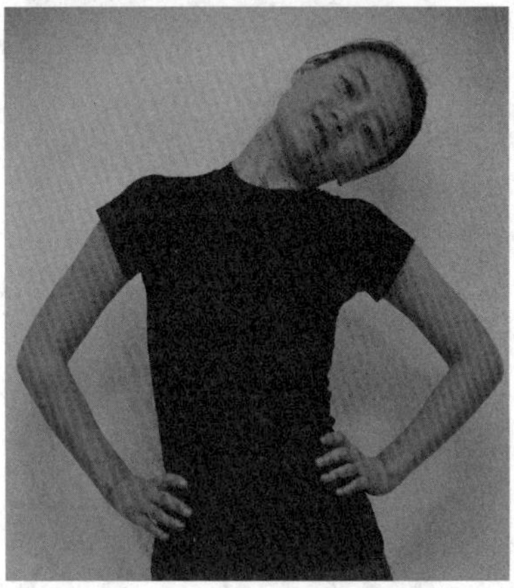
图 9-7　左摆动

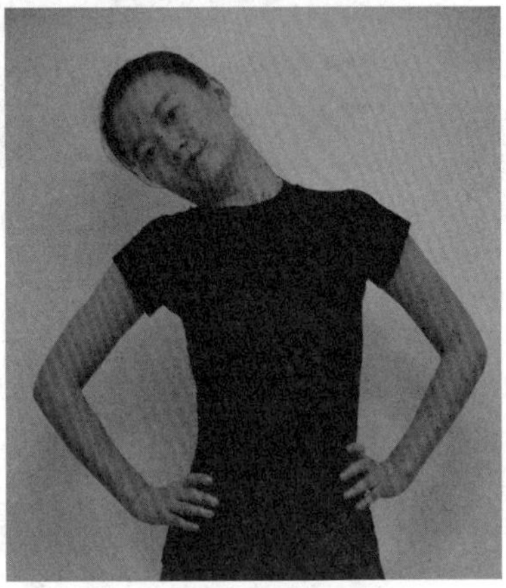
图 9-8　右摆动

6. 前伸探海　基本动作准备，双手叉腰，先将头部缓慢转向左侧，用力前伸看向左下 5 s，将头部慢慢转回中立位保持片刻。再将头缓慢转向右侧，用力前伸看向右下 5 s，重复 15～20 次（图9-9、图 9-10）。

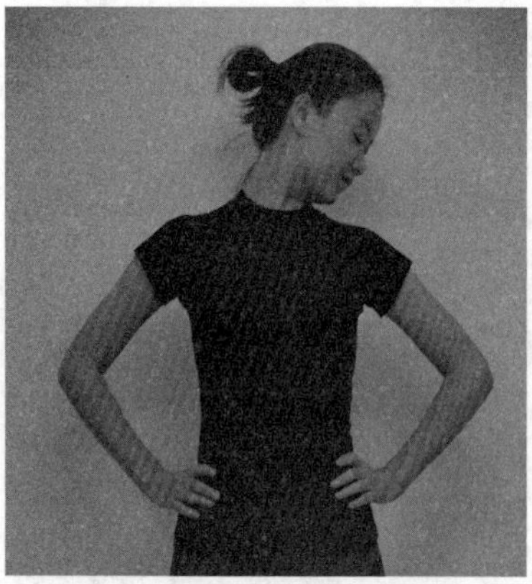

图 9-9　前伸探海（左）

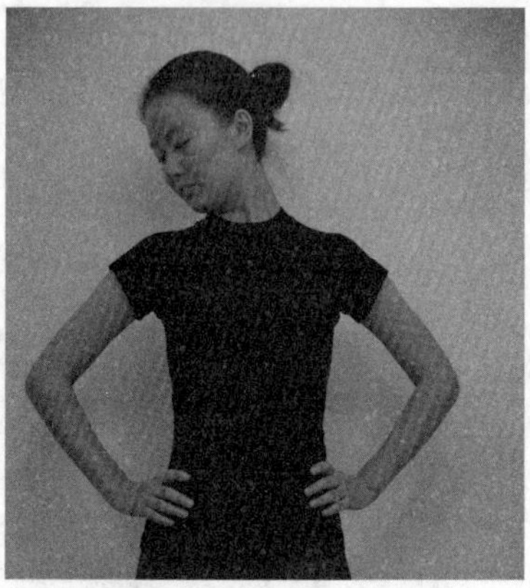

图 9-10　前伸探海（右）

7. 等长颈部伸展训练　将头后部置于训练带中间，肘部弯曲，紧握弹性阻力带两端，位于头部前方，保持颈部处于中立位不变，下颌略微内收；保持头颈部不动。颈部不发生弯曲；伸展肘部、向前拉伸弹性阻力带保持 30 s；缓慢返回，并重复上述动作 3 次（图 9-11、图 9-12）。

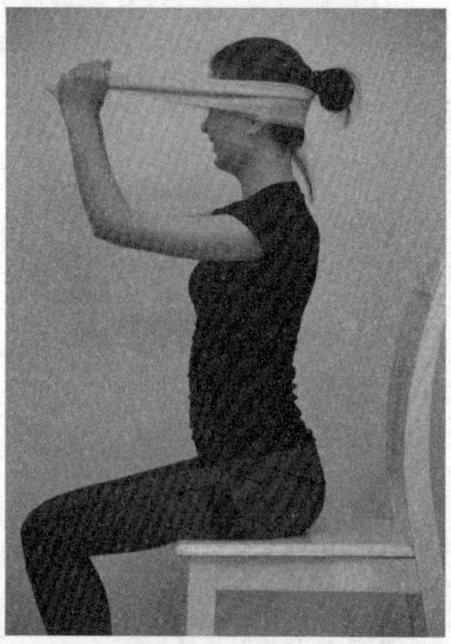

图 9-11　准备动作（等长颈部伸展）

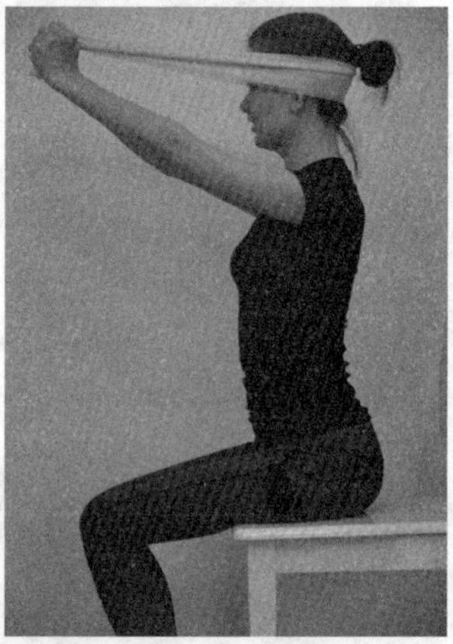

图 9-12　伸展动作

8. 等长颈部侧弯训练　头置于弹性阻力带中间；肘部弯曲，紧握弹性阻力带两端位于头部一侧，保持颈部处于中立位不变，下颌略微内收将肘部向外伸展，向外拉伸弹性阻力带，保持头颈部不动。颈部不发生弯曲 30 s。肘部缓慢返回，并用另侧手重复伸展动作。左右两边各重复 3 次（图 9-13、图 9-14）。

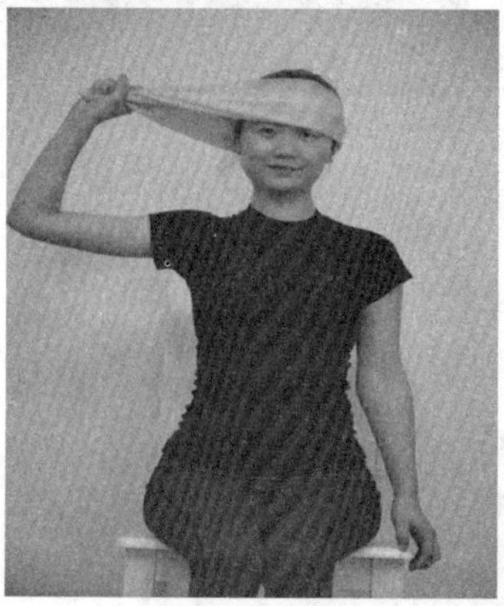

图9-13　准备动作（等长颈部侧弯）

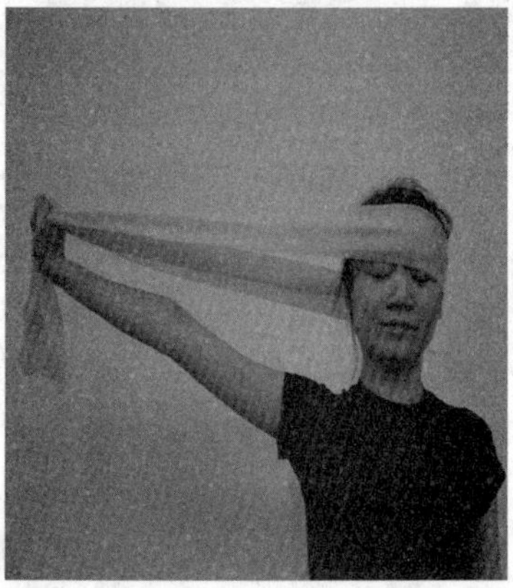

图 9-14　拉伸动作

二、指导要点

（1）脊髓型颈椎病、头晕、急性疼痛患者不适宜做。

（2）训练强度要适宜，以不引起疼痛或疼痛可以忍受，休息后疼痛缓解为度。

（3）颈椎病患者最忌做大幅度的颈部环绕动作，以防椎动脉和颈部神经受压迫而产生头痛、晕厥、肩臂疼痛和手麻等症状。

（4）锻炼量循序渐进，小剂量逐渐适应，适时增加锻炼量。

（5）锻炼可在长时间伏案、用电脑间隙进行，以放松颈部肌肉。

（张　琼　尤　照）

第二节　肩关节功能锻炼操

一、肩关节功能锻炼操动作要点

1. 屈肘甩手　患者背部靠墙站立，或仰卧在床上，上臂贴身、屈肘，以肘点作为支点进行外旋活动（图 9-15、图 9-16）。

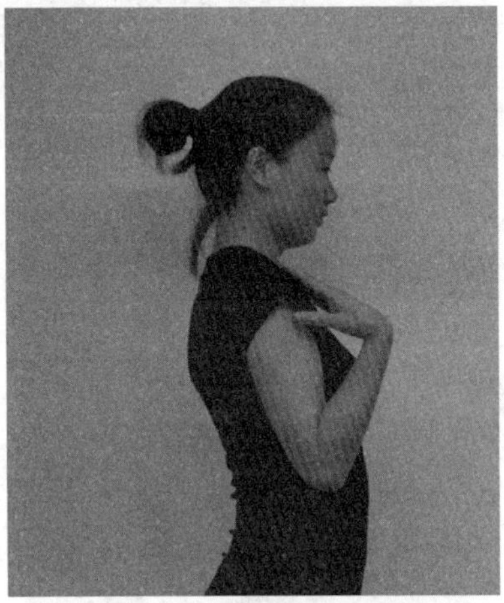

图 9-15　屈肘甩手（侧面观）

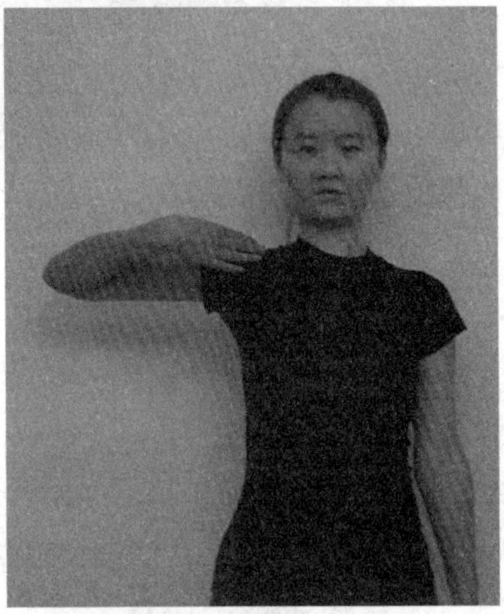

图 9-16　屈肘甩手（正面观）

2. 手指爬墙　患者面对墙壁站立，用患侧手指沿墙缓缓向上爬动，使上肢尽量高举到最大限度，在墙上作一记号，然后再徐徐向下回原处，反复进行，逐渐增加高度（图 9-17、图 9-18）。

3. 体后拉手　患者自然站立，在患侧上肢内旋并向后伸的姿势下，健侧手拉患侧手或腕部，逐步拉向健侧并向上牵拉（图 9-19、图 9-20）。

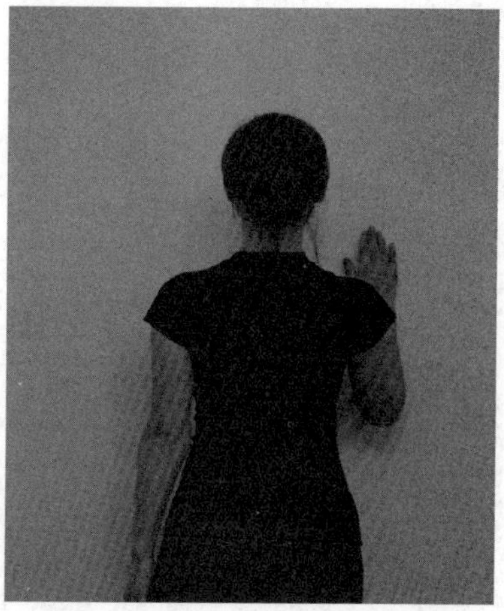

图 9-17　准备动作（手指爬墙）

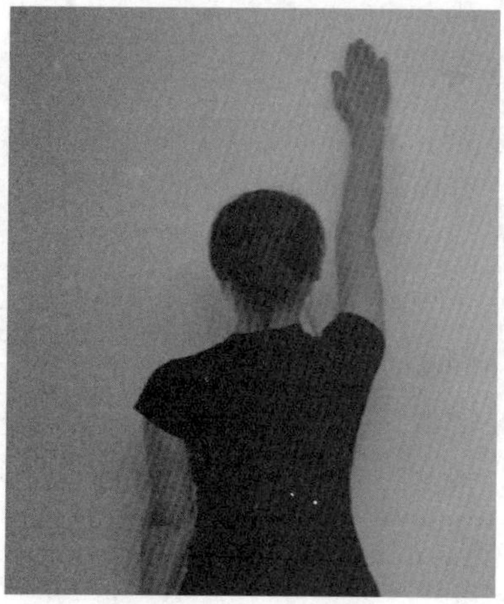

图 9-18　手指爬墙

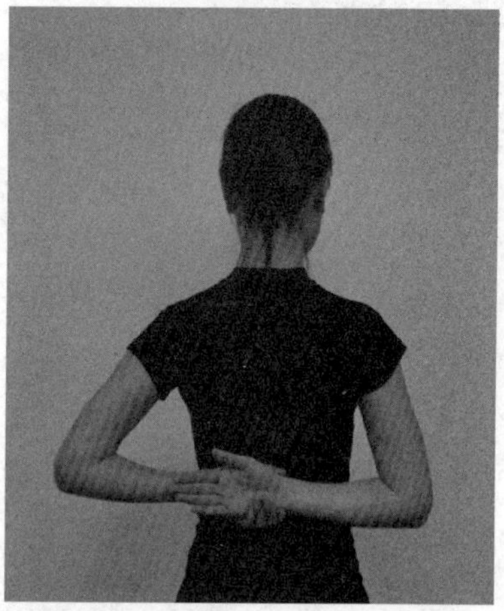

图 9-19　准备动作（体后拉手）

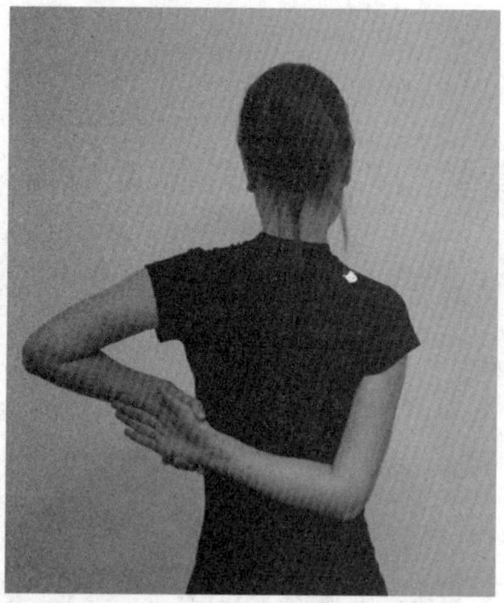

图 9-20　体后拉手

4. 展臂站立　患者上肢自然下垂，双臂伸直，手心向下缓缓外展，向上用力抬起，到最大限度后停10分钟，然后回原处，反复进行（图 9-21、图 9-22）。

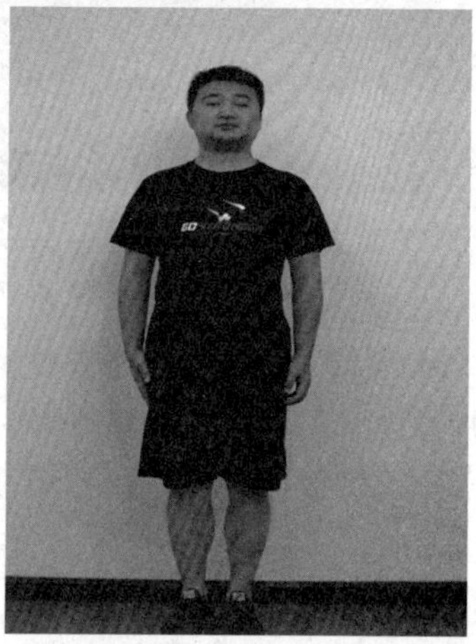

图 9-21　准备动作（展臂站立）

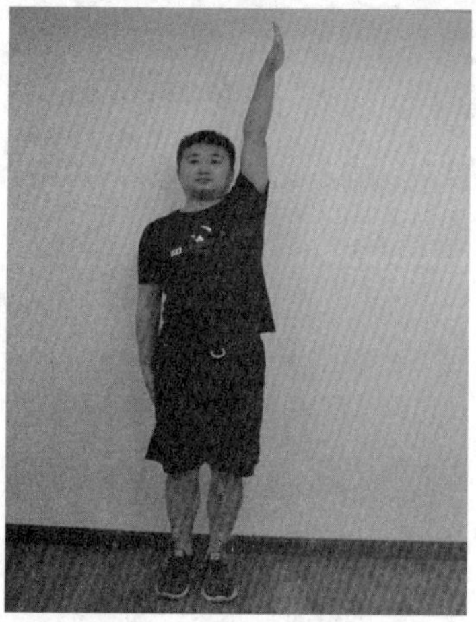

图 9-22　展臂站立

5. 后伸摸棘　患者自然站立，在患侧上肢内旋并向后伸的姿势下，屈肘、屈腕，中指指腹触摸脊柱棘突，由下逐渐向上至最大限度后保持不动，2 分钟后再缓缓向下回原处，反复进行，逐渐增加高度（图 9-23、图 9-24）。

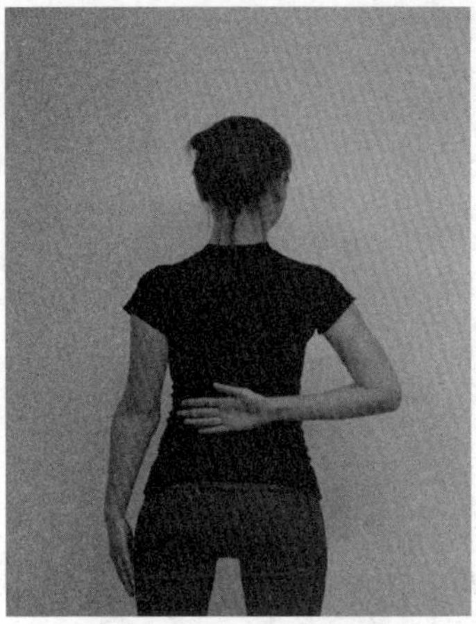

图 9-23　准备动作（后伸摸棘）

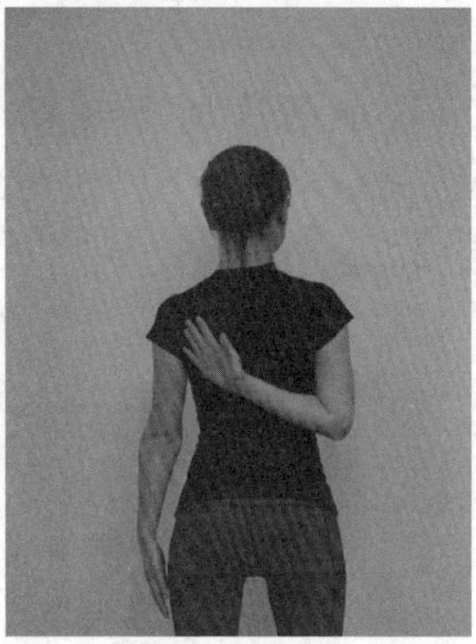

图 9-24　后伸摸棘

6. 头枕双手　患者立位或仰卧位，两手十指交叉，掌心向上，放在头后部（枕部），先使两肘尽量内收，然后再尽量外展（图 9-25、图 9-26）。

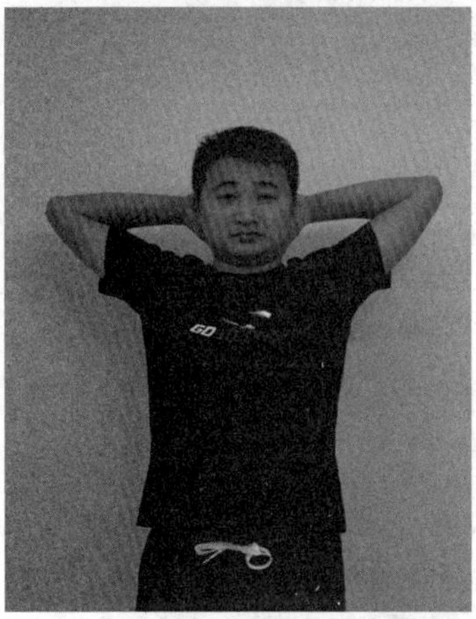

图 9-25　准备动作（头枕双手）

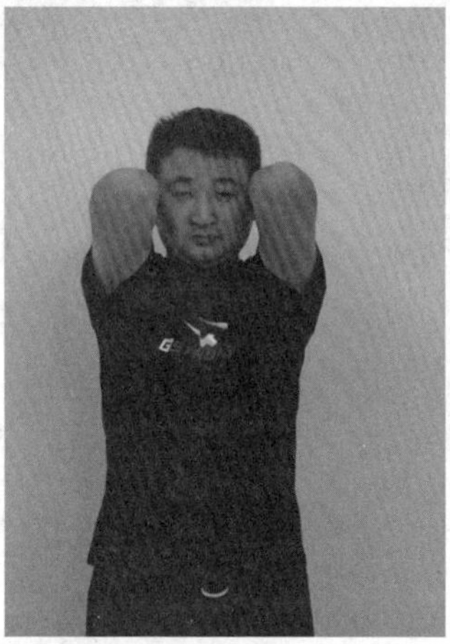

图 9-26　头枕双手（内收）

二、指导要点

（1）急性疼痛患者不适宜做，疼痛缓解后需及早开始功能锻炼。

（2）训练方法强度要适宜，以不引起疼痛或疼痛可以忍受为度，休息后疼痛可缓解。

（3）训练后若出现疼痛剧烈，可冰敷 10～15 min。

（4）锻炼量循序渐进，小剂量逐渐适应，适时增加锻炼量。

（5）肩关节功能锻炼需持之以恒。

（张　琼　尤　照）

第三节　膝关节功能锻炼操

一、膝关节功能锻炼动作要点

1. 屈小腿练习　面对椅背站立，手扶椅背。向后抬起一只脚至膝关节弯曲 90°，保持 3 s（图 9-27）。

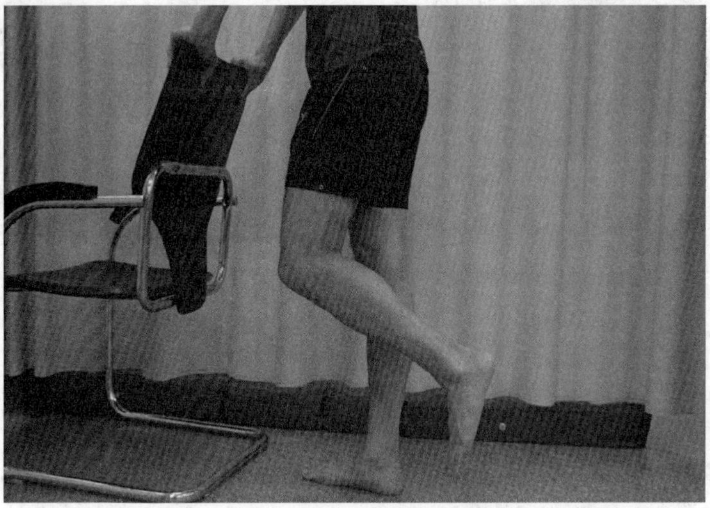

图 9-27　屈小腿练习

2. 直腿背伸　俯卧，收紧臀部、大腿和小腿后侧肌肉，抬起一条腿，保持 3～5 s，慢慢放下，重复（图 9-28）。

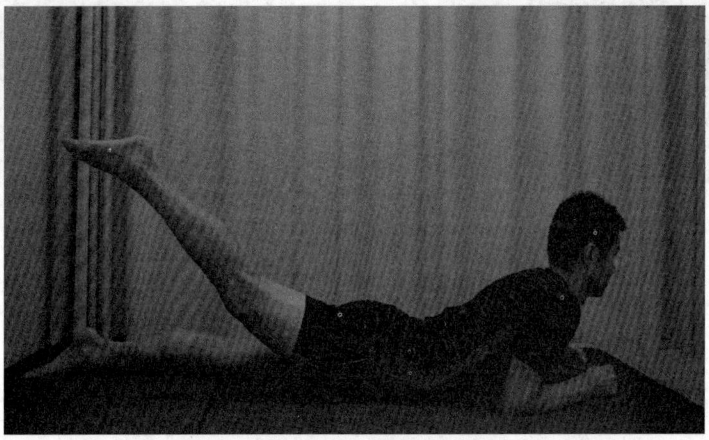

图 9-28　直腿背伸

3. 靠墙静蹲　背靠墙站立，双脚与肩同宽，身体保持直立，背与臀部紧靠墙壁，缓慢下蹲，到大腿小腿呈 90°为止，注意膝关节与脚尖在一条直线上，保持 10～15 s（图 9-29）。

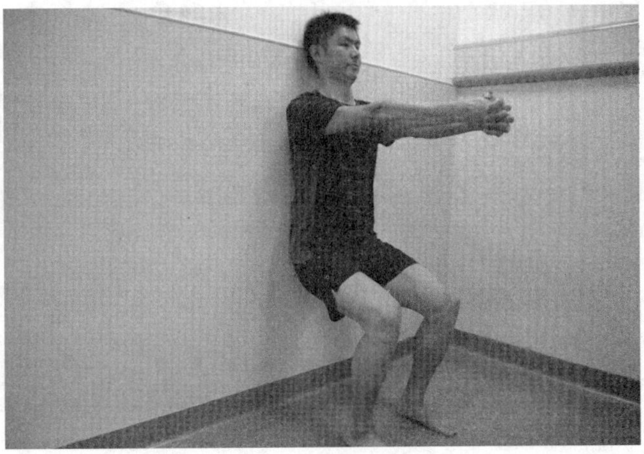

图 9-29　靠墙静蹲

4. 髋外展训练　侧卧，伸直双腿。将上面的腿向外侧抬起至45°，保持3～5 s，徐徐放下（图9-30）。

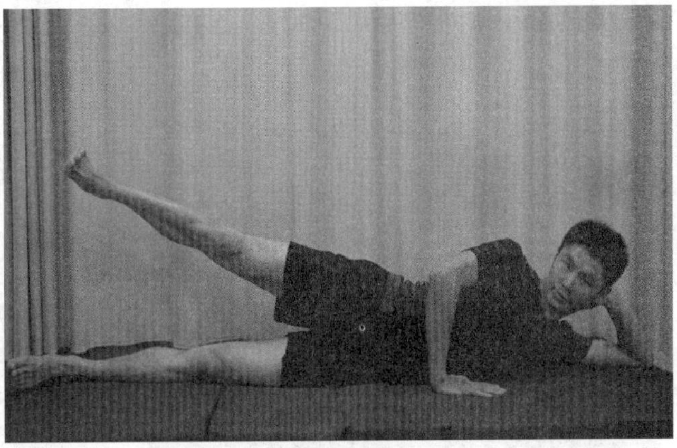

图 9-30　髋外展训练

5. 坐位伸膝　坐于椅上，双足平放地上。然后逐渐将右膝伸直，保持直腿姿势5～10 s，再慢慢放下。左膝做同样动作，双腿交替训练（图9-31）。

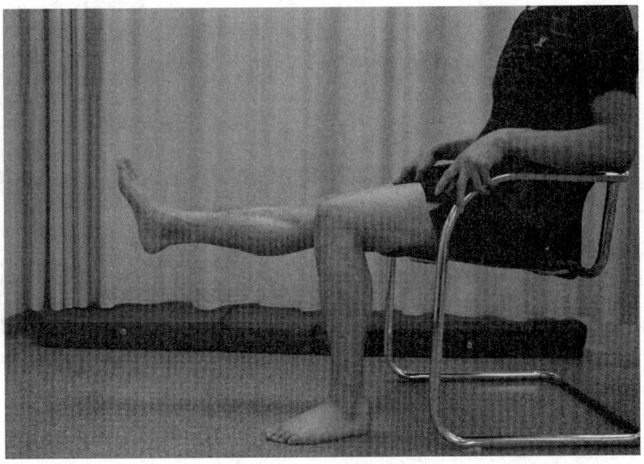

图 9-31　坐位伸膝

6. 俯卧屈膝　俯卧位，双手头前交叉，然后将右膝逐渐屈曲，保持5～10 s，再慢慢放下。左膝做同样动作，双腿交替训练（图9-32）。

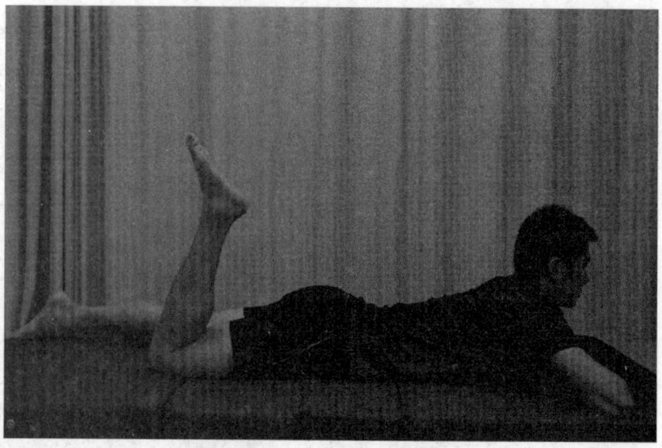

图 9-32　俯卧屈膝

7. 伸膝锻炼　仰卧位，将一侧膝关节逐渐屈曲尽量贴向胸部，用双手将大腿固定 5～10 s，然后逐渐伸直膝关节，双腿交替进行（图 9-33）。

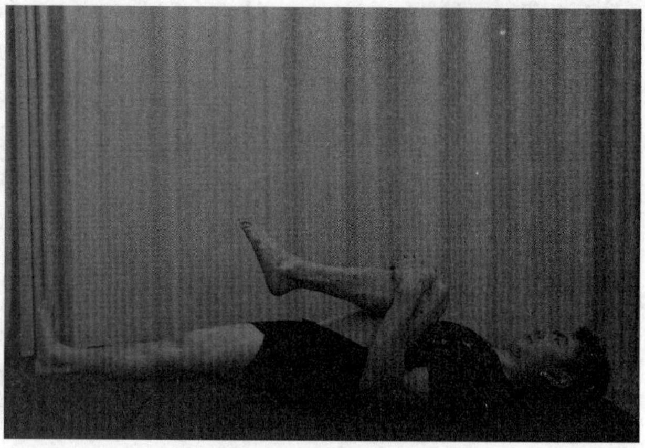

图 9-33　伸膝锻炼

8. 股四头肌训练　俯卧位，一侧膝关节屈曲尽量靠向臀部，单手反向握足部，逐渐牵拉下肢至臀部，保持 5～10 s，然后放下，双腿交替进行（图 9-34）。

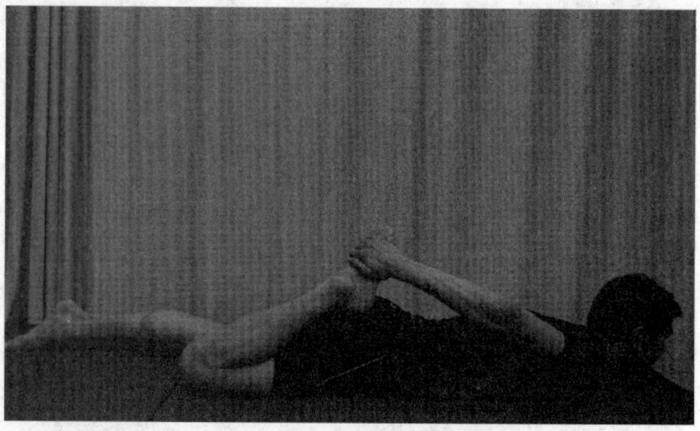

图 9-34　股四头肌训练

二、指导要点

（1）急性疼痛患者不适宜做，疼痛缓解后需及早开始功能锻炼。

（2）屈小腿、直腿伸膝训练后期，可在踝关节增加重物如沙袋，逐步提升训练难度。

（3）静蹲训练时不能蹲得太深，膝关节不超过足尖，逐渐加大训练时间和下蹲幅度。

（4）训练强度要适宜，以不引起疼痛或疼痛可以忍受为度，休息后疼痛可缓解。

（5）每个动作每次训练 10～15 次，每天可进行 3 次。

（6）训练后若出现疼痛剧烈，可冰敷 10～15 min。

（7）锻炼量循序渐进，小剂量逐渐适应，适时增加锻炼量。

（8）膝关节关节功能锻炼需持之以恒。

（张　琼　尤　照）

第四节　腰背痛功能锻炼操

一、腰背痛功能锻炼操动作要点

1. 热身运动　保持髋关节紧贴地面，同时保持下腰部及臀部放松持续 5 min（图 9-35）。

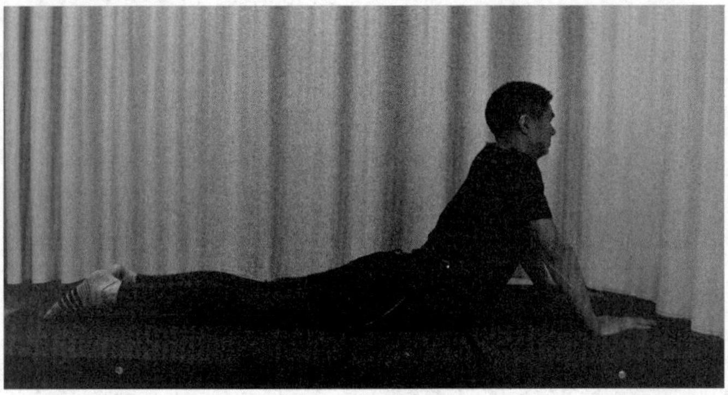

图 9-35　热身运动

2. 单膝牵伸　牵拉一侧膝关节直至感到下腰部和臀部适度的牵伸，每次 10 s，重复 10 次，另侧膝关节重复同样动作（图 9-36）。

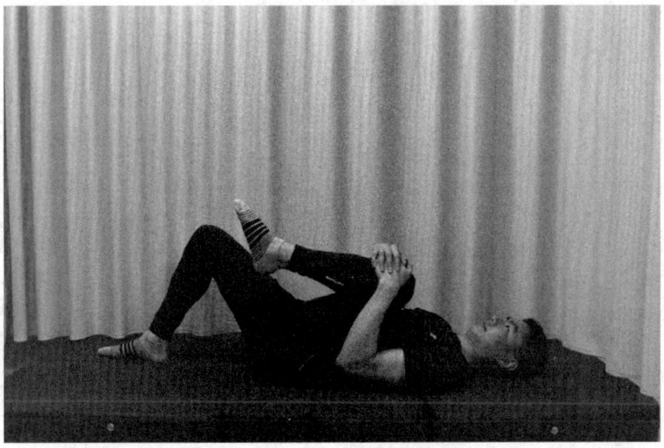

图 9-36　单膝牵伸

3. 跪姿背部拉伸　胸部朝地面，尽可能前伸上体，每次 10 s，重复 10 次（图 9-37）。

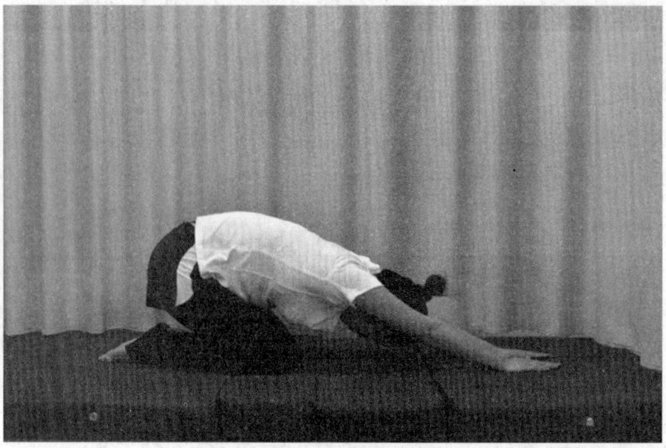

图 9-37　中腰段牵伸

4. 后伸运动 1　手置于后背，使上半身离开床面，同时保持下颌收紧，持续 10 s，重复 10 次（图 9-38）。

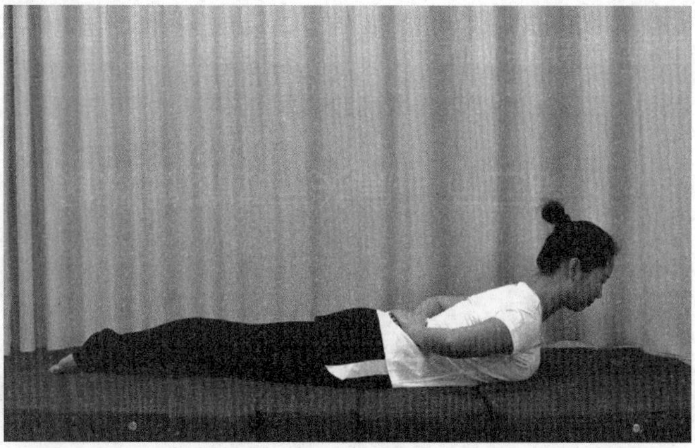

图 9-38　后伸运动 1

5. 后伸运动 2　保持膝关节锁紧，同时使下肢抬离床面 8～10 cm，持续 10 s，重复 10 次。双下肢交替进行（图 9-39）。

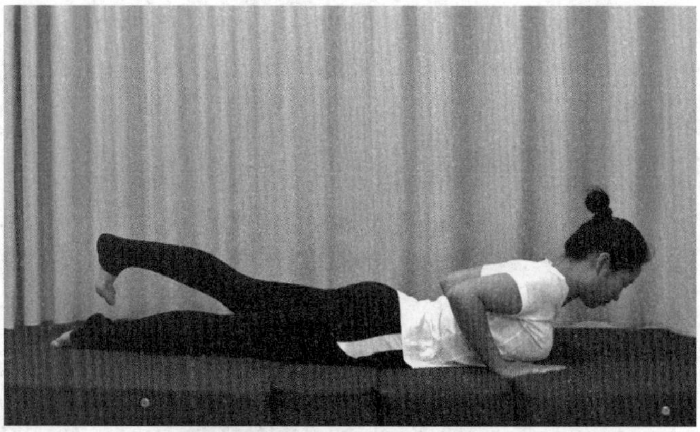

图 9-39　后伸运动 2

6. 异侧肢体伸展　保持一侧膝关节锁紧，同时使下肢抬离床面 8～10 cm，并抬高对侧上肢，持续 10 s，重复 10 次。双侧交替进行（图 9-40）。

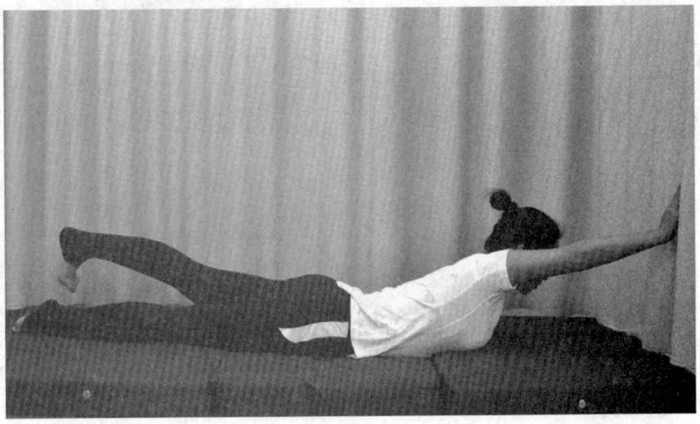

图 9-40　异侧肢体伸展

7. 侧身牵伸　一侧上肢牵拉小腿，使小腿向臀部靠近，直至感觉合适的牵拉在大腿前侧，持续 10 s，重复 10 次，双下肢交替进行（图 9-41）。

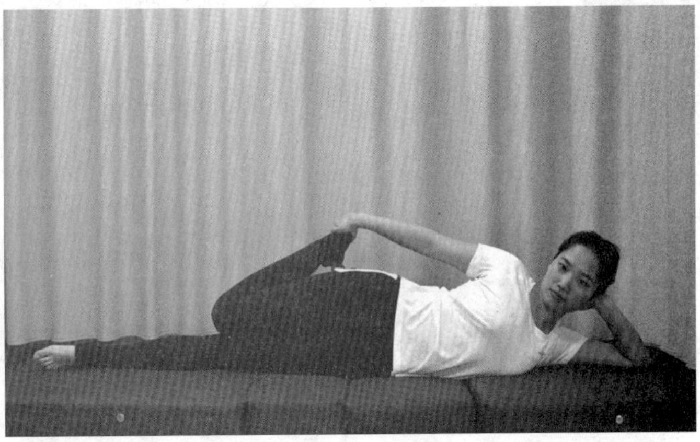

图 9-41　侧身牵伸

8. 中腰段牵伸　将足置于高位，手臂置于颈后或胸前，整个骨盆放平，抬高头部和髋关节，持续 10 s，重复 10 次（图 9-42）。

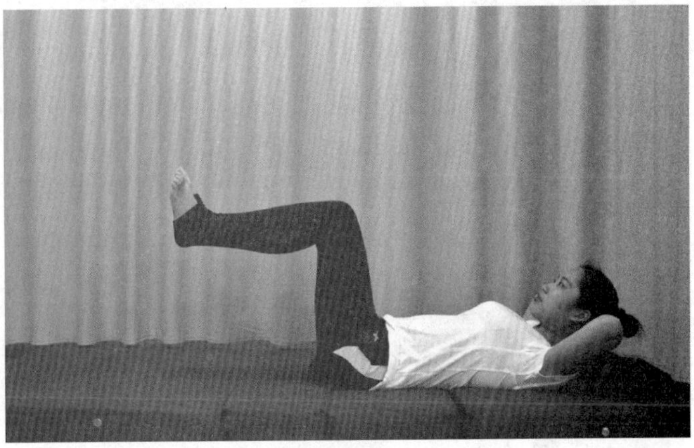

图 9-42　中腰段牵伸

9. 下半躯干旋转 1　双膝关节锁紧并拢，抬高下肢，双上肢外展伸直（图 9-43）。

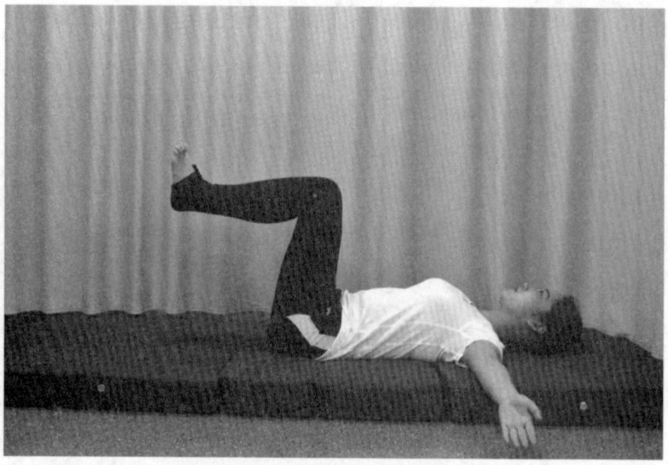

图 9-43　下半躯干旋转 1

10. 下半躯干旋转 2　双膝关节锁紧并拢，从身体一侧向另一侧活动，下落至床面，持续 10 s，重复 10 次（图 9-44）。

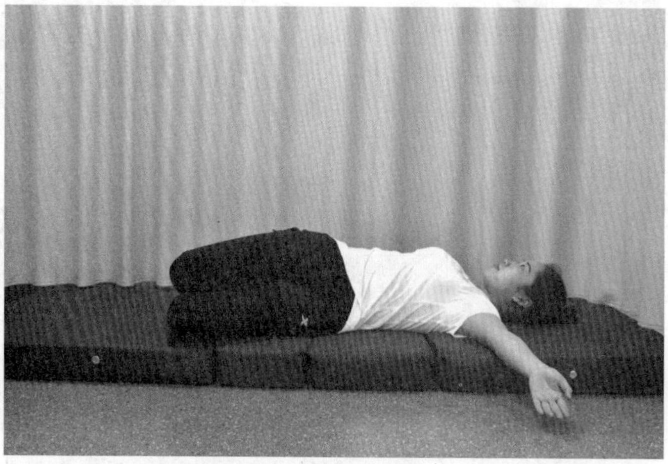

图 9-44　下半躯干旋转 2

11. 下半躯干旋转 3　向另一侧重复下半躯干旋转 2 动作（图 9-45）。

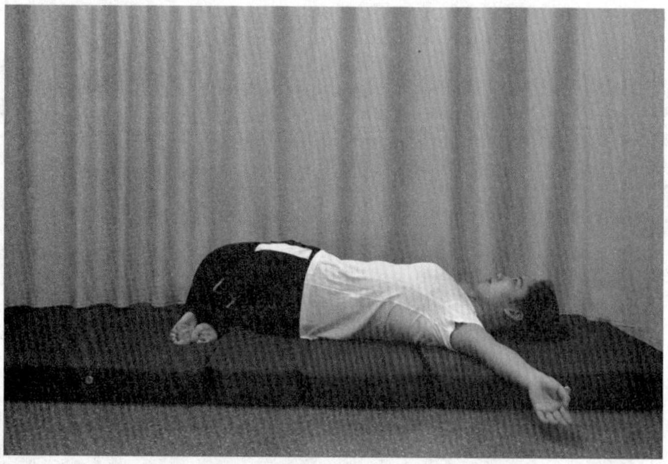

图 9-45　下半躯干旋转 3

12. 拱桥式（五点支撑）　仰卧位，将双腿慢慢屈曲，以双足、双肘和后头部支撑，用力将臀部抬高，持续 10 s，重复 10 次（图 9-46）。

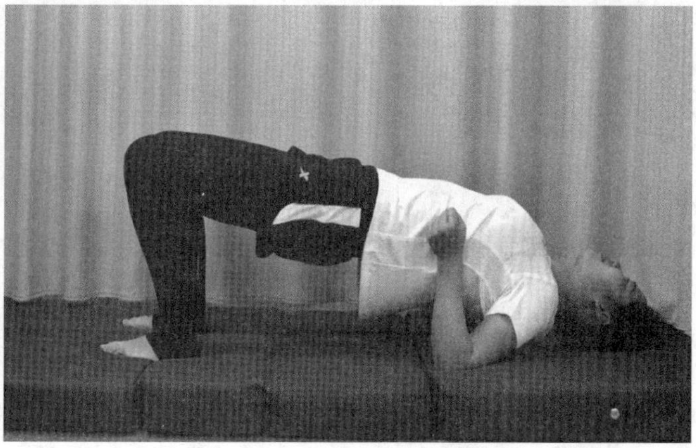

图 9-46　拱桥式（五点支撑）

13. 拱桥式（三点支撑）　仰卧位，将双腿慢慢屈曲，双手抱在胸前，以双足、后头部支撑，用力将臀部抬高，持续 10 s，重复 10 次（图 9-47）。

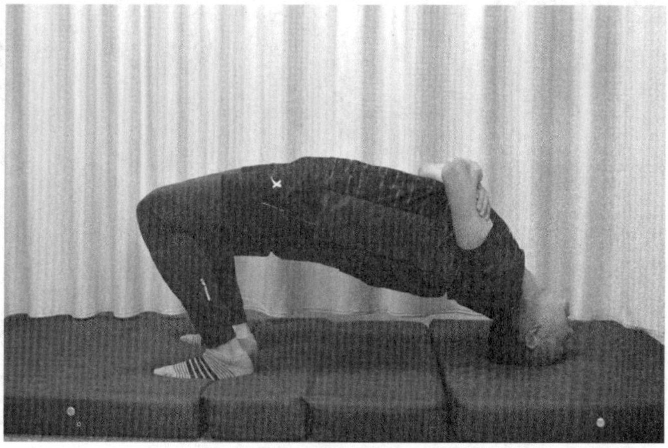

图 9-47　拱桥式（三点支撑）

14. 侧位牵拉式　侧卧位，一侧手肘撑地，屈下位膝关节，伸直上位下肢，另一手抓住下位脚踝，牵拉靠近臀部，持续 10 s，重复 10 次。双下肢交替进行（图 9-48）。

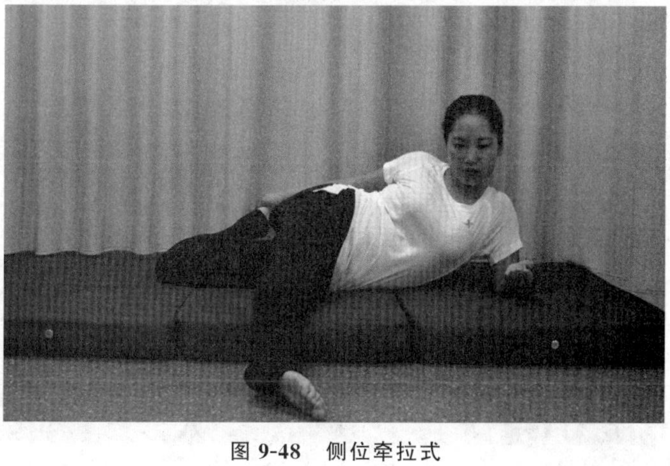

图 9-48　侧位牵拉式

15. 后伸反体牵拉式　身体跪立位，躯体缓慢后伸放平贴紧床面，臀部压紧双脚，屈肘，双手扣紧肘部置于脑后，持续 10 s，重复 10 次（图 9-49）。

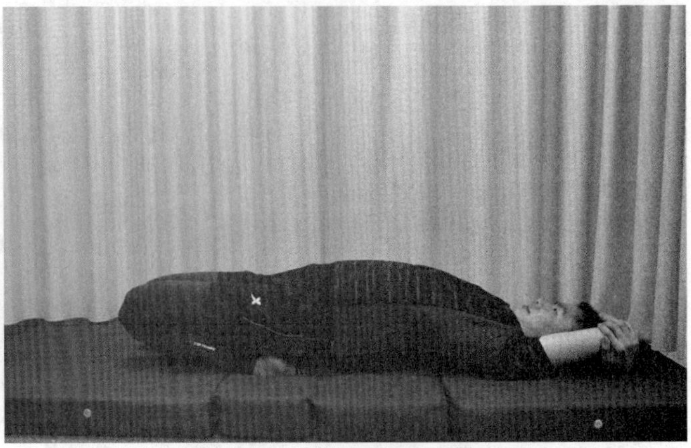

图 9-49　后伸反体牵位式

16. 飞燕式 1　腹部着力床面，双上肢、双下肢尽量伸直抬离床面，持续 10 s，重复 10 次（图 9-50）。

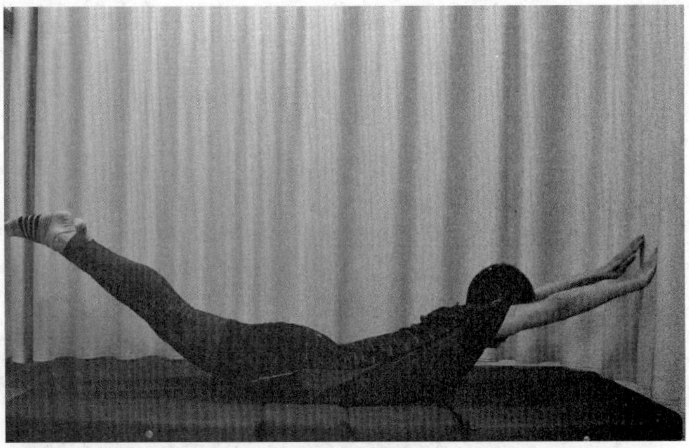

图 9-50　飞燕式 1

17. 飞燕式 2　腹部着力床面，双上肢、双下肢尽量伸直后伸位抬离床面，持续 10 s，重复 10 次（图 9-51）。

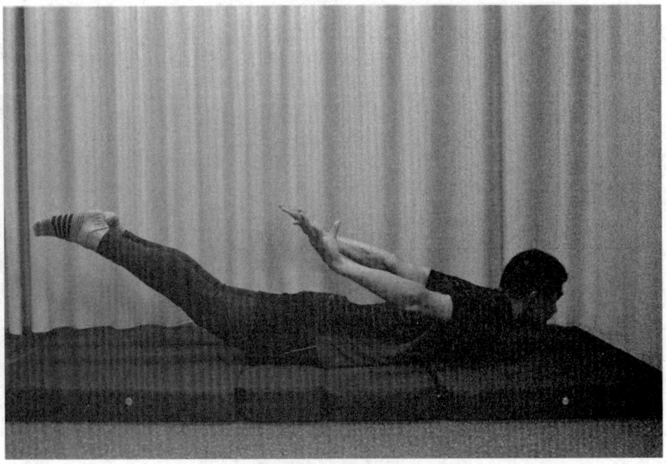

图 9-51　飞燕式 2

18. 直腿抬高式　平卧位，一侧下肢伸直，同时另一侧下肢伸直抬高至最大牵伸位，持续 10 s，重复 10 次。双下肢交替进行（图 9-52）。

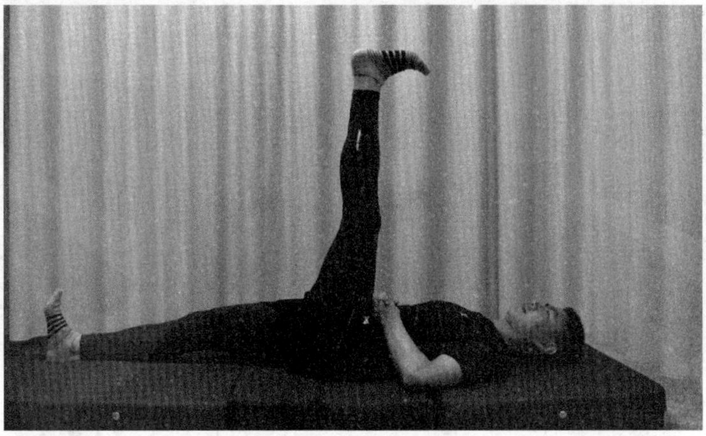

图 9-52　直腿抬高式

二、指导要点

（1）腰椎向前滑脱、腰椎管狭窄及做此动作后下肢疼痛加重者，不宜做热身动作。

（2）腰椎向前滑脱、腰椎管狭窄及做此动作后下肢疼痛加重者，不宜做飞燕式动作。

（3）急性腰痛患者不宜做下半躯干旋转动作。

（4）拱桥式动作对腰背部力量要求较高，不适用于中老年患者及女性患者。

（5）后伸反体牵拉式动作对身体柔韧性要求较高，请量力而行。

（6）所有动作以不引起疼痛或疼痛不加重为度，休息后疼痛缓解。

（7）锻炼时不要憋气，配合腹式呼吸。

（8）锻炼量循序渐进，小剂量逐渐适应，适时增加锻炼量。

（张　琼　李龙倜）

第五节　面神经炎功能锻炼操

一、面神经炎功能锻炼操动作要点

1. 额肌训练　抬眉，做吃惊样的动作，蹙额；中指与眉平行放在眉毛上，让患者抬眉的同时上举患侧眉毛，另一手的手指压在健侧眉毛上，限制健侧肌肉运动（图 9-53）。

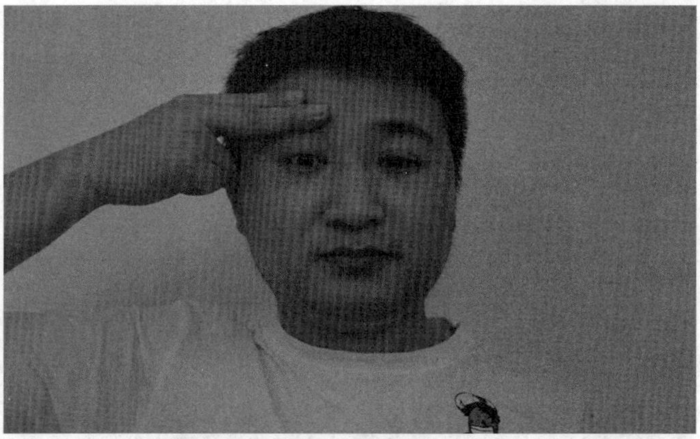

图 9-53　额肌训练

2. 皱眉肌训练　皱眉，两眉向中间集中，中指放在患侧眉毛内端向中间推，可用另一手的手指限制健侧运动（图 9-54）。

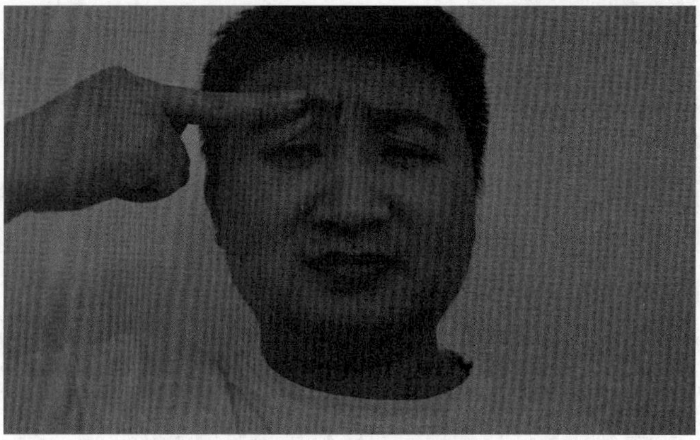

图 9-54　皱眉肌训练

3. 眼轮匝肌训练　用力闭眼，将中指压在眉毛上（眉弓上），轻轻向下方推，眼睑闭合，注意勿使中指压到眼球，可用另一手抑制健侧闭眼动作（图 9-55）。

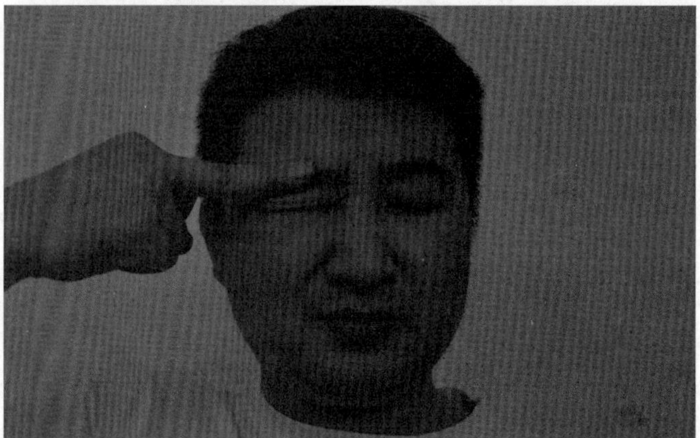

图 9-55　眼轮匝肌训练

4. 提上唇肌训练　向前上方提上唇，将指放在上唇上，把唇向鼻孔处提起；或将示指放在上唇缘处轻轻上提，健侧上唇可用手指抵住，限制其活动（图 9-56）。

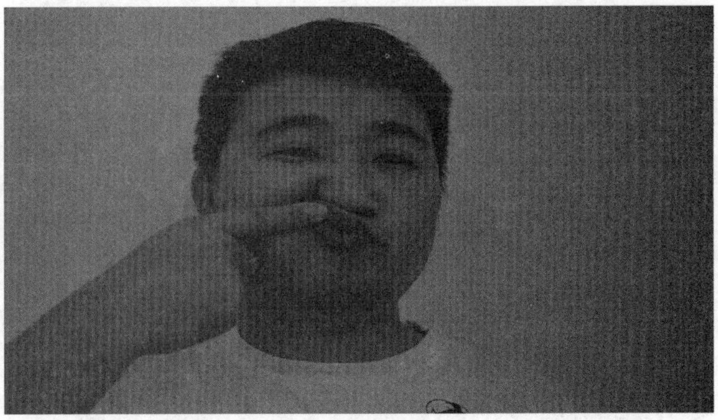

图 9-56　提上唇肌训练

5. 提口角肌训练　让患者示齿，引口角向上后方；治疗者手指可向上方牵拉口角，以助麻痹侧口角上提（图 9-57）。

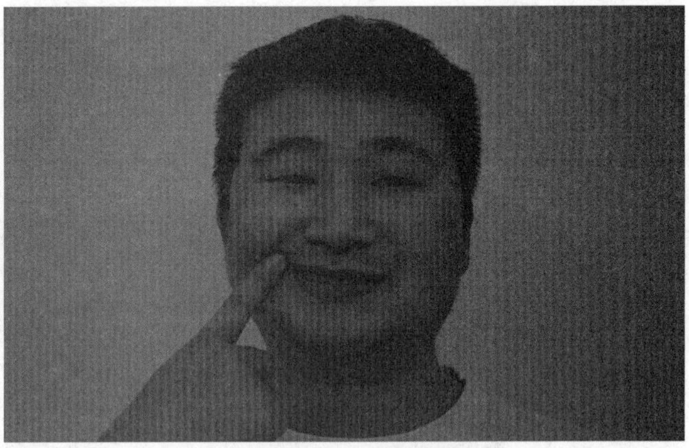

图 9-57　提口角肌训练

6. 笑肌、颧骨肌训练　让患者像笑时那样引口角向外上方，可将示指稍放入患侧口腔内或放在口角上，向外牵拉；注意限制健侧运动，可给健侧口角一些阻力来完成（图 9-58）。

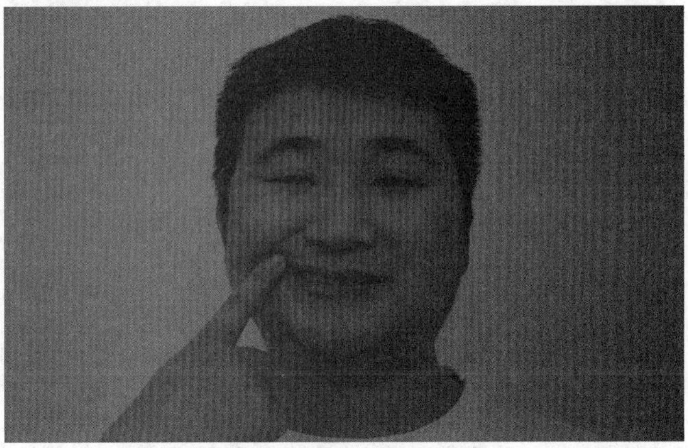

图 9-58　笑肌、颧骨肌训练

二、指导要点

（1）功能锻炼需尽早开始。

(2) 每日训练 2～3 次，每个动作 10～20 次。

（张　琼　李龙倜）

第六节　强直性脊柱炎功能锻炼操

一、强直性脊柱炎功能锻炼操动作要点

（一）准备运动

用力原地高抬腿踏步一分钟，双臂分别向前、向上、向两边各伸展 20 秒。应重复以下每个动作至少 5 次。

（二）地板锻炼

取仰卧位，屈膝，双足着地，尽量抬高臀部，坚持 5 秒，然后慢慢放下（图 9-59、图 9-60）。

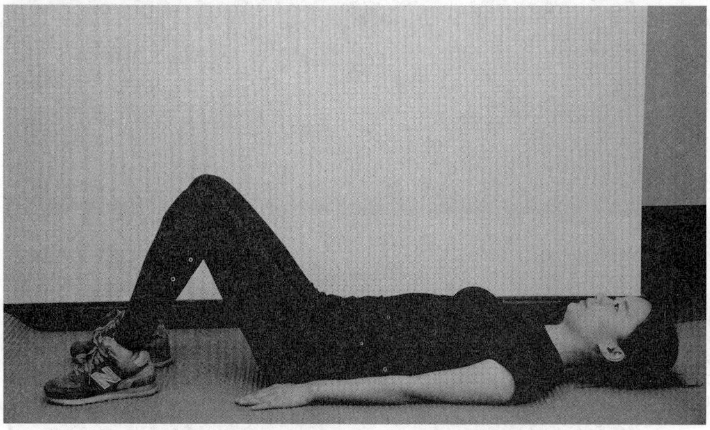

图 9-59　仰卧屈膝

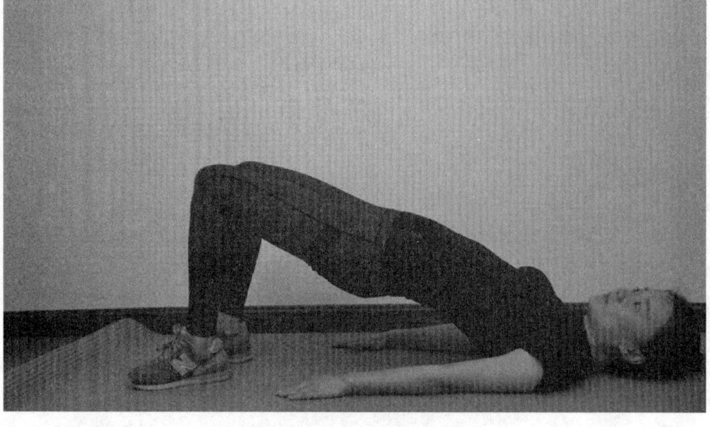

图 9-60　抬高臀部

双手交叉，举起双臂尽量左转，同时双膝尽量右转。再反向重复此动作（图 9-61、图 9-62）。

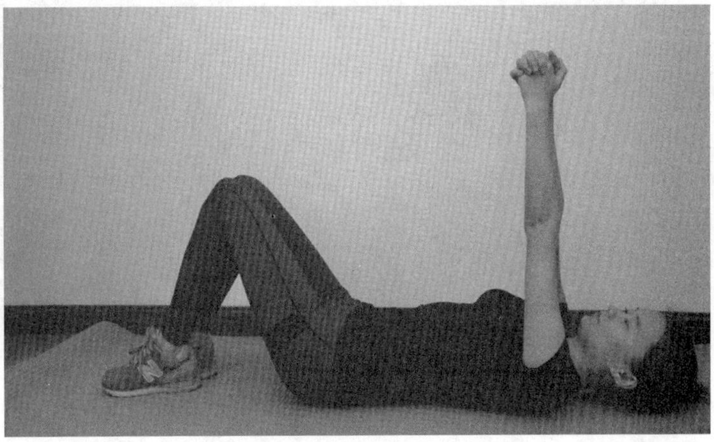

图 9-61　双臂高举

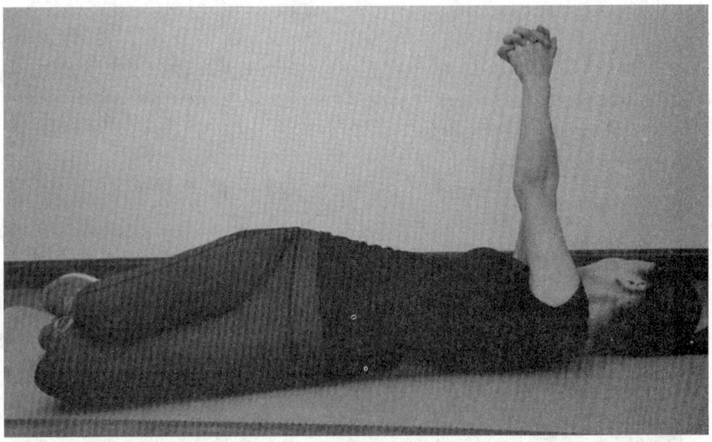

图 9-62　反向重复

保持下颌内收，双手伸向双膝，抬头、提肩，然后放松。下颌内收，抬头提肩，双手置于右膝外侧，放松。反向重复上面的动作（图 9-63、图 9-64）。

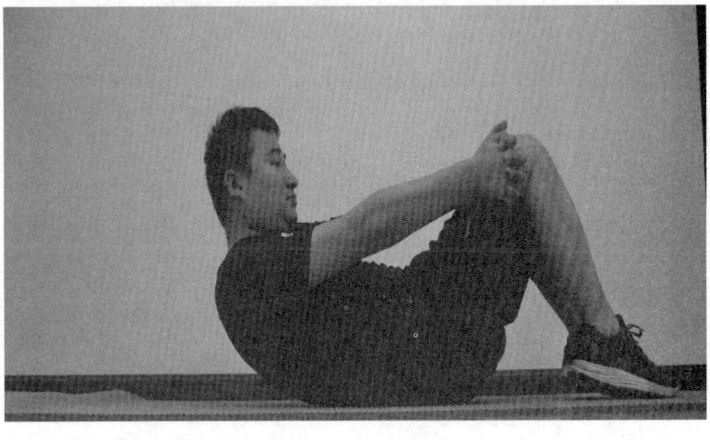

图 9-63　抬头提肩

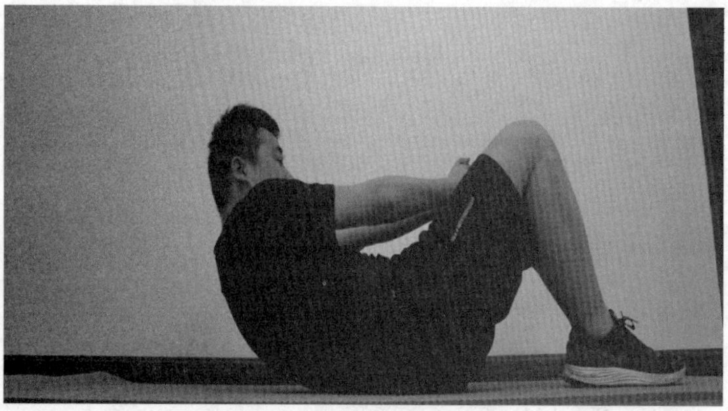

图 9-64　反向重复

四肢跪地，两肘伸直，头部置于双臂之间，并尽量向上弓背。然后抬头尽量使背部下凹（图 9-65、图 9-66）。

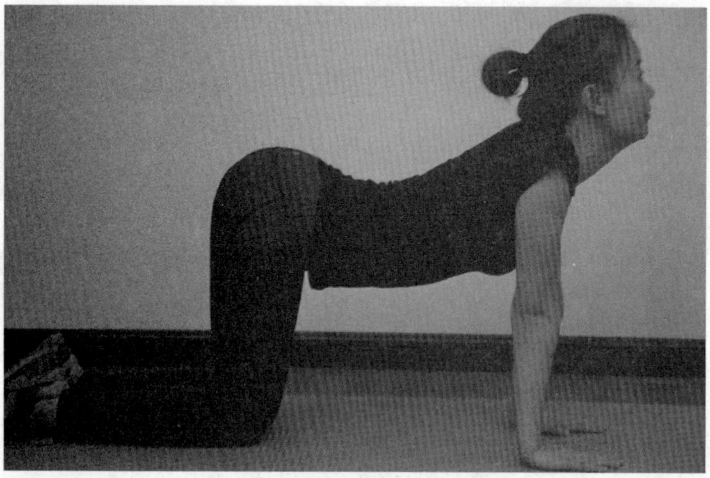

图 9-65　四肢跪地

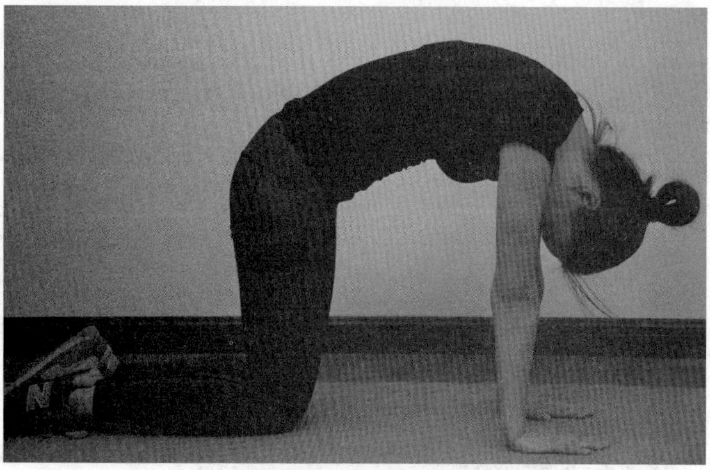

图 9-66　弓背向上

(三) 椅上练习

坐在餐厅或卧室的椅子上、双足着地，双腿钩于坐椅腿内，双手垂肩，左手握椅子扶手。身体尽量向右侧弯，不向前，右手伸向地板。反向重复上述动作。

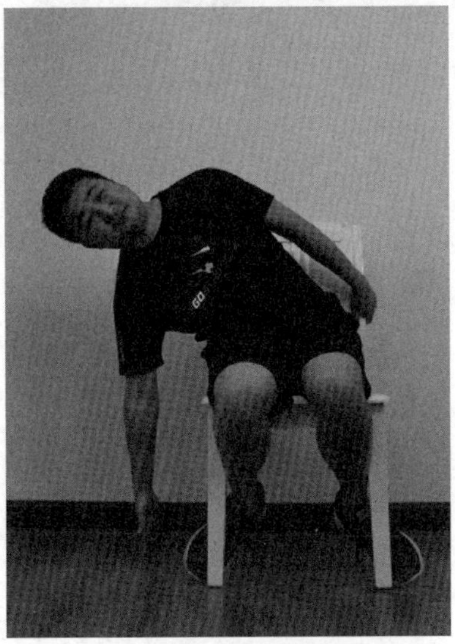

图 9-67　右侧弯

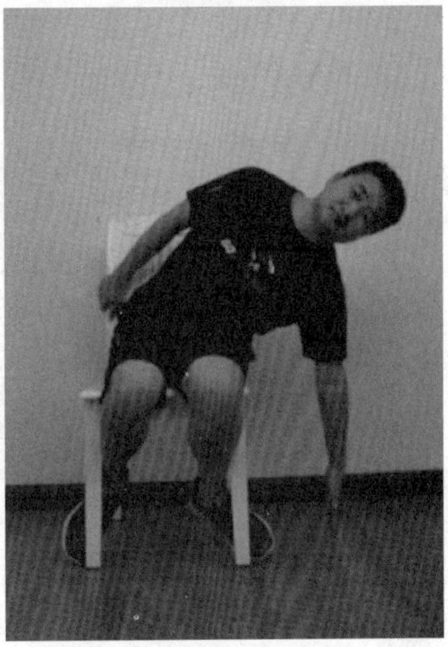

图 9-68　左侧弯

双手扣紧前臂、与肩相平，尽量向左右转动上半身。反向重复上面动作（图 9-69、图 9-70、图 9-71）。

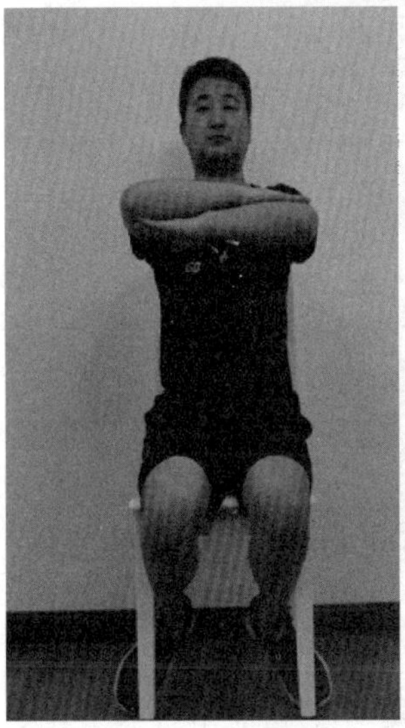

图 9-69　扣紧前臂

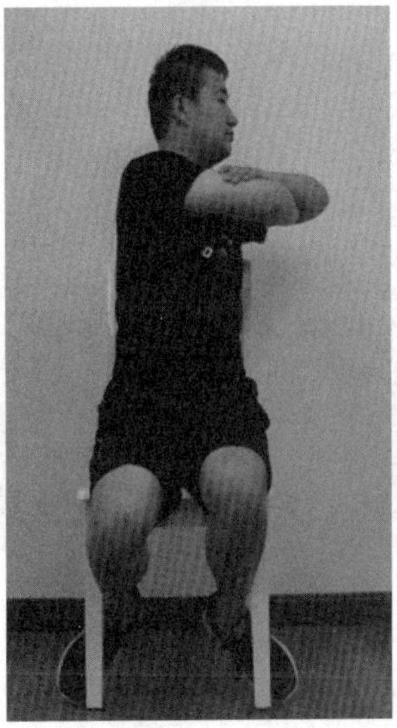

图 9-70　左转身

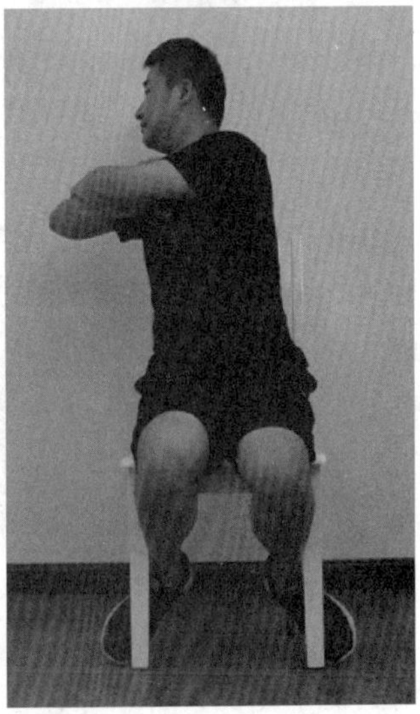

图 9-71　右转身

握住坐椅边。两肩不动，尽量向左转动头部。反向重复上述动作（图 9-72、图 9-73）。

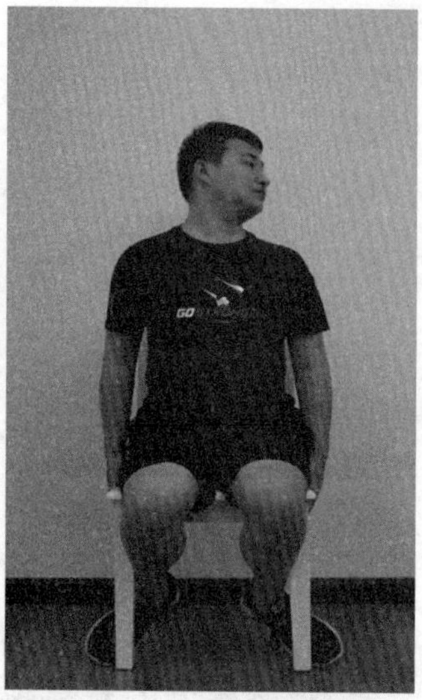

图 9-72　左转头

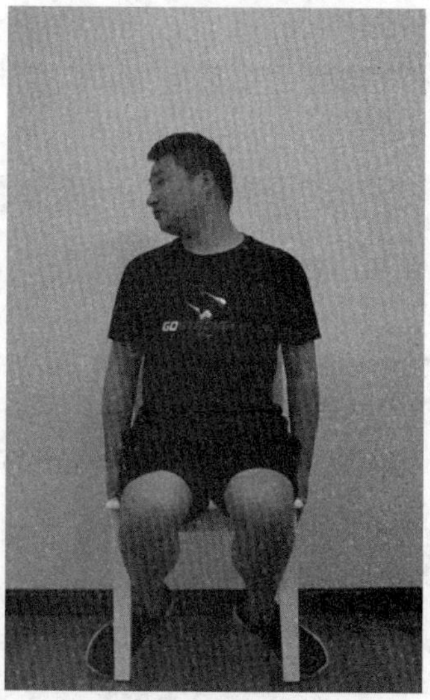

图 9-73　右转头

站到椅前，椅上放一舒适的坐垫。右足跟置于坐垫上、伸直腿，双手尽量伸向足部。坚持 6 秒种，放松。重复 2 次，每次较前次尽量前伸，放松。换腿重复（图 9-74、图 9-75）。

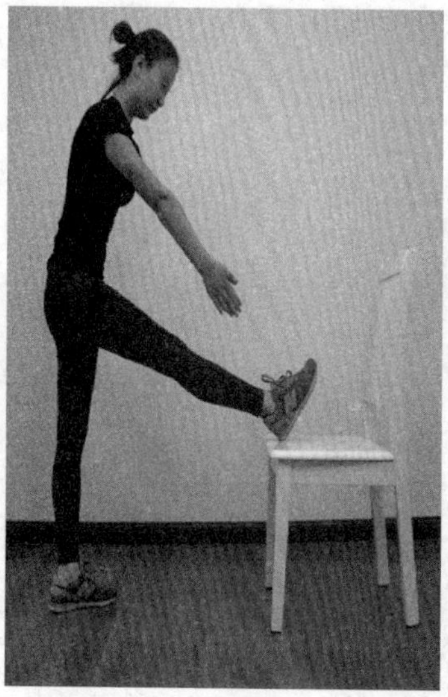

图 9-74　足跟置于坐垫上

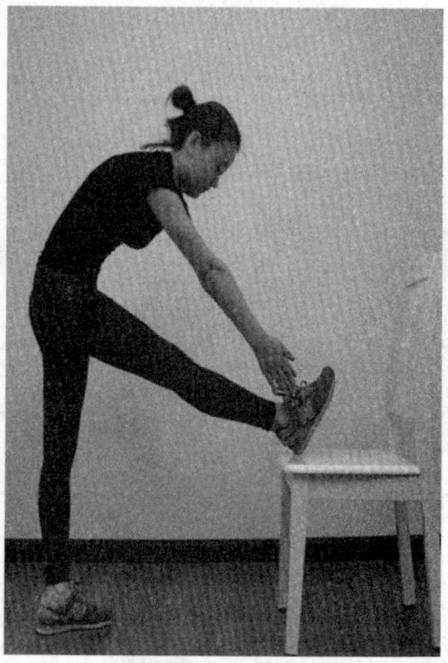

图 9-75　双手伸向足部

站到椅子侧面，右手抓住椅背。屈右膝，右小腿置于坐垫上。左脚尽量朝前站。双手置于身后。尽量弯曲左膝，抬头、伸背；转身站到椅子另一侧，反复重复上述动作（图 9-76、图 9-77）。

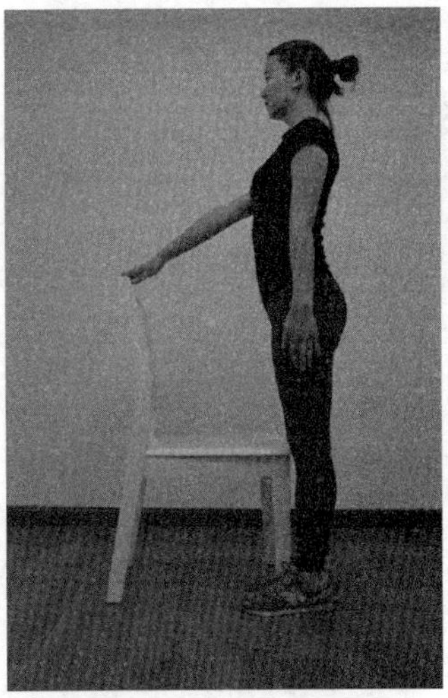

图 9-76　站立椅侧

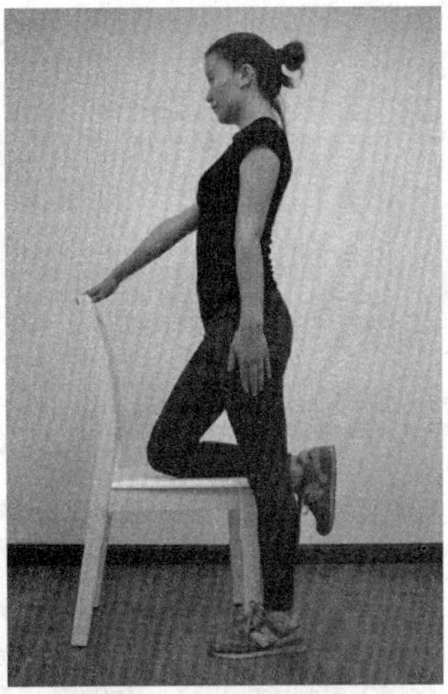

图 9-77　右小腿置于坐垫上

（四）姿势练习

背靠墙站立，肩膀和臀部对着墙，足跟尽量靠墙，下颌内收，头部靠墙边。双肩下垂。足跟着地身体尽量向上伸展。伸肘状态，前抬左臂向上，让左上臂紧贴耳朵、拇指向墙壁。放下，然后重复双侧练习。（如图 9-78、图 9-79）

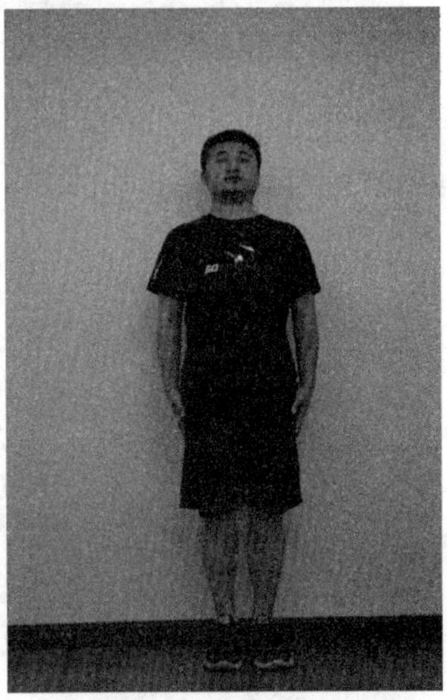

图 9-78　背靠墙站立

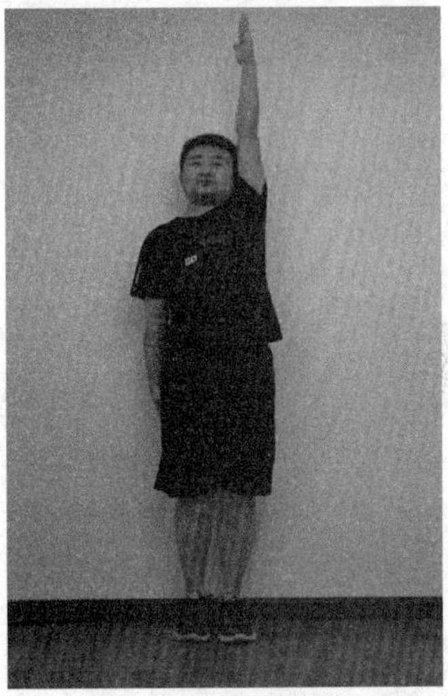

图 9-79　左臂上举

二、指导要点

（1）要根据自己的身体情况进行锻炼，不能追求运动的量而致运动过多，锻炼过多反会使疼痛加重。也会因过量锻炼造成过度劳累，病情复发。

（2）锻炼要遵循一定的原则，最基本的就是锻炼要循序渐进，量力而行。

（张　琼　方　敏）

第七节　风湿性关节炎手指功能锻炼操

一、风湿性关节炎手指功能锻炼操动作要点

（1）以五指关节尽量伸展为要点。紧握拳，再伸展五指（图 9-80、图 9-81）。

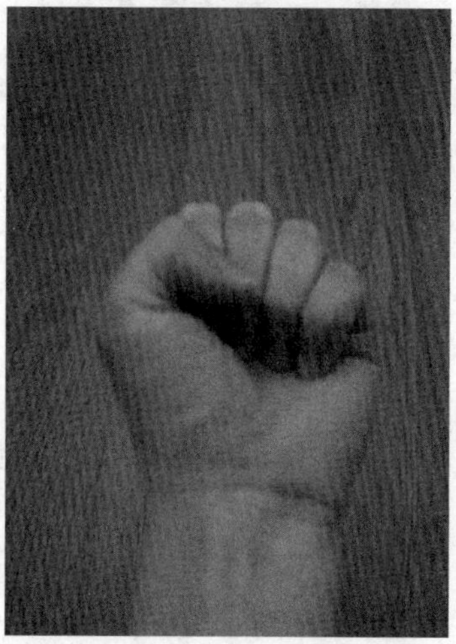

图 9-80　紧握拳

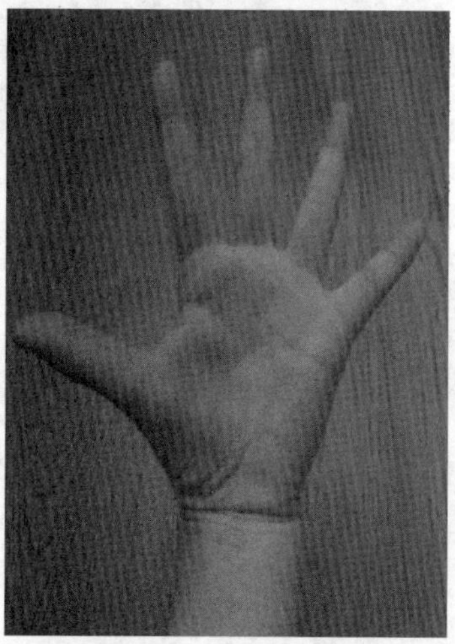

图 9-81　伸展五指

（2）以拇指紧扣四指空握拳，然后将四指突然弹出，弹指要有爆发力，可提高指关节的劲度和力度（图 9-82、图 9-83）。

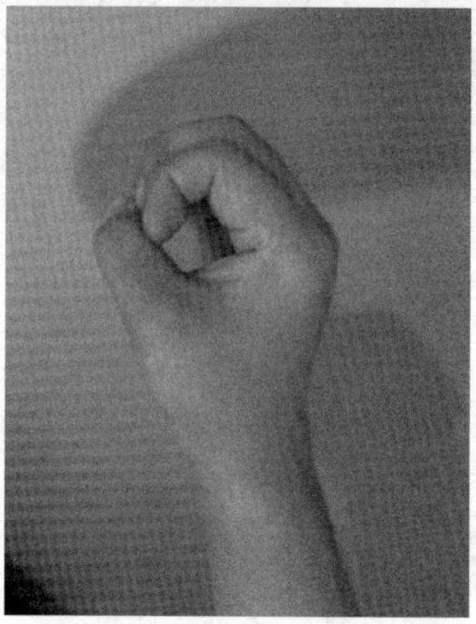

图 9-82　空握拳

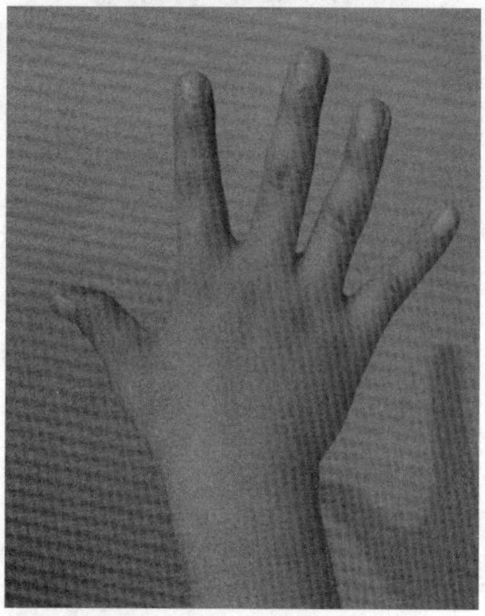

图 9-83　弹指

双手张开，十指相对，用指尖部相互用力对顶，一紧一松为一次。双手伸展，十指指缝紧紧交叉（图 9-84、图 9-85）。

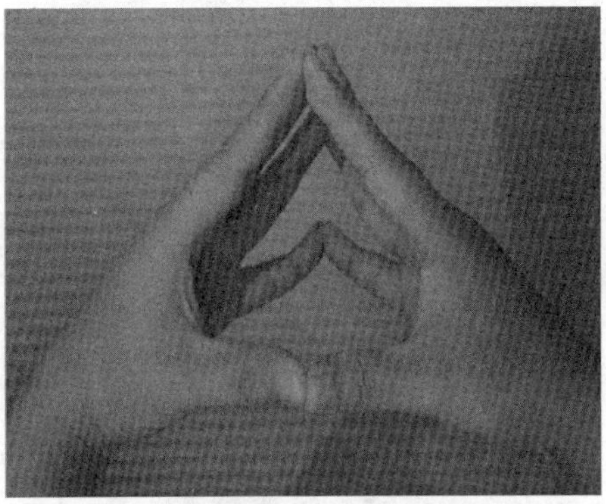

图 9-84　指尖对顶

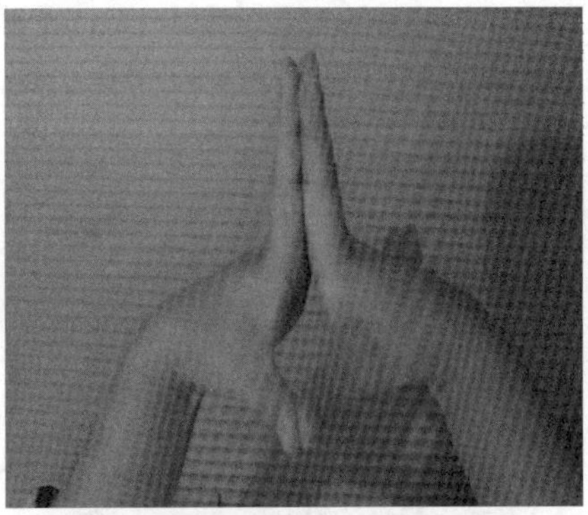

图 9-85　指缝交叉

双手十指交叉，手掌反向外，尽力向前伸展双臂，形成拗势，达到伸展手臂和锻炼指关节的目的（图 9-86、图 9-87）。

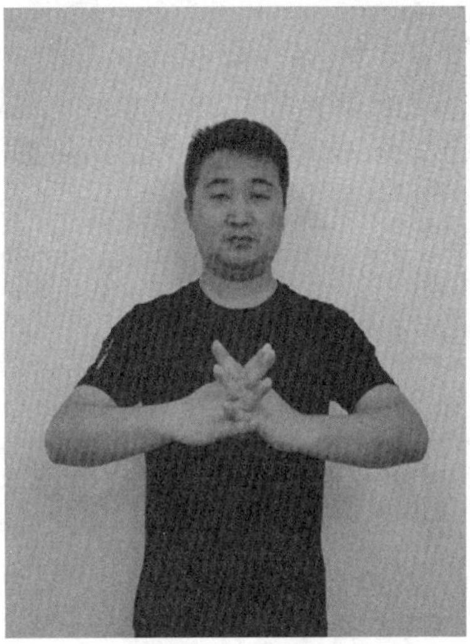

图 9-86　十指交叉

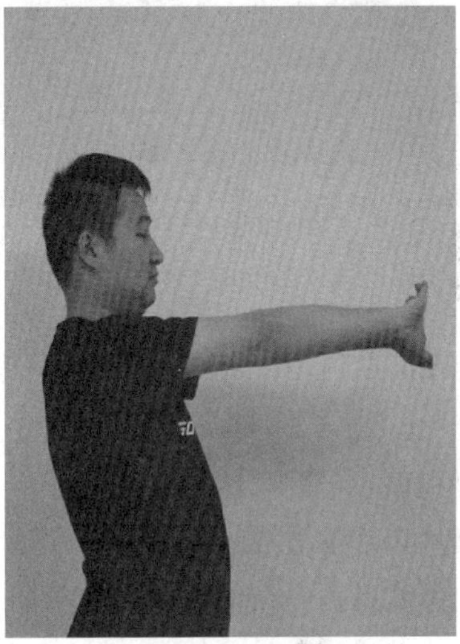

图 9-87　伸展双臂

（3）双手十指相交抱拳，顺时针或逆时针转动手腕。

（4）先用右手紧捏左手每一根手指，然后向后用力拉动，再用左手拉右手手指（图 9-88、图 9-89）。

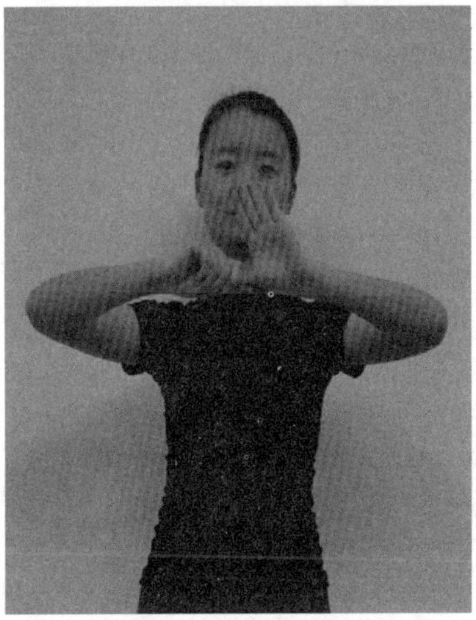

图 9-88　右手拉左手手指

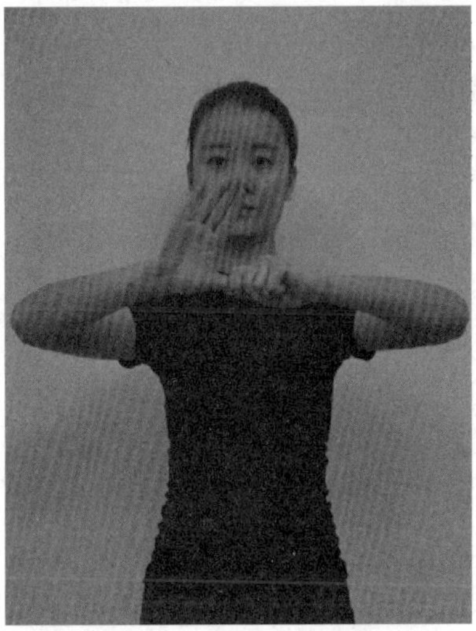

图 9-89　左手拉右手手指

（5）双手自然下垂于身体两侧，十指松开转动手臂，使十指自然抖动，双手互相搓揉。既搓掌心，也搓手背，使双手发热。

（6）双手在身前、身后轮流拍掌。前后相拍可提高人的协调性和灵敏性（图 9-90、图 9-91）。

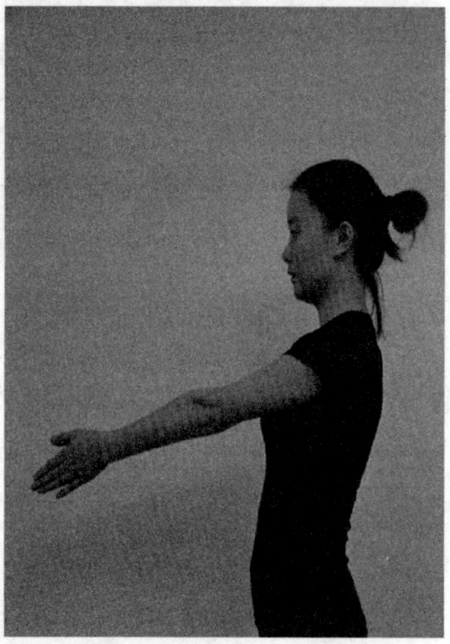

图 9-90　身前拍掌

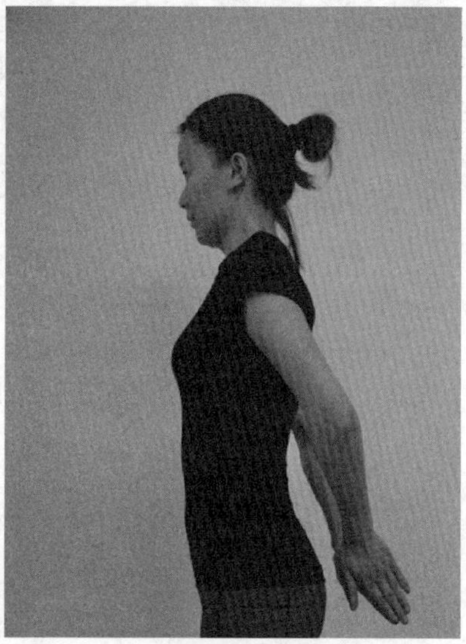

图 9-91　身后拍掌

二、指导要点

（1）要根据自己的身体情况进行锻炼，不能追求运动的量而致运动过多，锻炼过多反会使疼痛加重。也会因过量锻炼造成过度劳累，病情复发。

（2）锻炼要遵循一定的原则，最基本的就是锻炼要循序渐进，量力而行。

（3）功能锻炼需尽早开始。

（4）每日训练 2～3 次，每个动作 10～20 次。

（张　琼　方　敏）

参考文献

1. 燕铁斌. 康复护理学. 3 版. 北京：人民卫生出版社，2012.
2. 党静霞. 肌电图诊断与临床应用. 北京：人民卫生出版社，2005.
3. 陈立典. 康复评定学. 北京：科学出版社，2010.
4. 廖利民. 尿动力学. 北京：人民军医出版社，2012.
5. 刘晓燕. 临床脑电图培训教程. 北京：人民卫生出版社，2011.
6. 杜春萍，梁红锁. 康复护理技术. 北京：人民卫生出版社，2014.
7. 陆静波. 骨伤科护理学. 2 版. 北京：中国中医药出版社，2012.
8. 郑彩娥，李秀云. 实用康复护理学. 北京：人民卫生出版社，2012.
9. 郑彩娥. 实用康复医学健康教育. 北京：中国科学技术出版社，2007.
10. 燕铁斌. 康复医学前沿. 北京：人民军医出版社，2014.
11. 励建安，许光旭. 实用脊髓损伤康复学. 北京：人民军医出版社，2013.
12. 张长杰，肌肉骨骼康复学. 2 版. 北京：人民卫生出版社，2013.
13. 中华医学会外科学分会血管外科学组. 深静脉血栓形成的诊断和治疗指南（第 2 版）. 中华外科杂志，2012，50（7）：611-614.
14. 张兔梅. 脑出血病人泌尿系统感染的预防及护理. 家庭护士，2007，5（2B）：45-46.
15. 扈林，张燕. 急性脑卒中并发泌尿系感染分析. 实用全科医学，2006，4（6）：672-673.
16. 那彦群，叶章群，孙颖浩，等. 2014 版中国泌尿外科疾病诊断治疗指南. 北京：人民卫生出版社，2013.
17. 聂莉. 康复护理学. 2 版. 南昌：江西科学技术出版社，2008.
18. 刘雪平. 图解神经病学. 北京：军事医学科出版社，2006.
19. 粟秀初，吴保仁，黄远桂. 新编神经病学. 西安：第四军医大学出版社，2002.
20. 田振华. 专家解惑癫痫. 北京：中国医药科技出版社，2011.
21. 王艳霞，张淑英，周洁信. 内科学学习指南. 上海：第二军医大学出版社，2009.
22. 高学清，姚洁. 中医护理学. 2 版. 北京：人民卫生出版社，2014.
23. 张雅丽. 实用中医护理. 北京：人民卫生出版社，2014.
24. 姚万霞，柯娟. 中医护理技术. 武汉：华中科技大学出版社，2015.
25. 孙秋华，沈勤. 中医护理健康教育. 杭州：浙江科学技术出版社，2005.
26. 肖晓鸿. 康复工程技术. 北京：人民卫生出版社，2014.
27. 马素慧，林萍. 康复护理学. 北京：北京大学医学出版社，2015.
28. 赵辉三. 假肢与矫形器学. 2 版. 北京：华夏出版社，2013.